实用临床护理学精要

主 编 张荣芝 卫 鹏 周颖春 杜 泓 沈 雯 刘志勤

SHIYONG LINCHUANG HULIXUE JINGYAO

黑龙江科学技术出版社

图书在版编目（CIP）数据

实用临床护理学精要 / 张荣芝等主编. -- 哈尔滨：
黑龙江科学技术出版社, 2018.2
ISBN 978-7-5388-9728-9

Ⅰ.①实… Ⅱ.①张… Ⅲ.①护理学 Ⅳ.①R47

中国版本图书馆CIP数据核字(2018)第114623号

实用临床护理学精要
SHIYONG LINCHUANG HULIXUE JINGYAO

主　　编	张荣芝　卫　鹏　周颖春　杜　泓　沈　雯　刘志勤
副主编	王景娟　刘宇霞　张　妍　王丽平
	胡光瑞　高丽华　胡　娟　王　卉
责任编辑	李欣育
装帧设计	雅卓图书
出　　版	黑龙江科学技术出版社
	地址：哈尔滨市南岗区公安街70-2号　邮编：150001
	电话：（0451）53642106　传真：（0451）53642143
	网址：www.lkcbs.cn　www.lkpub.cn
发　　行	全国新华书店
印　　刷	济南大地图文快印有限公司
开　　本	880 mm×1 230 mm　1/16
印　　张	13
字　　数	412 千字
版　　次	2018年2月第1版
印　　次	2018年2月第1次印刷
书　　号	ISBN 978-7-5388-9728-9
定　　价	88.00元

前　言

近年来，随着我国社会经济的飞速发展，医疗卫生体制改革不断深入，护理工作的社会价值和专业价值日益凸显，护理学的发展也备受关注，护理学相关理论和实践的研究也更为广泛和深入。在此背景下，我们邀请了一批长期工作在临床一线的专家、教授及年轻的医生编写了本书。

《实用临床护理学精要》重点介绍了护理管理基础知识和临床常见疾病的护理操作实践技能，针对康复护理也做了相关介绍。本书在内容上力求先进性和科学性，突出实用性，易于掌握、方便查阅，本书可操作性强，可作为临床工作和护理教学活动中较为规范的参考书。参编的各位作者紧密结合国家医疗卫生事业的最新进展，贴近护理工作实际，参阅了大量的护理学书籍和教材，归纳了最新的护理学研究进展，为护理工作增添了新观点和新内容。

参编的专家长期工作在繁忙的医、教、研第一线，在编写过程中付出了艰辛的劳动，本书在编辑过程中得到了各级领导、专家和相关护士的大力支持和帮助，在此表示衷心的感谢。由于参加编写的人员较多，文笔不尽一致，繁简程度也不尽相同，加之编者的水平有限，不足之处在所难免，望广大护理同仁批评指正。

编　者
2018 年 2 月

目　录

第一章

护理安全管理

第一节　护理安全文化的构建

随着社会的进步、经济的发展和法制法规的不断健全，人们的健康、法制、自我保护意识和维权意识不断增强，对护理服务的要求也越来越高，医疗护理纠纷也逐渐增多，护理实践将面临更加复杂的环境。特别是新的《医疗事故处理条例》和《侵权责任法》颁布实施以后，对护理安全管理提出了更高的要求。如何保证护理工作的安全、科学实施护理安全管理、控制护理缺陷和差错事故的发生成为护理管理者面临的重大问题之一。

一、与护理安全文化相关的几个概念

"安全文化"的概念是在1986年苏联切尔诺贝利核电站爆炸事故发生后，国际原子能机构在总结事故发生原因时明确提出的，INSAG（国际核安全检查组）认为安全文化是存在于单位和个人中的种种素质和态度的总和，是一种超越一切之上的观念。安全文化是为了人们安全生活和安全生产创造的文化，是安全价值观和安全行为准则的总和，体现为每一个人，每一个单位，每一个群体对安全的态度、思维程度及采取的行为方式。

"医院安全文化"的概念是由Singer等于2003年首先提出的。医院安全文化就是将文化的所有内涵向以安全为目的的方向推进的一种统一的组织行为，以及医院内所有员工对待医疗安全的共同态度、信仰、价值取向。护理安全文化是医院安全文化的重要组成部分。

护理安全是指在实施护理全过程中患者不发生法律和法定的规章制度允许范围以外的心理、机体结构或功能上的损害、障碍、缺陷或死亡。护理安全管理是护理管理的核心，是护理质量的重要标志之一。

护理安全文化是护理管理中引入的新概念，美国围手术期注册护士协会（AORN）把护理安全文化定义为一个组织具有风险知识、安全第一的工作理念，把差错作为组织改进的机遇，建立差错报告系统及有效的改进机制，即认为如果一个组织缺失护理安全文化，大部分患者的安全将得不到保障。护理安全文化包含8个观点3种意识。8个观点为预防为主、安全第一、安全超前、安全是效益、安全是质量、安全也是生产力、风险最小化和安全管理科学化；3种意识为自我保护意识、风险防范意识、防患于未然的意识，被认为是护理安全文化的精髓。Mustard认为建立护理安全文化是评价护理质量和识别、预防差错事故的重要手段。因此护理安全文化的建立是确保护理安全的前提和保证，护理安全文化的构建和完善是护理管理者面临的一个重要课题。

二、护理实践中存在的不安全因素

1. 制度不健全或不详尽　护理规章制度是护理安全的基本保证，规章制度不健全或不详尽，使护士在实际工作中无章可循，遇到问题时不知如何应对，往往会对患者的安全构成威胁及护理纠纷的发生。

2. 人力资源不足　充足的护理人员配置是完成护理工作的基本条件，超负荷的工作常使护理人员无法适应多角色的转变，极易出现角色冲突。

3. 护理人员能力与岗位不匹配　护理过失的发生与护士素质和能力有着直接的联系，护士队伍日趋年轻化，工作中缺乏经验，专科知识不扎实，急救操作不熟练，病情观察不仔细，发现问题、处理问题不及时，这些都是造成护理不安全的隐患。

4. 仪器、设备　仪器、设备保养或维修不及时，抢救仪器、设备不能及时到位或没有处于备用状态，极易导致护理安全问题的发生。

5. 沟通渠道不通畅　医务人员彼此之间有效的沟通是患者安全工作的重要前提，医护之间缺乏沟通和协调，如病情变化时未及时通知医生、医嘱开立时间与护士执行时间不一致、医生临时口头医嘱过后漏补、病情记录内容出现差异等，都是导致纠纷的隐患。

三、护理安全文化的构建内涵

人类自从有了"护理"这一活动，护理安全就一直贯穿于护理活动的始终，总结后形成了许多安全防范的方法和措施，逐渐构建了护理安全文化，丰富了现代护理内容。护理安全文化的建设，从现代护理现状看，单单关注护士的护理措施与方法是远远不够的，我们还应该关注患者心目中的安全问题（医疗安全、人身安全、生活安全、等等）。

1. 改变护理安全的观念　根据安全促进理论，建立新的安全护理的理念，包括：差错将发生在任何系统和部门，没有人能幸免，通过努力，寻找、发现系统和部门中的薄弱点；在纠正错误之前，首先找出问题发生的根本原因；纠错不是纠正直接的问题而是纠正整个系统，不把一个问题简单地判断为"人的因素"；简化工作流程，避免出错；对差错者提供帮助。

2. 以护理质量文化促进护理质量改进　护理质量文化的内容分为护理质量文化内层（精神层）、中层（制度层）、外层（物质层）3层，共同构成了护理质量文化的完整体系。内层主要体现在质量价值观、质量意识与理念、质量道德观方面；中层包含质量方针、目标、管理体系、质量法律、法规、标准制度；外层包括护士的质量行为、质量宣传教育、开展质量月活动、院容院貌等。3个层次相互作用，其中内层（精神层）是关键的部分，是护理人员质量价值观和道德观、质量管理理念及质量意识与精神的结合。只有建立持续改进、追求卓越的理念，不断对中层进行完善，使其适应"以人为本，以文化为人"的管理理念，且成为护理人员自觉遵守的行为准则，外层（物质层）才会呈现长久、真实的卓越。

3. 建立共同的安全价值观　构建安全文化体系首先要统一思想，建立共同的安全价值观。护理部利用安全培训班、晨会、安全活动日等深入病房，参加医护人员的安全交流活动，让全体护理人员懂得安全是一切医疗护理工作的基础，它在效率与效益之上，为了安全，必要的牺牲和投入是必需的，也是值得的。安全无小事，护理无小事，因为我们面对的是既神圣又脆弱的生命。共同的安全价值观便于指令性任务的执行，高度的统一行动，在提高工作效率的同时也始终保持着安全意识。

安全文化是安全工作的根本，倡导安全自律遵守。著名经济学家于光远有句名言："国家富强在于经济，经济繁荣在于企业，企业兴旺在于管理，管理优劣在于文化。"营造安全文化氛围，做好护理安全管理工作，首先必须在全体人员中树立护理安全的观念，加强职业道德教育，时刻把患者安危放在首位。建立安全第一的观点，让每位护理人员都明白，在护理的各个环节上都可能存在安全隐患，如果掉以轻心势必危机四伏，给患者带来不可弥补的伤害。树立安全的心理素质、安全的价值观。

护理安全管理是一个系统工程，必须建立起长效管理机制，营造安全文化氛围，使人人达到"我会安全"的理想境界。人的管理重点关键在于管好人、教化人、激励人、塑造人，是所有管理中最重要的环节。管理重点在规范化阶段护士、实习护生、新入院或转科患者、危重患者及疑难病患者的管理。规范化阶段护士、实习护生临床工作经验不足，加之工作环境的刺激性，工作目标的挑战性，学习与工作中的"精神压力""紧迫感"、考试、评比、检查、竞赛、护理质量控制等，心理应激耐受力差，难以适应工作环境，正确指导她们把这些看作是适度的心理应激，是促进学习工作的手段，是人正常功能活动的必要条件，把工作看成是一件快乐的事情对待，就能逐渐树立良好的心理素质。新入院或转科的患者由于发病或病情发生变化等，易产生焦虑或猜疑而导致心理应对不良，危重患者及疑难病患者病情变化快、反复，不易察觉，甚至出现突然死亡等严重问题，一旦碰到患者病情变化，规范化阶段护士及实习护生心理准备不足，就会显得惊慌，易给患者及家属带来不安全感，易引起护理纠纷。护士长要经常提醒她们，利用晨会、床头交接班、科务会上反复讲，天天看，怎么做，如何应对，使她们心理逐渐承受，并以以往血的教训警示教人。

4. 建立系统的护理差错分析方法　对护理差错事件进行登记和分析。原因分析包括组织和管理因素、团队因素、工作任务因素、环境因素、个人因素、患者因素等方面。组织和管理因素包括制度、工作流程、组织结构等；团队因素指交流与合作、沟通等；环境因素包括设备、布局设置等；个人因素包括知识、经验、责任心等；患者因素包括患者的情感状态、理解能力、配合程度等。通过对护理差错事件的原因和性质的系统分析，找出造成护理差错的量化数据，为护理管理者找出关键环节提供理论依据。

5. 实施人性化的处理程序，建立畅通的护理差错报告制度　护理工作的复杂、多样、重复等特点使护理人员难免出现这样或那样的差错。这就需要从已发生的事件及错误中分析存在的问题，制定好预防差错发生的策略。同时实施"无惩罚性护理不良事件上报制度"，改变传统的惩罚性措施，把错误作为一个改进系统、预防不良事件发生的机会，转变过去那种对出现护理安全隐患的个人予以经济处罚、通报批评、延迟晋升等做法，护理差错不纳入当事人及部门领导的绩效考核体系。从过去强调个人行为错误转变为重视对系统内部的分析，这并不是否认问责制，而是因为这样会阻止护理人员对护理安全隐患进行正确的报告，难以实现患者的安全。科室做好自查工作，防范差错事故的发生，出现护理差错时要及时上报，科室或护理部要在例会上对差错事故进行分析，目的是查找原因、吸取教训，避免类似的错误再次发生。护理部定期组织质控小组对上报的差错进行分析讨论，提出解决问题的参考意见，给全院护理人员提供一个分享经验的平台，有效的差错报告体系不仅增加了患者的安全，也为护理管理提供了一个可持续进行的护理质量改进的有效途径。

6. 建立标准化护理工作流程　管理者在制定护理工作流程时，必须有一个指导思想，即简化程序，将所需解决的问题减少到最低程度，在不违反原则的前提下，尽可能使流程简单，既减少差错，又提高工作效率。同时建立、修订护理工作流程时，必须从系统、防御的角度去制定。

7. 护理管理者对安全问题的关注与参与　护理管理者必须树立安全第一的思想，把安全管理作为首要的任务来抓，经常对系统进行重新评估和设计，同时要参与护理安全文化的教育工作，做好护理安全的检查工作。

8. 倡导团队协作精神，加强与合作者及患者的沟通　护理工作连续性强，环环相扣，护理人员之间的监督、协助、互补能有效发现、堵截安全漏洞；同时和医院的其他工作人员，尤其是医护双方加强沟通交流，认真听取不同意见，共同做好安全问题的防范，加强医院内各科室的协作与交流，有效防止差错的发生；提倡医护药检一体化，医护人员间的默契配合和高度信任，临床药师的及时指导，电脑医嘱的PASS系统等多方位体现团队协作精神，也更促进了护理安全文化氛围的形成。

9. 患者安全满意度调查　患者对安全的参与更直接有效地满足患者对安全的需求。有文献报道某医院每月进行床边护理满意度调查和出院患者电话回访，其中包含了征求患者对治疗、检查、用药、护理措施等心存疑问的方面，了解患者的需求，让患者参与患者的安全，加强医护患之间的沟通，明确告知患者在治疗护理过程中潜在的危险，在沟通中达成安全共识，使患者放心，家属满意，取得了满意的效果。

通过构建护理安全文化，改变护理安全的观念、促进质量文化的建设、建立健全护理安全管理制度，以及护理风险应急和管理预案、合理调配护理人力资源、加强医护患之间的沟通、开展患者安全满意度调查等，旨在减少护理安全隐患，减少护理差错和纠纷的发生。但护理安全文化的建设是一项长期、持续的工作，是一项系统工程，还需要结合我国具体国情，从多角度、多层面分析护理安全问题，提出针对性预防措施，在护理实践过程中不断总结和发展护理安全文化。

（张荣芝）

第二节 护理安全管理组织架构、职责

一、目的

为了进一步加强护理安全管理，落实各级护理人员职责和各项护理规章制度，加强护理安全前馈管理，及时发现护理安全隐患并制定落实整改措施。

二、目标

1. 建立护理质量安全管理体系。
2. 加强护理安全制度的建设。
3. 及时发现及纠正护理安全隐患。
4. 杜绝严重差错事故的发生，降低护理缺陷发生率，保障患者安全。

三、护理安全小组架构

护理质量管理与持续改进委员会→护理安全小组→科护理安全小组（3~4名）→病区护理安全员（至少1名）。

四、护理安全小组主要职能

1. 制定临床护理安全考核标准。
2. 制定质控计划及考核内容。
3. 督促指导所在科室护理安全相关制度执行情况，及时发现存在问题并适时提出修改建议。
4. 及时发现本科室护理安全工作过程中存在的问题、安全隐患，并针对护理安全存在问题进行原因分析，提出改进意见并落实整改措施。
5. 协调处理护理制度建设方面的有关工作。
6. 定期组织护理缺陷分析，提出改进建议。
7. 定期修订各项护理应急预案并检查落实情况。

五、工作程序

1. 凡护理部下发的护理安全相关的规章制度，由科护士长及病区护士长逐层宣传及落实，护理安全小组协助做好落实工作及落实情况的反馈。
2. 凡需要责任追究的事项（护理质量及服务缺陷、意外事故等）由所在科室病区、科护士长、护理部及相关安全小组成员负责调查核实并提出处理及整改意见，再由护理部病房管理组及护理部主任讨论决定。
3. 安全小组成员根据工作职能开展工作，针对临床护理安全工作实际所收集和提出的意见和建议由病区－科－护理部逐级提出和汇总讨论，最后交由护理质量管理与持续改进委员会和护理部主任会议讨论决定。

六、工作要求

1. 安全小组成员随时发现及收集有关护理安全制度及护理工作过程中的安全隐患，并及时提出相关整改措施。
2. 安全小组成员每月按《护理安全隐患检查标准》对所管辖病区进行检查，以发现病区安全隐患，并与相关护理管理人员共同分析原因，提出整改措施并进行追踪落实。
3. 每半年逐级组织安全小组成员进行有关安全工作研讨并提出护理安全工作的改进措施。

4. 每月对护理缺陷进行讨论分析、定性并提出整改意见。

（张荣芝）

第三节 护理不良事件上报系统的构建与管理

确保住院患者安全是临床护理的基本原则，是护理质量管理的核心。目前患者安全问题已经在全世界范围内引起高度重视。美国等国家的实践证明，医疗差错和不良事件报告系统的建立能促进医疗质量和患者安全，达到医疗信息的共享，最终达到减少医疗错误、确保患者安全的目的。在 2005 年国际医院交流和合作论坛上国内外专家指出，报告系统的建立是最难的，因为有诸多因素阻碍着不良事件的呈报。

中国医院协会在《2007 年度患者安全目标》中明确提出"鼓励主动报告医疗不良事件"，体现了"人皆会犯错，犯错应找原因"的管理理念，所以营造鼓励个人报告护理不良事件并能让护士感到舒适的外部环境十分重要。卫生部 2008 年在《医院管理年活动指南》中也明确要求各卫生机构要鼓励报告医疗不良事件，但是目前还没有建立规范化、制度化的医疗不良事件外部和内部报告系统。

一、与护理不良事件相关的几个概念

护理不良事件是指在护理工作中，不在计划中，未预计到或通常不希望发生的事件。包括患者在住院期间发生的跌倒、用药错误，走失、误吸窒息、烫伤及其他与患者安全相关的非正常的护理意外事件，通常称为护理差错和护理事故。但为准确体现《医疗事故处理条例》的内涵及减少差错或事故这种命名给护理人员造成的心理负担与压力，科学合理对待护理缺陷，所以现以护理不良事件来进行表述。

患者安全是指患者在接受医疗护理过程中避免由于意外而导致的不必要伤害，主要强调降低医疗护理过程中不安全的设计、操作及其行为。

二、护理不良事件分级标准

1. 护理不良事件患者损伤结局分级标准　香港医管局关于不良事件管理办法中不良事件分级标准内容如下：0 级事件指在执行前被制止；Ⅰ级事件指事件发生并已执行，但未造成伤害；Ⅱ级事件指轻微伤害，生命体征无改变，需进行临床观察及轻微处理；Ⅲ级事件指中度伤害，部分生命体征有改变，需进一步临床观察及简单处理；Ⅳ级事件指重度伤害，生命体征明显改变，需提升护理级别及紧急处理；Ⅴ级事件指永久性功能丧失；Ⅵ级事件指死亡。

2. 英国患者安全局（national patient safety agency，NPSA）为患者安全性事件的分级　根据 NPSA 为患者安全性事件的分级定义如下：无，表示没有伤害；轻度，表示任何需要额外的观察或监护治疗患者安全性事件，以及导致轻度损害；中度，表示任何导致适度增加治疗的患者安全性事件，以及结果显著但没有永久性伤害；严重，表示任何出现持久性伤害的患者安全事件；死亡，表示任何直接导致患者死亡的安全性事件。

三、影响护理不良事件上报的因素分析

1. 护理不良事件上报影响因素的分析　有学者调查结果显示：临床护士护理不良事件上报影响因素中，排序前 5 位的是担心因个人造成的不良事件影响科室分值、害怕其他人受到影响、担心上报其他同事引起的不良事件影响彼此间关系、担心被患者或家属起诉、担心上报后会受处罚。长期以来，护理差错或事故多以强制性的，至少是非自愿性的形式报告。在医院内部，护理人员的职称晋升、年终评比等通常都与不良事件或过失行为挂钩，一旦发生就一票否决，而且会对自身的名誉造成伤害。在实际操作中，护理不良事件的上报缺乏安全、无责的环境。在护理不良事件发生后，更多的护士首先选择告知护士长或者自己认为可相信的同事，这在一定程度上影响了安全且保密的上报环境。同时，目前国内恶

劣的医疗环境，患者对于医院和医务人员的不理解，往往带来严重的过激行为，医疗纠纷的社会处理机制尚不健全，医院对于医疗纠纷的处理一筹莫展，护理人员更加担心不良事件的报告会给医疗纠纷的处理"雪上加霜"，这导致了护理人员更加不愿主动报告医疗不良事件。

2. 人口学资料对护理不良事件上报的影响　学者调查结果显示，大专学历者平均得分高，本科学历者最低。不同学历护士护理不良事件上报影响因素评分比较，差异有统计学意义（$P < 0.01$）。学历高者，对于理论知识掌握相对更全面，对护理安全也有较高的认识。有研究表明，对不良事件的认知程度决定着对一项护理操作是否定义为不良事件的判断能力。护理人员会因为错误的操作没有造成患者的伤害而不上报，他们不认为此类事件是不良事件。而医护人员对于医疗不良事件报告有足够的认知及正向态度是成功报告的关键。中专学历者不良事件上报影响因素平均得分低，可能是因为本院中专护士人数少，一般参加基础护理工作，不良事件发生率较低，从而对是否上报的矛盾也小。不良事件上报影响因素平均得分护师最低，护士最高。10～19年工龄者平均得分最低，1～9年工龄者次之，20年及以上者平均得分最高。不同职称和工龄护士的护理不良事件上报影响因素评分比较，差异有统计学意义（均$P < 0.01$）。其原因可能是工龄长的护士大多未经过系统的理论学习，第一学历普遍较低，对于不良事件的认知多从临床经验中总结得出。同时，在实际临床工作中，工龄长的护士因为其丰富的临床经验多需负责临床带教任务，若实习护生发生不良事件，带教老师仍需要担当一定的责任，这同样关系个人利益，同时存在对实习护生职业发展的影响，在一定程度上影响了不良事件的上报。10～19年工龄的平均得分最低，可能是该年龄段护士学历相对提高，经过一定时期的临床工作，具有一定的临床经验，同时科室资深护士对其仍有监督作用，而且该阶段的护士有较多的机会参加各种护理继续教育，对于新理论新知识的掌握较好，对护理安全认识较深，因而对不良事件多能主动告知给护士长或年长护士。1～9年工龄的护士多为临床新护士，工作经验不足，发生不良事件的概率较大，但是又害怕上报对自己、对科室有影响，害怕受罚影响其职业生涯发展；由于对不良事件的认识相对不足，从而影响其对护理不良事件的主动上报。

四、提高护理不良事件自愿上报的措施

1. 加强护理人员对不良事件的安全认知和医疗法律意识的培养　有学者认为，给予医护人员对不良事件适当的训练和教育可促进报告行为。医护人员若相信报告不良事件可用来预防错误的再发生，就会相信可以透过资讯从中获益，分享学习，进而促进其报告行为。Kohn等指出，要促进医护人员的认知水平，就必须了解不良事件报告系统的流程、报告的种类、目的及责任，不良事件的定义和报告后的利益。因此，应给予医护人员对不良事件的训练和教育，加强医护人员的认知水平，培养其正确的态度。

2. 加强护理人员业务素质培训　临床实践表明，护士的素质和能力与护理差错、事故的发生往往有着直接的联系，是维护安全护理最重要的基础。因此，加强护士业务素质培训，提高理论知识水平，对提升护理质量非常重要。护理管理者既要做好护士"三基"培训，又要重视对护士专科理论和专科技能的培训，并加强考核，提高护士业务素质，保证工作质量。同时，对于临床带教老师，要加强带教过程中的护理安全意识，避免不良事件发生。

3. 转变管理模式，实行非惩罚报告体制，创造不良事件上报的无惩罚性环境，营造"安全文化"氛围，其核心是避免以问责为主要手段来管理差错事故。应建立一套规范化、制度化的护理不良事件内部和外部报告系统，明确强制报告和自愿报告的范畴，委托专项研究机构负责对医疗不良事件报告系统的执行情况进行督查。一方面让护理人员按照规范程序进行强制报告，对未报告事件的部门或个人进行处罚；另一方面鼓励自愿上报，加强整个系统的保密性，并对报告数据及时进行分析、评价，查找不良事件发生的根本原因，同时提出的改进建议应该针对系统、流程或制度，而不针对个人，营造一种"安全文化"的氛围，把不良事件上报的管理制度提升到文化管理的层次，放弃目前拒绝承认错误、惩罚失败的文化，使医院每位护理人员在正确的安全观念支配下规范自己的行为。

五、护理不良事件上报系统的构建

目前，中国医疗卫生行业中推行已久的是医疗事故报告系统，不良事件报告系统尚处于初步阶段。护理不良事件报告系统有两种形式，即强制性报告系统和自愿报告系统。

强制性报告系统（mandatory reporting systems，MRS）主要定位于严重的、可以预防的医疗差错和可以确定的不良事件，规定必须报告造成死亡或加重病情最严重的医疗差错。通过分析事件的原因，公开信息以最少的代价解决最大的问题。

自愿报告系统（voluntary reporting systems，VRS）是强制性报告系统的补充，鼓励机构或个人自愿报告异常事件，其报告的事件范围较广，主要包括未造成伤害的事件和近似失误，由于不经意或是及时的介入行动，使原本可能导致意外伤害或疾病的事件或情况并未真正发生。医疗事故报告系统的应用，体现了医疗管理者希望在医务人员医疗实践过程将安全提升到最优先地位的一种行为，使患者安全降低至最低值。

护理不良事件报告系统可分为外部报告系统和内部报告系统。内部报告系统主要以个人为报告单位，由医院护理主管部门自行管理的报告系统；外部报告系统主要以医院护理主管部门为报告单位，由卫生行政部门或行业组织管理的报告系统。

1. 建立护理不良事件的管理机构和信息系统　成立质量控制科负责对不良事件的登记、追踪，并联合护理部对不良事件进行通告和处理。此外医院还在内部网站上建立不良事件报告系统，可以通过该系统进行不良事件网络直报，使质控科和护理部能在第一时间得知不良事件的发生并通知护理风险管理委员会采取相应的预防和补救措施。

2. 制作统一的护理不良事件自愿报告系统登记表　借鉴美国等国家的医院异常事件、用药差错和事故报告制度的做法，建立电子版护理不良事件自愿报告系统登记表，采用统一的护理不良事件报告表。记录项目包括：发生日期、时间、地点、患者基本情况、护士基本情况、发生问题的经过、给患者造成的影响、引起护理不良事件的原因、改正措施等。

3. 护理不良事件的报告程序　发生不良事件后，护士长立即调查分析事件发生的原因、影响因素及管理等各个环节，并制订改进措施。当事人在医院的内网中填写电子版《护理不良事件报告表》，记录事件发生的具体时间、地点、过程、采取的措施和预防措施等内容后直接网络提交，打印一式2份，签名后1份提交护理部，1份科室留存。根据事件严重程度和调查进展情况，一般要求24～48h内将报告表填写完整后提交护理部（患者发生压疮时，按照压疮处理报告制度执行）。事件重大、情况紧急者应在处理的同时口头上报护理部和质控科。针对科室报告的不良事件，护理部每月组织护理风险管理委员会分析原因，每季度公布分析处理结果，并跟踪处理及改进意见的落实情况，落实情况列入科室护理质量考核和护士长任职考评内容。

4. 护理不良事件的报告范围　护理不良事件的发生与护理行为相关，如违反操作规程、相关制度等。护理不良事件的发生造成患者的轻微痛苦但未遗留不良后果，如漏服口服药、做过敏试验后未及时观察结果又重复做；护理不良事件的发生未造成伤害，但根据护理人员的经验认为再次发生同类事件有可能会造成患者伤害，如过敏者管理不到位、标识不全；存在潜在的医疗安全或医疗纠纷事件，如对特殊重点患者未悬挂安全警示标识等。

5. 护理不良事件的报告原则　报告者可以报告自己发生的护理不良事件，也可以报告所见他人发生的护理不良事件。报告系统主要采取匿名的形式，对报告人严格保密，自愿报告者应遵循真实、不得故意编造虚假情况、不得诽谤他人，对报告者采取非处罚性、主动报告的原则。主动报告包括：护士主动向护士长报告、总护士长主动向护理部报告。

6. 建立"患者安全质量管理"网络　建立护理部主任、总护士长、科护士长三级管理体系。有计划地跟踪检查，以保证每一项措施能够落实到位。制订出"护理安全质量检查表"，每月对全院的各护理单元进行检查，督促措施的落实，纠正偏差，以此保证各项护理安全工作的实施。

7. 全体护理人员参与质量安全控制　将科室各项护理质量安全指标分配到个人，内容包括护士仪表、医德医风规范要求、病房管理、特级及一级护理质量、基础护理质量、急救物品、药品、器械管理、消毒隔离管理、护理文书书写管理、用药安全等，结合各岗位工作质量标准，每日进行自查互查。

8. 组织学习培训　组织护士学习各项护理质量安全标准，要求护理人员明确掌握本病区质量安全的内容及标准，发现他人或自己存在的质量与安全隐患、护理缺陷主动报告，不徇私情，不隐瞒。

9. 自愿报告管理方法　成立三级护理不良事件自愿报告管理系统，由病区－护理部－主管院长逐级上报。发生护理不良事件后护理人员应立即报告护士长，并积极采取措施，将损害降至最低。护士长将每月自愿报告的护理不良事件进行分类、统计、汇总，及时上报至护理部，并在每月的质量安全会议上对各种护理不良事件发生原因进行分析，了解管理制度、工作流程是否存在问题，确定事件的真实原因，提出整改措施，护理部根据全院不良事件发生情况，组织专家进行调查研究，提出建议，并及时反馈给一线临床护理人员，对典型病例在全院点评。点评时不公布科室及当事人姓名，点评的目的主要是为预防此类事件的再次发生。主管院长负责对相关工作制度、流程进行审查。

10. 制定护理不良事件自愿报告处理制度　传统的管理模式在不良事件发生后需逐级上报并进行讨论，还要"确定事故性质，提出讨论意见"，最终按照责任的大小给予个人和科室相应的处罚。这种以惩罚为主的传统的管理模式成为护理人员不敢报告不良事件的主要因素。对医疗不良事件进行开创性研究的美国医学专家 Lucian Leape 教授提出，发生差错后担心被惩罚是当今医疗机构内患者安全促进的唯一最大障碍。同时国外的实践也表明在非惩罚性的环境下，员工更乐于指出系统的缺陷，报告各类意外事件和安全方面的隐患。为此护理管理部门应尽快建立一个非惩罚性的、安全的不良事件报告系统，确保各种不良事件能够迅速、高效地呈报给护理管理部门，便于护理管理人员对事件集中分析，从对系统的纠正方面来揭示需要关注的伤害和伤害发生发展的趋势，为医院护理质量的提高提供最佳指导意见。对自愿报告责任护士免于处罚，自愿报告人员为消除护理安全隐患提出合理化建议的、对保障护理安全有贡献的给予奖励。

11. 制订实施管理办法　如下所述。

（1）自查与他查：根据全院统一的《护理质量检查标准》及《患者安全目标》管理的要求，每日进行自查与他查，对检查中存在的问题，潜在的安全风险做到及时记录，及时纠正。

（2）班后小结：要求每位护士在下班前，对自己的工作进行认真审查，针对自己工作中存在的问题，潜在的风险及时记录，确认并改进后签名，第 2 天上班前阅读，以提醒自己及警示他人。

（3）组织讨论：护士长每月对表中记录的护理质量安全问题进行归类总结，每月在护士业务学习会上组织全科护士进行原因分析讨论，并共同提出改进措施。

（4）考核：护理人员绩效考核实施量化考核制，即与季度之星评选挂钩，根据护士工作质量进行考核评分，对主动报告的不良事件，如果在规定的时间内及时阅读并改进的，不扣个人质量分，并适当加分。若护理不良事件由患者或家属指出，或护士长日查中查出，在当事人个人绩效考核成绩中适当扣分。

总之，患者的护理安全是医院管理的核心内容之一。护理管理者应了解护理不良事件上报影响因素和程度，采取相应的措施，应用科学的管理原则和处理方式，建立更完善的不良事件报告系统，为患者创建安全的就医环境，确保患者就医安全。

（张荣芝）

第四节　护理安全分级

护理安全是指在实施护理的全过程中，患者不发生法律和法定的规章制度允许范围以外的心理、机体结构或功能上的损害、障碍、缺陷或死亡，护理安全是护理管理的重点。

医疗质量与患者安全是全球医疗服务所面临的重大问题，已引起 WHO 和各国的高度重视。护理工作作为医院医疗工作的重要组成部分，护理安全已成为衡量服务质量的重要指标，与患者的身心健康及生命安全息息相关。

在临床中护理工作虽然具有专业性、复杂性及高风险性，但这并不表示"护理安全"和"患者安全"不可掌控。有学者指出，30%～50%的不良事件可以通过预防得以避免。通过对住院患者不安全因素进行预防性评估，用建立护理安全分级的方法帮助医护人员识别高危患者，并采取切实有效的措施，以最大限度减少护理安全隐患，保证患者安全。

一、护理安全分级的由来

分级护理是指根据患者病情的轻、重、缓、急及自理能力评估，给予不同级别的护理。我国的分级护理始于1956年，由护理前辈张开秀和黎秀芳所倡导并一直沿用至今，国内医院的分级护理制度也是由此发展而来的。目前，国内医院的护理级别，一般均由医生根据等级护理制度要求，结合患者病情，以医嘱的形式下达，然后护士根据护理等级所对应的临床护理要求，为患者提供相应的护理服务。

受分级护理制度的启发，认为可以对患者现存的安全隐患进行全面、有效地评估，将安全隐患等级按照低、中、高、危档划分，建立护理安全分级，以预防和保证患者在医疗服务中的安全。

护理安全分级是在护理安全的基础上为实现患者安全而制定的分级制度，通过对患者不安全因素的评估、分级，能够使护士对患者可能出现的安全隐患进行防范，防微杜渐，减少和控制护理缺陷和事故的发生。

护理安全分级与分级护理制度的区别为：等级的下达者为护士，而非医生；等级的下达依据是患者的安全隐患，而非患者病情的轻重缓急。例如，对于深昏迷的患者，其病情危重，属于一级或特级护理，但针对其安全隐患的评估，由于其处于昏迷状态，安全隐患主要为压疮的发生，而跌倒、坠床或拔管的危险因素则较低。《2009年度患者安全目标》由中国医院协会在中华人民共和国卫生部医政司指导下制定，具体内容是：严格执行查对制度，提高医务人员对患者身份识别的准确性；提高用药安全；严格执行在特殊情况下医务人员之间有效沟通的程序，做到正确执行医嘱；严格防止手术患者、手术部位及术式发生错误；严格执行手卫生，落实医院感染控制的基本要求；建立临床实验室"危急值"报告制度；防范与减少患者跌倒事件发生；防范与减少患者压疮发生；主动报告医疗安全（不良）事件；鼓励患者参与医疗安全。该文件中患者安全目标的提出也是护理安全分级在临床工作中实施的必要。

二、护理安全分级的制定

1. 重视评估患者自身安全的影响因素 英国著名学者Vincent从制度背景、组织管理因素、临床工作环境、医疗团队因素、医护工作者、任务因素以及患者自身因素7个方面归纳了影响患者安全问题的因素。虽然管理制度、人员、任务等因素是影响患者安全的重要因素，但患者自身因素是患者在特定时间内本身所具有的，不同患者之间存在高度的差异性、多样性和不确定性，且同一因素也可能对患者安全造成多方面的影响。因此，对患者自身影响安全的因素评估对护理临床实践有更直接的指导意义。有调查发现，患者自身存在的危险因素较多，每一种安全问题中患者自身至少存在5项以上的危险因素。因此，重视对患者自身相关安全因素的评估是十分必要的。

2. 筛选常见患者安全问题，为临床护理安全防范提供警示 患者在住院期间可能发生的安全问题多种多样，这无疑增加了护理安全防范工作的难度。有调查结果显示，不同级别医院、不同科室临床常见的安全问题中，排序位居前6位的安全问题基本相同，说明安全问题发生的种类和频率是有规律可循的，常见安全问题的筛出，可为临床护理人员的安全管理及预防工作指明方向，临床护理人员可以针对常见的安全问题，采取针对性强的预防措施，对护理安全防范工作具有指导意义。

3. 筛选患者自身影响因素，为评估患者安全提供依据 目前，临床上使用的有关患者的评估工具不多且涉及问题单一，而现有的护理评估表的评估内容也较少涉及患者安全方面。因此，临床上需要能客观反映患者安全问题的护理评估工具。

有研究表明，不论是护理人员的总体评价结果，还是各级医院、不同科室护理人员的评价结果，剔除在临床工作中已取得较好管理效果或已有明确规章制度可循的护理安全问题，同时结合临床工作经验，排序居前4位的常见安全问题基本均包含周围静脉输液渗出或外渗、跌倒或坠床、意外脱管、压疮。据此，筛选出临床上常见的住院患者安全问题为周围静脉输液渗出或外渗、跌倒或坠床、意外脱管、压疮。

三、护理安全分级的评估

1. 周围静脉输液渗出或外渗的评估　周围静脉输液渗出或外渗患者自身影响因素，见表1-1。

表1-1　周围静脉输液渗出或外渗患者自身影响因素

排序	影响因素	得分
1	神经精神情况：躁动、昏迷	1
2	静脉条件：细、弯曲、弹性差、静脉炎等	1
3	输注药液：抗肿瘤药物、高渗药物等	1
4	血管穿刺史：长期反复静脉穿刺	1
5	穿刺部位：近关节处血管、指趾间细小静脉等	1
6	皮肤状况：不同程度的水肿	1
7	局部感觉功能障碍	1
8	年龄：大于65岁或小于12岁	1
9	疾病因素：外周血管疾病、糖尿病等	1
10	输液量大、速度快	1
11	输液方式：使用加压、注射泵或输液泵	1

2. 跌倒或坠床高危因素的评估　住院患者跌倒坠床评估，见表1-2。

表1-2　住院患者跌倒危险因素评估表

项目	危险因素	评分值（分）
年龄	年龄>80岁	5
	年龄65~79岁	4
	年龄<9岁	2
跌倒史	跌倒既往史	5
视、听力、平衡功能	眩晕症	5
	步态不稳	5
	视力下降	2
	听力下降	2
疾病因素	关节疾病	4
	TIA	4
	体位性低血压	4
	出血量>500mL	4
	血红蛋白<6g/L	3
	高血压病	2
	心绞痛	2
	心律失常、心功能不全	2
神经精神情况	老年痴呆	3
	烦躁不安	2
	昏迷	2

续 表

项目	危险因素	评分值（分）
肢体情况	肢体残缺	5
	偏瘫	4
	关节变硬、变形、疼痛	4
	肢体肌力下降	4
	移动时需要帮助	4
药物影响	使用镇静药	2
	使用利尿、降压药	2
	使用抗抑郁药	2
	使用降糖药	1
	使用化疗药	1
	使用缓泻剂	1
	使用抗凝药	1
环境因素	路面（不平、积水、有障碍物）	3
	光线昏暗	3
	病床未固定、床摇手未放内	3
	病号服不合身	2
其他症状	身体虚弱	2
	尿频、尿急	1
	皮肤感觉异常	1

3. 意外脱管高危因素的评估 首先对患者进行布卢姆斯瑞镇静评分（Bloomsbury Sedation Score）和格拉斯哥昏迷量表（GCS）评分，使用风险分层工具来确定患者意外脱管的风险程度。C 区域患者故意拔管风险高，B 区域患者处在高敏感区，而 A 区域患者不存在故意拔管的风险。

根据导管的位置、作用及意外脱管后相对的危害性大小，将导管分Ⅰ、Ⅱ、Ⅲ类，并将每类导管细分了若干类型。

同一导管对于不同病种，其分类可能不同。如食管癌术后患者，胃管属于Ⅰ类导管，一旦拔除严重影响术后恢复；而对于一般慢性疾病，只需胃管鼻饲肠内营养的患者，胃管就属于Ⅲ类导管。

导管的具体分类需临床各科室针对各自收治的主要病种，加以设置和具体细化。如心脏外科患者其常见导管Ⅰ类包括气管插管、气管切开套管、胸腔、心包及纵隔引流管、心脏临时起搏器、IABP 置管、ECMO 置管等；Ⅱ类包括中心静脉导管、PICC 导管、有创血压监测导管等；Ⅲ类包括尿管、氧气管、胃及十二指肠营养管、外周静脉导管、鼻温监测管等。

最后，根据患者的风险分层和导管类型确定患者意外脱管的安全等级。危险度 1 级（低度危险）指风险度分层位于 A 层，有Ⅱ类、Ⅲ类导管的患者；危险度 2 级（中度危险）指风险分层位于 A 层的Ⅰ类导管患者，以及风险度位于 B 层的Ⅲ类导管的患者；危险度 3 级（高度危险）指风险分层位于 C 层的各类导管患者及位于 B 层的Ⅰ类、Ⅱ类导管患者。评估时间为患者新入院或转科时；患者意识或病情变化时；患者留置（拔除）导管时。

四、护理安全等级卡片及安全标识的制订

1. 护理安全等级卡片 护理安全等级卡片长 15cm，宽 10cm，分为上下两部分，上部分宽 4cm，纵向将卡片上部均分为 3 个色块，绿色、橙色和紫色，分别代表危险度的 1、2、3 级；下部分宽 6cm 为白色底板，用以注明患者的一般信息，包括姓名、性别、年龄、住院号、入院诊断及日期等。此卡片将悬

挂于患者床头醒目位置，便于识别，分级护理卡片挂于床尾。

2. 护理安全标识　将 4 种安全问题分别制成相应的标识，标识为等边三角形，边长 3cm，黄底，内画黑色图案，图案均能明显代表此 4 种意外情况。经评估筛选出有安全隐患的患者，根据各项安全问题的等级不同，分别将其标识贴于等级卡片的相应位置。如患者经评估其意外脱管危险度为 3 级，跌倒或坠床和压疮危险度为 2 级，将代表意外脱管的标识贴于等级卡的紫色区域，将代表跌倒或坠床和压疮的 2 张标识贴于橙色区域。

五、护理安全分级的临床应用建议

对评定出的高危患者，护理人员应给予足够的重视，加强巡视、观察并根据其自身特点为其制订相应的护理措施。护士在为患者制订护理措施时，不应只注意危险度级别，还应关注危险度级别较高的原因。同一危险度级别，因患者自身情况不同，其护理措施也会不同。如同为跌倒、坠床危险度 3 级的患者，在评估中其主要问题为意识障碍、躁动的，护理人员就应给患者加设床档，进行适当约束，必要时遵医嘱给予镇静剂。而对于肢体功能障碍的患者，护理人员就应将患者安置在宽敞、空间较大的病房，将患者的日常生活用品放置在随手可取的位置，为患者提供助步器，如患者如厕可提供便器等，最大限度地预防不良事件的发生。在为患者制订护理措施时，应结合患者的自身特点，提供切实有效的个性化护理。

在临床上应用护理安全分级，可使患者和家属明白其目前的状态、危险度级别及需要家属配合的内容，以减少和避免意外发生后所引起的纠纷，也让患者了解自身的身体状况，预知自己的危险性，提高自我管理能力，及时寻找和接受援助。将护理安全等级卡片贴于患者床头作为警示标志，也便于医护人员、部分患者、家属辨识并知道该患者存在的主要安全问题，必要时给予协助、保护并采取相应的护理干预。

（卫　鹏）

第五节　患者参与患者安全

患者和居民参与能够反映一个国家对医疗质量的重视程度，对医疗质量管理的发展也具有明确的指示作用。患者参与对于推动患者安全运动具有十分重要的意义，美国国家患者安全目标联合会将患者参与其照护过程作为保障患者安全的策略，中国医院协会也将鼓励患者参与医疗安全作为保障患者安全的目标之一。在卫生部颁发的 2011 年版医院评审标准实施细则中将患者参与列为保证患者安全的一项重要内容。在当前我国医药卫生体制五项改革公立医院改革中，提高患者满意度是公立医院改革的重要内容。而患者满意度的提高与患者参与安全管理有高度正相关关系。尽管患者参与在医院管理中的重要作用已得到医院管理人员的广泛认可，但长期以来患者更多是医疗服务的被动接受者，其在医院质量与安全管理中的重要作用没有得到足够的重视。

一、患者参与在医院管理中的重要性

患者参与可以表现到医院工作中的各个环节，对医院管理、诊疗过程、环境、安全以及院感等多方面都会产生重要影响。患者参与其参与者可以包括除医院现职员工外的所有人员，而鉴于中国文化的特点，患者参与也包括了患者家属这一重要部分。在患者参与管理中安全管理是最重要的内容。

1. 患者参与医院安全管理　医院设置患者安全管理委员会是实现患者参与医院管理的主要途径。通过邀请患者或家属等来参加医疗安全相关组织，能够实现 3 方面作用。首先，患者参与医院规章制度的制定，从患者角度提出的建议使制度更好地代表了患者的利益；其次，患者提供对医院各部门的监督和评价有助于质量的改进与提高。最后，患者还可以参与医疗纠纷的解决。因为患者安全委员会的委员是来自患者，他们会站在患者的角度用患者习惯的语言沟通，较易为患者及家属所接受。他们互相沟通后再进行院方的协调，会收到更好的效果。此外，目前较为管理者接受的患者满意度调查也是患者参与的重要形式。

2. 患者参与诊疗过程　患者参与的重要作用在医院诊疗过程中的各个方面都得到了证实。患者配合医生详细如实描述症状及病情，能够有助于医生的正确诊断。患者参与用药安全中，通过告知住院患者药物使用管理方法，并在给药过程中，鼓励患者说出他们所观察到的药物类型、剂量、给药方式及服药反应的改变，能够为加强住院患者用药安全发挥重要作用。而患者掌握所用药物安全方面的信息，会加强其服药依从性，一定程度上减少药物滥用，降低医药比例。而通过执行患者参与的术前核对，不仅增加了医患双方的沟通，更减少了手术部位错误的发生。有研究表明，在研究药品的不良反应时，由患者自我报告得出的药物不良反应的发生率要远远高于医生的观察数据。例如，在关于治疗肿瘤药物的不良反应中，采用患者自我报告方法，药物不良反应虚弱、食欲下降、恶心呕吐、腹泻、便秘等症状的发生率分别为明显高于医生研究观察到的结果。同样，患者参与给药过程的查对更是解决查对错误的有效方法。另外，患者参与在降低医院感染率方面也得到了学术界的一致认可。不良事件的报告由患者参与后上报率会有所增加，同时患者参与更好地保证了患者的知情权利。

3. 患者参与患者安全　患者参与患者安全是世界患者安全联盟倡导的 6 个行动纲领之一，旨在代表患者的心声，建立患者和患者安全倡导者、医疗服务消费者与提供者共同参与的国际网络。强调患者积极参与一切相关工作，在推动患者安全运动中发挥重要作用。2004 年 10 月，WHO 启动世界患者安全联盟。基于改善全球患者安全的核心原则，联盟正式提出"患者参与患者安全"（patients for patient safety，PPS）等 6 个行动计划。患者参与患者安全自提出后即得到了医院管理者的普遍认可。中国医师协会提出的 2007 年度患者安全目标中，第八个重点目标就是鼓励患者参与医疗安全。

二、患者参与的有效实施方法

尽管患者参与对医院的质量与安全具有重要意义，且多数患者对参与临床决策持积极态度，但目前的研究表明患者参与并不乐观。在一项调查研究中，95% 的患者希望了解与疾病相关的医学信息，其中有 60% 的患者希望从医生处了解疾病治疗的信息，而仅有 46.2% 的患者达到目的，因此要采取有效方法来保证患者的参与。

1. 构建医院安全文化氛围　医院的安全文化氛围是实现患者参与的保障。构建医院的安全文化最重要的是工作人员将保证患者安全作为工作的第一目标，要求医院职工每个人都要参与到患者安全中去，其中领导者的态度极其重要。领导通过建立相关规章制度及自身的榜样作用来保证员工和患者最大程度的参与。构建安全文化要求医务人员改变追求完美、不犯错误的观点，代之的是注重以安全为目标的系统设计，创造一个使人不容易犯错误的环境。现代的观点也认为，人是有缺点的，是人就会犯错误，不论他们受到多好的训练，医务人员也不例外。只有医务人员接受自己可能犯错误的事实，才能真正执行预防错误发生的系统设计，也才能报告自己的错误以警示其他同业人员。构建安全文化要注重实现医院安全文化的 3 个支住，即信任、改进和报告。建立一个相互信任的环境，包括管理人员与一线工作人员之间，医生与护士及各个专业之间，医务人员与患者之间的相互信任；建立相互信任的关系后，还需要医院提供医院各专业的平等发展、平等对话的机会，如医生、患者、护士、相关检验、功能科的技术人员、药剂师等之间平等，才能保证各专业人员都能够从专业角度对存在的问题提出改进方法。也只有实现了信任和改进，才能够实现报告的通畅性，才能把保证患者安全的质量管理真正落到实处。

2. 注重健康团队的工作模式　尽管患者参与被认为是防止医疗差错事故发生的重要方法，但在临床上实施患者参与并不是一个简单的事情，需要整个健康团队成员的努力。随着医学的发展，医院分工越来越精细。疾病的康复需要医生、护士、营养、康复、检验人员、病理、药剂、影像、功能科、外送等多个部门的有效服务和患者的主动配合才能实现。疾病的诊断与治疗不仅需要专业的精深知识也需要知识的广博。这样复杂的系统中，健康团队的工作模式不仅需要各专业具有很强合作意识，还需要有专业来提供联络、组织的功能，而这个专业需要广博的知识和密切接触患者的特点，也许护理专业将是这个功能的最佳实现者。

3. 重视健康教育，促进患者在医疗护理过程中的角色转变　患者较低的健康知识水平是患者参与的主要障碍，因此重视患者及其家属的健康教育是保证患者参与的必备条件，同时还可以通过健康教育来促进患者或家属转变其在治疗过程的角色，因此健康教育的内容应主要包括以下两个部分：通过讲解疾病、治疗、护理的相关知识等，使患者及家属掌握健康知识从而得到参与的能力，同时也提高了其自身管理健康的能力及全民的健康素养；通过灌输"患者安全是每一个人的责任"，拉近公众的期待或认知与医疗服务提供者间的认知差距。使患者或家属从认为诊断和治疗是医务人员的事、自己只是消极接受者的角色转变为主动参与诊断治疗中、是疾病治疗过程中的重要一员的角色。将患者参与医疗活动过程中的责任进行宣教，如患者要提高准确的信息、完整填写健康史和调查问卷、监督医护人员工作、遵从医嘱并提问等来保证患者有效地参与。

4. 医护人员转变观念，支持患者参与　研究表明患者参与的意愿很高，相反医生对患者参与持有否定的态度，因此医务人员应转变观念支持患者的参与。医务人员要本着永远把患者安全、患者权益放在第一位的观点才能够真正欢迎患者的参与与监督。同时，鉴于治疗中患者家属的重要性，患者参与一部分是代表了患者家属的参与。医生认为存在的困难是对患者沟通缺乏时间，另外由于治疗中的个体差异使治疗结果存在不确定性而难以沟通。

5. 转变对待不良事件的态度及处理方法　不良事件上报对提高医院安全的效果得到了专家的一致认可。不良事件上报不仅有助于通过深入分析不良事件的产生原因来避免其发生，还对其他可能发生相似事件的工作人员提出预警。但目前不良事件的报告率要远远低于发生率，其原因不仅与医务人员、科室管理人员对不良事件上报的观念没有转变有关，也与分析不良事件时主要从责任人角度来分析以及处理时主要以采取惩罚责任人的处理方法有关，而没有从系统上来找原因。在不良事件发生后，系统的原因不可忽视。口服药的机器摆药系统就是一个案例，通过使用计算机系统来摆药而将护士手工摆药的错误发生率降为零。此外，医院计算机系统的使用也大大减少了护士手抄医嘱的错误。因此，管理部门在不良事件的发生后能够从系统上找原因，更便于整个组织的进步；而各个部门担负自己的责任，更便于错误根源的解决。只有转变对待不良事件的态度，才能使医务人员真正欢迎患者参与到自己工作每一个环节。不过，不良事件的分析与处理也要避免从一个极端走向另一个极端，个人在错误中的责任也一定要重视，惩罚也仍是纠正错误习惯的一个重要手段。另外，患者、家属等对待不良事件的态度也是决定患者参与的因素之一。现在医疗行业医患的不信任关系、暴力事件及触目惊心的医闹等问题使医护人员很难真诚地欢迎患者参与。

患者参与是保证医院质量与安全的重要方法，是我国医院第二评审周期中医院评审的一项重要内容，在今年医药体制改革步入深水区、公立医院改革进一步深入的形式下，患者参与医疗安全管理不仅仅是提高医疗质量，也是有效维护患者合法权益、营造和谐医院的有效举措。但在实际工作中，患者参与仍然没有被医务人员广泛认可和采纳，需要管理者采取多种方法保证患者参与到各项工作中，以实现其重要作用。

（卫　鹏）

第二章

洁净手术部护理管理

第一节　管理制度

一、一般工作及管理制度

1. 凡在手术室工作人员，必须遵守无菌原则，严格执行无菌操作，进入手术室必须更换衣、裤、鞋、帽及口罩。

2. 手术室必须清洁、整齐、肃静、严肃，每台手术结束后常规清扫、消毒手术间，每周彻底清扫卫生1次，保持手术室清洁、无灰尘。手术室每月对空气、医务人员的手及无菌器械、敷料等进行生物监测并记录存档。

3. 手术室一切设备、仪器、器械敷料包、麻醉剂、手术床、药品等，必须定点、定位放置。急救药品、器械等要每天检查保证随时可用，一般药品、器械等，要随时补充基数与保养。剧毒、麻药应有明显标识，专人管理。

4. 手术科室，按手术日前一天10点以前将手术通知单送往手术室，手术排定后一般不得任意增减手术，因故必须更改者提前与护士长联系。

5. 急诊手术由医师电话通知，同时送手术通知单，以免发生差错。值班人员不得擅自离岗，随时做好接应手术准备。

6. 无菌手术与有菌手术分室进行，先做无菌手术，后做有菌手术。为减少感染，除参加手术人员外，其他人一律不得进入手术室内，患有上呼吸道感染、面部化脓性病灶者，不得进入手术室。

7. 接患者时，要查对科别、床号、姓名、性别、诊断、手术名称、用药等，以免接错患者。

8. 手术时间为手术开始时间，凡参加手术人员必须在手术前20～30min到手术室做好准备。

9. 参加手术人员应严格按外科刷手规则进行刷手，穿无菌手术衣。

10. 手术中，各级医务人员要严肃、认真、密切配合，不得在手术中议论与手术无关的事或谈论家常、说笑等，要注意保护医疗制度。

11. 患者在手术结束后，由麻醉师、护士护送患者至病房，并详细交代病情及注意事项。

12. 手术后用过器械、敷料等要及时清洁、刷洗和消毒灭菌，然后按原数交器械室，特殊感染要特殊处理，必要时暂停手术，全面消毒。

13. 手术取下的病理标本严格执行标本查对制度及登记制度，严防标本丢失。

14. 手术结束后，负责医师要对施行手术的患者做详细登记，护士长按月统计上报病案室。

15. 手术器械、物品等不得外借，特殊情况须经医务科批准。

16. 损坏各种仪器、器械要及时报告护士长，按赔偿制度执行。

二、门厅管理制度

手术部（室）是为患者实施手术治疗、手术诊断和手术抢救的特殊工作场所。手术部（室）为医疗工作重地，非工作人员不得入内。手术部（室）门厅管理制度是为了保证安全有序的医疗环境，保证患者的安全。

1. 医务人员

（1）医务人员根据手术通知单的人员姓名安排进入手术室。

（2）连台手术的医务人员，待患者接入手术室后方可进入手术室。

（3）医务人员在门禁处需出示工作牌，领取衣、鞋柜钥匙、口罩和帽子及洗手衣裤。

（4）医务人员着装规范进入手术室，请勿将贵重物品留在更衣室。

（5）手术室内禁止私自拍照、摄像，如需留下影像资料，请出示医教部门证明。

（6）临时需要外出的人员，需穿上外出衣、更换外出鞋。

（7）离开手术室时，医务人员需在门禁处退还衣、鞋柜钥匙，领取工作牌。

2. 技术人员

（1）院外技术人员需办理医院相关手续，在手术室门厅处登记。

（2）仪器设备维修保养需提前预约，经科室负责人允许后方可进入。

（3）新仪器设备的使用培训人员，需出示设备部门与医教部门的证明。

3. 参观人员

（1）院外参观人员须经医务部门批准，并与手术室联系后方可进入手术室参观。

（2）参观人员在门厅处持参观证明，凭有效证件更换参观牌。

（3）每个手术间参观人数控制在 2~3 人。

（4）参观人员着装规范，佩戴参观证，不议论患者病情，不说与手术无关的话。

（5）参观人员禁止私自拍照、摄像，如需留下影像资料，请出示医教部门手续。

（6）参观人员在手术间内服从手术室工作人员管理，保持与无菌区域一定距离（大于等于30cm）。

（7）急诊手术、特殊手术禁止参观。

（8）患者家属及亲友谢绝参观。

三、参观制度

（1）手术室参观人员，必须按医院规定办理手续后，提前与护士长联系，同意后方可入内。

（2）进修人员、实习、见习生参观手术时，必须在手术通知单上注明参观人数，一般不超过4人（40m² 手术间少于4人，60m² 手术间少于6人）。

（3）参观者按进入手术室要求，更换衣帽，头发不外露，参观手术时远离无菌区一尺，踩脚凳用完后放还原处。

（4）参观人员必须严格遵守手术室各项规章制度及无菌原则。

（5）参观人员应在指定手术间参观，不得随意乱窜手术间，减少污染。

（6）实习生必须由带教老师指导下熟悉并符合入手术室要求和路线后方可入内。

（7）不准外来人员进入手术室进行各种操作（包括调离人员）。

（8）急诊和感染手术谢绝参观。

（9）参观人员贵重物品，自己妥善保管，进入手术室关闭手机（调振动）。

四、值班、交接班制度

值班、交接班制度是护理人员工作实践中要执行的重要制度之一。

（1）值班人员必须坚守岗位，履行职责，应严格遵照医嘱和护士长安排，保证各项治疗、护理工作准确、及时地进行。

（2）值班人员要有高度责任心，要确切掌握患者的病情变化及一切处置，日夜均写护士交班本。

（3）值班者必须在交班前完成本班的各项工作。下班前写好交班报告及各项护理记录，处理好用过的物品，如有特殊情况必须做详细交班。

（4）每班必须按时交接班，交班者应给下一班做好必需用品的准备，以减少接班人的忙乱，接班者提前 15min 到岗，在接班者未接清楚之前交接班者不得离开岗位。

（5）交班时，器械护士和巡回护士应依照手术护理记录单清点的内容逐次交接清楚。

（6）接班时发现病情、治疗、物品等不清立即查问。接班时发现的问题应由交班者负责，接班后发现的问题，应由接班者负责。

（7）手术中交接班双方交接后分别在手术护理记录单上签字。

注：为加强各班职责，减少交接班时的忙乱，要求做到：

（1）工作职责不完成不交接。

（2）重患者病情交代不清、护理不周不交接。

（3）为下一班准备工作不全不交接。

（4）物品、器械数目不清不交接。

（5）着装不整齐、工作环境不整洁不交接。

五、抢救制度

1. 配备两位器械护士（即主台与副台）分工

（1）主台与副台同时与台下护士清点物品，主台与台下读数，副台默读，须主、副两人对台上物品均心中有数。

（2）术中添加物品时应通过主台护士清点。

（3）术中、术后物品清点应由主台护士与台下护士清点。

（4）主台护士应坚持至手术结束。

（5）直至手术完全结束，送走患者后，方可清洗器械和倾倒纱布桶。

2. 配备两位巡回护士（甲、乙）的分工

1）护士甲：通知单排名第一位。

（1）负责术前的手术间准备，抢救物品及各种设备的性能完好。

（2）负责术前、术中、术后物品的清点。

（3）负责整个手术过程中物品供应、添加工作，并登记。

（4）密切观察整个手术进展情况以备手术所需。

（5）密切观察整个手术进展情况及时与护士长联系（如增加台上护士或增加台下护士）。

（6）有统筹指挥和抢救的思想意识，及时合理安排其他抢救人员工作。

（7）甲护士应不离开手术间。

（8）负责切口的固定与血迹的擦洗。

2）护士乙：通知单排名第二。

（1）负责手术前访视和术晨的心理护理，对个别患者可同甲参加术前讨论。

（2）术晨接患者，病情交接，物品的交接。

（3）负责静脉通路、输液、输血、导尿、引流管、胃管的通畅等病情交接。

（4）负责取血，联系家属，送病理及培养，联系会诊。

（5）负责抢救记录。

（6）送患者，并加以病情、皮肤、物品的交班。

3）注意事项

（1）在各行其责的原则上相互合作，由甲护士分工合理安排人员配备工作。

（2）应有及时报告和呼救意识，以备抢救人员充足。

（3）各项工作应有条不紊，登记和记录字迹清楚，减少涂改，有签字。

（4）术中物品添加应由始至终，包括术后物品的添加。

（5）体位应由两人协同，甲护士有技术指导责任。

4）收费应术后两人共同协商补充。

5）手术间两人共同整理（术后）。

6）当其中一人不在时，另一人应承担其工作（但甲护士应减少出手术间）。

3. 配备3位巡回护士（甲、乙、丙）

甲：同护士甲。

乙：同护士乙1）、2）、3）、6）。

丙：同护士乙4），并听从甲护士的指令，负责联系工作（护士长和总责），抢救记录和配合工作（外勤工作）。

注意事项：

（1）甲乙护士应减少出手术间，应由外勤负责联系工作。

（2）甲为主导，乙为辅助，丙为外勤，听从甲、乙指令。

（3）3人应有配合精神，相互默契。

（4）其他同二人抢救方案。

4. 配备5位以上护士（甲、乙、丙、丁、戊）分工（图2-1）

甲：同前。

乙：同护士乙1）、2）、3）、6）。

丙：同护士乙4），并听从甲护士的指令，负责联系工作（护士长和总责），抢救记录和配合工作。

丁：一般为总责护士或护士长。

（1）负责统筹安排抢救工作。

（2）一般由总责护士和护士长担任（或高年资有经验的护士）。

（3）合理配备人员，总揽大局处理疑难。

（4）负责记录抢救过程。

戊：外勤。

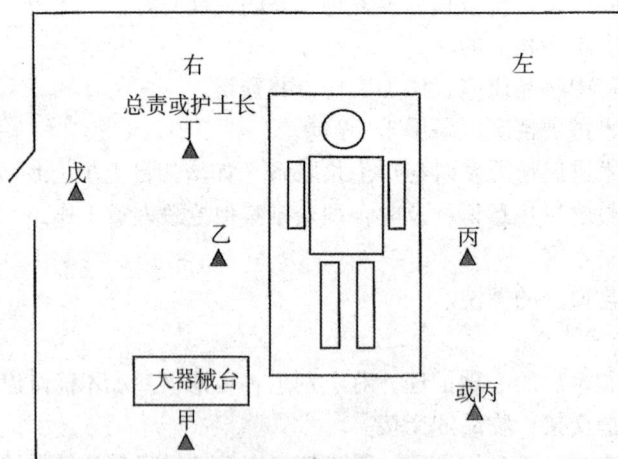

图2-1 五人抢救护理人员示意图

六、择期手术预约制度

手术部（室）的资源使用影响着医院的经济和社会效益。因此，应保证通畅、有序的手术预约管理制度，便于手术的顺利开展，手术资源的合理使用。

择期手术的预约形式有两种：联网预约、手术通知单预约。

（1）手术科室于术前一日上午10点前，将手术通知单有关内容逐项输入所在科室的计算机终端。手术部（室）上午10点后，从计算机上统一提取各科室预约手术资料，并进行手术准备和手术安排。手术科室可从网络上浏览手术安排详情。无联网时可将手术通知单于术前一日上午10点前直接送到手术室。

（2）手术科室应认真、详细填写（输入）手术通知单，并由科主任审，以确保手术安全。

（3）各手术科室的手术日及手术间相对固定，原则上，各科室按各科固定手术日及手术间安排手术，手术多时安排连台手术。

（4）特殊感染、特殊病情、特殊要求或需特殊器械的手术，应在手术通知单备注栏内注明。

（5）手术部（室）在安排手术时，应尽量满足科室要求，统筹兼顾。临时变更手术时间，必须事先与科室联系。

（6）手术部（室）每日将手术具体安排情况，包括手术间号、患者姓名、性别、住院号、科室、术前诊断、手术名称、手术时间等资料打印成一览表，供手术人员浏览及核对。

七、财产管理制度

（1）医疗器械、布类敷料、药品专人保管，定期请领，送修报损。

（2）每年编制计划送临床工程科、采购中心、护理部。

（3）账目清楚，敷料器械每年彻底清点1次。

（4）一次性耗材每月清点1次。

（5）万元仪器每次使用后登记，发现问题及时上报临床工程科。

八、抢救药品及急救器材管理制度

（1）急救药品及急救器材做到定点、定位、定量放置。

（2）每班严格交接，无过期，无失效。

（3）各种抢救物品、器械，保证性能良好，以备应急使用。

（4）护士长不定期检查急救物品使用情况，并做好检查记录。

九、贵重仪器保管制度

（1）手术室所属贵重仪器及精密仪器有专人保管，并设使用登记本。

（2）成套贵重仪器必须有照片说明书和基数，账物符合。

（3）贵重仪器，精密器械分开放置，加锁保管。

（4）使用贵重仪器时，领取者要登记签字，用后如数归还并注明仪器性能是否完整等，归还者与保管者同时验收签字。

（5）显微镜等，使用前有技术员装试调距，用后有技术员验收放回原处。

（6）眼科精密仪器、显微刀剪、持针器、镊子等，每次用完后必须清点基数。

（7）贵重仪器、精密器械，每次用后必须刷洗、消毒、保养后放置固定位置，每月第1周进行彻底保养，清点1次。

（8）贵重仪器因责任损坏者，除酌情赔偿外，扣发奖金。

（9）护士长与保管员，每半年清点贵重仪器，如机械缘故不能使用时，要立即报告有关部门维修，并建立维修登记本。

十、消毒供应室工作制度

（1）根据各科室使用情况配置各种物品，定期调整其基数，保证临床需要，减少无效储备。临时借用物品应办理借物手续，用后及时归还。

（2）每日按要求下收下送，回收与下发的物品种类及数目相符，保证无菌物品的供应。

（3）严格执行三区（污染区、清洁区、无菌区）的工作流程要求及操作规程。

（4）各种器械、敷料、治疗包等选择合适的包装材料包装和灭菌。

（5）无菌物品应标明品名、灭菌日期、失效日期及责任人签名。已灭菌物品如有污染或外观不合格或超过有效期，则必须重新处理后灭菌。

（6）消毒员持证上岗。严格按规范要求进行定期维护和保养灭菌。

（7）一次性医疗用品按月做计划上报，认真做好其发放和库管工作，做到合理储存、计划发放、保证安全。

（8）建立各专科物品基数账目及请领、发放、报损制度，定期清点核对。

（9）定期征求临床科室对供应室工作的意见，及时完善工作规程。

（10）建立停电、停水、停气及灭菌器出现故障时的应急预案，完善突发事件处理流程。

十一、无菌敷料室工作制度

（1）进入无菌敷料室戴好口罩、帽子。

（2）每日清洁擦拭2次，早7：30、晚16：30。

（3）每月第1周做细菌培养1次。

（4）每日晨7：30~8：00器械室护士及敷料室工作人员分别检查物品及器械消毒有效日期，有效期为1周。

（5）物品摆放整齐，定点定位，左放右取。

十二、控制感染管理制度

（1）手术室入口设过渡清洁区，手术室拖鞋与私人鞋、外出鞋应分别存放。

（2）进入手术室人员必须换鞋、更衣，戴好帽子、口罩，外出时更换外出衣及外出鞋。严格控制参观人数。参观者不可任意进入其他手术间。

（3）手术间每月做细菌培养监测。

（4）手术所用器械高压灭菌。

（5）破伤风、气性坏疽等感染手术应在感染手术间进行，术后进行严格消毒处理。

（6）凡手术中切除的坏死组织、污染物等应立即从污物通道送出手术间。

（7）一切清洁工作均应湿式清扫。

十三、手术中无菌技术制度

（1）手术中穿好手术衣，戴好手套后，不可任意走动或离开手术间。

（2）手术人员腰以下、肩以上部位为有菌区，手术车平面以下为有菌区，故手术器械、敷料、针线等不可低于该平面，如违反上述原则，必须重新灭菌。

（3）器械护士不得从术者身后或头顶传递器械，必要时可在术者臂下传递，但不得低于手术台边缘。

（4）已取出的物品，即使未被污染，也不可放回原容器中。

（5）手术开始后，手术车上任何器械和物品，均不能给其他手术使用，严防交叉感染。

（6）皮肤切开前及缝合前、后要用75%酒精棉球消毒切口周围皮肤。

（7）切开污染脏器前，用纱布垫保护周围组织，以防污染手术野。

（8）术中被污染的器械，如接触消化道、呼吸道等黏膜的刀、剪、镊、持针器等应放入弯盘内，不可再使用。

（9）手术人员如手套破损、手术衣浸湿应立即更换。

（10）手术车、器械盘浸湿后，立即加铺两层以上无菌巾，以防污染。

（11）手术人员交换位置时，应先退后一步，两手抱在胸前，转身背靠背进行。

（12）术中更换手术衣时，应先脱手术衣、后脱手套。

十四、差错事故登记报告制度

（1）各科室建立差错、事故登记本。

（2）发生差错、事故后，要积极采取补救措，以减少或消除由于差错、事故造成的不良后果。

（3）当事人要立即向护士长汇报，护士长逐级上报发生差错或事故的经过、原因、后果，并登记。

（4）发生严重差错或事故的各种有关记录、检查报告及造成事故的药品、器械等均应妥善保管，不得擅自涂改、销毁，以备鉴定。

（5）差错、事故发生后，按其性质与情节，分别组织本科室护理人员进行讨论，以提高认识，吸取教训，改进工作，并确定事故性质，提出处理意见。

（6）发生差错、事故的单位或个人，如不按规定报告，有意隐瞒，事后经领导或他人发现，须按情节轻重给予严肃处理。

（7）护理部定期组织有关人员分析差错、事故发生的原因，并提出防范措施。

十五、影像资料采集制度

手术室是医院内一个集中开展医疗治疗的平台科室。在手术室内各项操作涉及患者的合法权利，手术室内影像资料采集必须保护患者的合法权利。

（1）为保护患者的权利，保障医疗和护理安全，手术室有责任对带入手术室的照相（摄像）器材进行管理。

（2）手术影像资料实行主刀医师负责制，主刀医师允许带相机进手术室，如果因影像资料造成的不良后果，由主刀医师负责。

（3）总住院医师、进修生、研究生、实习生一律不允许带照相器材进入手术室。

（4）手术间巡回护士加强管理，不允许擅自使用照相器材（含手机）在手术室内进行拍摄。

（5）院内新手术、特大手术的手术照相、录像或手术演示现场转播，手术科室需持医院医教部门批准的申请提前告知手术室，由医院宣传部门负责相关影像资料的采集。

（6）新闻媒体需进入手术室采集拍摄，必须持有医院医教部门的介绍信，经科室负责人同意后，方可进入手术室拍摄，拍摄时注意保护患者隐私。

（7）如有违反以上规定，强行带照相器材进手术室者，立即上报医院医教部门和保卫部门，并按医院的相关规定处理。

十六、手术物品清点制度

（1）手术开始前，器械护士应对所有器械及辅料做全面整理，做到定位放置、有条不紊；与巡回护士共同清晰出声清点器械（注意器械的螺丝钉等）、敷料等物品数目，巡回护士将数字准确记录在手术护理记录单上；术中临时增加的器械或敷料，应及时补记；在关闭体腔或深部创口前，巡回护士、器械护士应再次清点，并与术前登记的数字核对签名；缝合至皮下时，再清点1次。

（2）清点物品前，巡回护士应将随患者带入手术间的创口敷料、绷带以及消毒手术区的纱布、纱球彻底清理，于手术开始前全部送出手术间。

（3）器械护士应及时收回术中使用过的器械，收回结扎、缝扎线的残端；医师不应自行拿取器械，暂不用的物品应及时交还器械护士，不得乱丢或堆在手术区。

（4）深部手术填入纱布、纱垫或留置止血钳时，术者应及时报告助手和器械护士，防止遗漏，以便清点。若做深部脓肿或多发脓肿切开引流，创口内填入的纱布、引流物，应将其种类、数量记录于手术护理记录单上，术毕手术医师再将其记录于手术记录内，取出时应与记录单数目相符。

（5）体腔或深部组织手术时，宜选用显影纱布、纱垫；凡胸腔、腹腔内所用纱垫，必须留有长带，将带尾端放在创口外，防止敷料遗留在体内。

（6）器械护士应思想集中，及时、准确提供手术所需物品。

（7）凡手术台上掉下的器械、敷料等物品，均应及时拣起，放在固定地方，未经巡回护士允许，任何人不得拿出室外。

（8）麻醉医师和其他人员不可向器械护士要纱布、纱垫等物品；麻醉医师穿刺置管用敷料不可与手术用纱布、纱垫雷同，以免混淆。

（9）手术台上已清点的纱布、纱垫一律不得剪开使用。

（10）术中送冷冻标本需用纱布包裹时，器械护士交巡回护士登记后再送走。

（11）术中因各种原因扩大手术范围时，要及时整理清点物品，并按规定清点、登记、核对。

（12）缝针用后及时别在针板上，断针要保存完整。掉在地上的缝针，巡回护士要妥善保存。

（13）开展大手术、危重手术和新手术时，手术护士应坚持到底，不得中途换人进餐或从事其他工作。特殊情况确需换人时，交接人员应当面交清器械、敷料等物品的数目，共同签名，否则不得交接班。

（14）手术结束关闭胸腔、腹腔及深部创口前后，除手术医师应清查外，巡回护士及器械护士必须清点核对手术所用器械、敷料、缝针等数目，准确无误后方可缝合，如有疑问，必须检查伤口，必要时X线协助查找，并记录备案。

十七、手术室人员工作联络制度

手术室工作中的应急性，需要工作人员在遇到紧急情况或特殊情况时，立即赶赴科室，增加人力，确保患者安全。各级工作人员联络通畅才能确保信息在第一时间的传达。

（1）手术室建立科室工作人员的通讯录，并定期修改。手术室建立联系专册登记实习学生、进修生等的联系方式。

（2）手术室内工作人员因工作原因，需在科室内留下两种有效的联系方式。

（3）各类二线人员和机动人员当班时间必须保持通讯通畅。

（4）工作人员更换号码必须在24h内及时告知科室管理人员。

（5）值班护士长必须保持通讯通畅，更换号码必须在24h内及时告知中心调度室其他管理人员，并及时汇报护理部和院办。

（6）重大灾难事件造成通讯中断，手术室护士应主动与科室保持联系。

（7）手术室内联系方式仅用于工作联系，未经本人许可，任何人不得向陌生人透露本室工作人员的联系方式。

（8）手术室各级各类人员保持通讯通畅，因通讯不畅造成后果，按医院相关管理制度处理，未造成后果，按科室缺陷管理处理。

十八、清洁卫生制度

（1）卫生员负责手术室全部卫生工作。

（2）各区域卫生员应按照工作职责，按月、周程清扫。

（3）严格按照消毒隔离制度和清洁制度进行各区域的保洁。

（4）手术后的房间卫生由指定卫生员负责终末处理，巡回护士负责检查，器械、敷料由器械护士负责清理。

（5）洗手池应在使用后立即清扫，地面应保持干燥。

（6）洗澡间每日清扫2次，无杂物，卫生间保持清洁。

（7）污物间、刷洗室每日清扫2次，水池、地面保持清洁整齐。

（8）周六、周日由卫生院负责大扫除，刷洗地面。

（9）房间负责人每周对手术间内的物品进行彻底清洁并由总责或护士长检查。

十九、进修实习带教制度

（1）保持手术室肃静、整洁，工作认真负责。

（2）遵守手术各项管理规定和技术操作规程，虚心听取手术室工作人员的指导意见。

（3）遵守手术时间，准时到达指定手术间进行术前准备。

（4）严禁在手术间污物桶（盆）内丢弃纱布、纱垫或其他点数物品，以免混淆清点的数目。

（5）未经允许，不得随意触摸手术室器械、设备及物品。

（6）参观手术时，距手术人员应超过30cm。不得在室内，尤其是器械台旁随意走动，不得进入非参观手术间。不在限制区内看书、闲聊或从事与手术无关的工作。

（7）由一名护士长分管进修、实习带教工作。

（8）带教老师或护士长负责入室第一天的环境制度介绍及基本操作示范练习。

（9）带教老师必须严格按照进修实习计划和流程安排带教学习工作。

（10）手术室每一位护士均有带教职责和义务，必须以身作则，言传身教，确保教学质量和效果。

（11）进修、实习带教过程中遇到的问题应及时向带教老师及护士长汇报。

（12）进修、实习人员必须遵守本科室规章制度，认真完成进修、实习计划。

二十、手术患者交接制度

（1）接手术患者时，巡回护士按手术通知单与病房护士共同核对：科室、床号、患者姓名、性别、年龄、住院号、手术名称、手术部位、手术时间，询问是否禁食，是否排尿便，术前是否用药，清点手术所带物品，如病历、X线片等，并双方签名。

（2）患者接入手术室，巡回护士与护士站值班护士共同核对以上内容并签名。

（3）手术结束后，由麻醉恢复室护士将患者护送回病房，与病房护士交接；患者需去ICU，由手术医师、麻醉医师、巡回护士共同护送，并与责任护士交接病情、术中用、出入量、皮肤情况、各种管道是否通、患者随带物品等，做好交接手续并全名。

二十一、相关临床科室沟通制度

（1）每月发放手术医师满意度调查表，向手术医师了解与征求对手术部（室）护理工作的意见与要求，并记录。

（2）每月发放手术患者满意度调查表，向手术患者了解手术部（室）护士的服务情况，以及对手术室护理工作的意见与建议，并记录。

（3）每季度到有关手术科室，与护理人员进行沟通，交流相互意见与建议。

（4）对患者、医护人员反映的意见和建议及时在晨会上反馈、分析，并提出改进措施，作为近期工作重点与下次调查沟通的重点。

（5）每月将调查沟通的资料汇总，妥善保存。

（6）每季召开工作座谈会，征求工作意见，记录在护士长手册上。

二十二、术前访视制度

1. 术前访视

（1）术前一日由手术部（室）本院护士（器械护士或巡回护士）根据手术安排，对大、中手术患者进行术前访视。

（2）访视患者应按医院手术患者访视单的内容和程序进行有效沟通，获取患者的有关信息，有特殊需要和特殊情况时应及时反馈给护士长。

（3）根据访视情况，真实、准确、及时地填写访视记录。

（4）将填好的访视单按科室规定放在指定地方保存，以便术后随访。

（5）护士长排班时要保证器械护士和巡回护士中至少有一人明确知道自己次日的手术安排，并能胜任访视工作。

2. 术前访视内容

（1）了解患者基本情况、现病史、既往史、药物过敏史。

（2）了解各项术前准备完成情况、备皮、备血、皮试、术前9项检查结果。

（3）到患者床边做自我介绍，介绍手术室环境，告知患者术前及术中需配合的注意事项。做好解释说明及心理护理。

（4）评估患者血管及皮肤情况。

（5）了解手术特殊要求。

（6）做好访视记录。

3. 术后支持服务

（1）手术结束后，器械护士擦净切口周围皮肤，整理患者衣物。

（2）妥善约束患者，防止坠床。

（3）注意患者隐私保护与保暖。

（4）标识引流管名称，并固定，妥善放置。

（5）必要时协助麻醉医师送患者至苏醒室。

4. 术后随访

（1）对于大、中手术实行术后随访。

（2）术后随访由专人在术后第 3 天到病房完成。

（3）术后随访时应以征求患者意见为主，以便改进工作。

（4）准确、真实记录，并反馈相关信息，将完成好的手术患者访视单放在固定处保存。

二十三、手术间规范化管理制度

（1）每个手术间设负责护士 1 名（工作 8 ~ 10 年以上），负责其全面质量管理。

（2）建立手术间常规物品检查登记本、手术间物品定位示意图及物品基数卡，以利管理。

（3）手术间内大件物品应标明房间号，定位放置，保持序号与房间号一致。

（4）手术间内小件物品全部入壁柜：壁柜内物品应按层摆放，定类、定位、定数。每日术毕由巡回护士和器械护士负责物品补充、物品归位及卫生清洁，每周由组长或护士长负责检查。

（5）各种药品、消毒物品应贴有标签，每周检查、更换及补充。

（6）每周检查各种电路、医用供气、供氧、空调系统及医疗设备的运行状况，发现问题及时汇报，并联系专管技师负责检查、维护及检修。

（7）责任护士每周对手术间进行全面核查，防止物品、药品过期，并登记签名。

（8）各种仪器设备按使用说明和规定操作使用，用后登记。

（9）每日术晨，由巡回护士进行手术间湿式清洁、消毒。

（10）每日术毕，由器械护士、巡回护士共同清理手术间，并进行清洁消毒，督促卫生员按要求清理垃圾和消毒地面。

（11）按手术间物品定位示意图进行物品管理，检查补充手术间常规物品及有效期。

二十四、护理失误评定制度

1. 护理严重失误

（1）误输异型血，造成不良后果。

（2）用错药，对病情造成严重后果。

（3）违反操作规程，造成严重仪器损坏。

（4）丢失患者的标本和培养。

（5）纱布数目不清，延误手术时间。

（6）体位摆置不适，压伤患者。

（7）患者坠地。

2. 护理一般差错

（1）同种患者送错手术间，及时纠正。

（2）一般药物用药，对患者无影响。

（3）电刀、热水袋灼伤、烫伤。

（4）手术器械准备不足，延误手术时间 10min 以上（以器械本为准，差错以器械室护士为主）。

（5）器械损坏（烤箱烤坏器械）。

（6）由护士引起的缝针丢失，请放射科进行 X 线摄片。

（卫　鹏）

第二节　安全管理制度

一、环境安全管理制度

手术部（室）环境安全主要是指防火、防电器漏电伤害、防燃烧、防爆炸。

1. 防火

1）配备安全防火设施及标识

（1）灭火器做到"四定"，即定位、定数量、定期检查和定期人员培训。

（2）手术部（室）内按国家标准设定烟火自动感应报警装置、医院报警电话和人员疏散示意图。

（3）手术间内设醒目的标识，禁止吸烟、禁用明火。防止乙醚、乙醇燃烧、爆炸。

2）安全检查：医院技术工人每周对手术部（室）所有用电设施进行功能和安全检查。

3）加强防火宣传和教育

（1）将防火知识作为每一个新职工的第一节必修课，并通过定期培训使人人熟悉灭火器的位置和使用方法，掌握火警应急预案。

（2）建立手术部（室）每月安全大检查制度。

（3）合理、安全使用手术部（室）仪器、设备。

2. 防电器漏电伤害　对于手术部（室）越来越多的仪器，手术部（室）护士不仅要学会使用、维护与保养，而且要注意安全使用，防止使用过程中对患者、工作人员的电损伤。

（1）仪器定期检修，专人管理、维护。

（2）所有仪器应有地线装置，防止漏电。

（3）严格执行操作规程，每台仪器应配备操作程序卡，以指引工作人员操作。

（4）建立仪器使用、维修与保养登记本。

3. 防烫伤、烧伤

（1）加强教育，规范护理行为，术中使用温水时，温度应适宜，操作要稳，不可过急，以免烫伤患者。

（2）使用热水时，容器放置位置适当，不可直接接触患者身体。

（3）严格执行各项技术操作规程。使用电刀时，负极要平坦地粘贴于患者肌肉丰厚的部位，以免电灼伤。

（4）使用热水袋时，应套上外套，将盖拧紧，保持水温 50℃，且不与皮肤直接接触。使用加温设备时，严格执行相应操作规程，若手术时间较长，应注意观察，随时调节设置的温度。

（5）腔镜手术台上使用热水时，要防止热水溢出，妥善放置导光束，以防烫伤患者。

（6）使用消毒液时，要准确掌握其浓度、适应证及方法。

4. 防止燃烧、爆炸

（1）加强安全教育，正确使用和储存易燃易爆物品。

（2）使用电炉、酒精灯时，应远离氧气、乙醚等物质。

（3）中心供气塔上的氧气不用时应关闭，分离连接管道，以免空气中氧气浓度过高，使用电外科设备时引起燃烧、爆炸。

（4）易燃、易爆物品应单独、稳妥存放，保持通风良好。定期检查，以免溢出造成意外。非工作人员未经批准严禁接触。遇有包装不良、质量变异等情况，应及时进行安全处理。

（5）易燃、易爆物品周围严禁吸烟和明火。

（6）多功能塔上的氧气装置、氧分压表等设备要定期检查，如有故障，应及时维修。瓶装氧气应远离明火或高热地方存放，其接口不能涂油或用胶布缠绕。使用后，应立即关闭阀门。

（7）头颈部手术若用乙醇消毒皮肤，必须待其干燥后才能使用电刀或激光。若术中使用电刀或其他电设备，则应与麻醉师协商，不可开放性给氧，以免烧伤患者。

（8）每月应常规进行安全检查，发现隐患，要及时整改和上报。若发现不安全的紧急情况，则应先停止工作，上报有关部门进行处理。

二、患者安全管理制度

1. 手术部（室）护士的准入制度

1）经过全日制护理院校学习，取得护理专业大专或大专以上毕业证书。

2）取得《中华人民共和国护士执业证书》，并在相关部门盖章注册，成为国家注册护士。

3）大专毕业的护士，上岗前进行岗前思想教育和基本护理技术操作训练半个月，经考核合格后方可进入手术部（室）。

4）本科毕业的护士，上岗前经岗前思想教育和基本护理技术操作训练半个月，经考核合格后，进入内、外、妇、儿等临床科室轮转1年。1年后进入手术部（室）。

5）进入手术部（室）后，进行为期2个月的集中培训，使之熟悉手术部（室）工作环境，掌握手术部（室）常规工作流程，熟练掌握手术部（室）护理基本操作：具体培训项目包括以下。

（1）手术部（室）概况、规章制度及思想教育，为期1.5d。

（2）紧急预案学习及演练，为期3d。

（3）敷料、器械室、灭菌室工作流程、职责及工作程序，为期9d。

（4）麻醉基础知识及手术部（室）风险识别与管理，为期1周。

（5）手术部（室）基本操作及无菌技术，为期4周。

（6）培训结束，进行理论及操作考核，为期1.5d。

6）考核合格者方可进入手术间进行中、小手术配合。不合格者继续培训至考试合格。

7）进入手术室工作5年内，依照手术室护士规范化培训管理计划，分阶段进行进一步培训。各阶段培训结束均有相应的考核，考核合格者方可继续下阶段培训，不合格者应继续当前阶段培训。

2. 手术部（室）接送患者制度　运送患者途中注意保暖；保护患者的头部及手足，防止撞伤、坠床；保持输液管道及各种引流管通畅，防止脱落。

1）接患者

（1）每日晨7点30分开始接患者，各病房在7点之前做好术前准备，尤其是手术前需定位拍片、撤牵引支架的患者。

（2）手术部（室）人员使用交换车将患者提前30min接到手术部（室），危重患者应由医师护送。手术科室应在手术室接患者前完成各项术前准备和相关检查，尤其是术前定位拍片等。

（3）到达病房后，根据手术患者核对单与病房护士共同逐项核对，包括病室、床号、住院号、患者姓名、手术名称、手术间、手术时间、术前医嘱执行情况、X线片、CT片、特殊用药等，双方须签名确认。

（4）检查术前准备是否完善，如术前用药、禁食、血型交叉配合单及备血证、肠道准备、胃管放置、更换衣服、手术同意书签字等。

（5）嘱患者将贵重物品（如首饰、手表、现金、义齿及助听器等）取下，交由家属保管。

（6）患者接到手术部（室）后应戴隔离帽。进入相应手术间后，嘱患者卧于手术台上，必要时床旁守护，防止坠床或其他意外发生。

（7）连台手术，提前30min电话通知有关科室进行术前准备。

（8）手术结束后，将患者带入手术部（室）的一切用物送至苏醒室，并做好交班。

（9）接送全过程注意患者安全。

2）送患者

（1）手术后患者，由手术室卫生员和麻醉医师、手术医师送回病房；对全麻术后未清醒，重大手术后呼吸、循环功能不稳定，危重体弱、高龄、婴幼儿患者实施大手术后，以及其他需要监护的特殊监护患者，术后均送麻醉复苏室或ICU病房。必要时，手术室护士陪同护送。

（2）患者送病房后，麻醉医师应向手术科室的值班人员详细交代患者术中情况、术后（麻醉后）注意事项及输液等情况。

3. 手术室查对制度

1）患者查对制度

（1）手术室护士依据手术通知单到病房接患者，首先到护士站和病房护士查对患者病历：患者姓名、性别、年龄、病案号、诊断、手术名称、手术部位、化验单、药物、医学影像资料等。

（2）接患者之前：手术室护士与病房护士查对；还必须与清醒的患者交谈查对，进行"患者姓名、性别、年龄、手术名称、手术部位"确认。

（3）接入手术室后：晨间接入的患者夜班护士查对，日间接入的患者由护士站值班人员查对，夜间接入的患者由夜班护士查对。

（4）进入手术间之前：巡回护士、洗手护士查对。

（5）进入手术间之后：巡回护士、麻醉医师查对。

（6）麻醉之前：巡回护士、手术医师与麻醉师还必须共同与清醒的患者交谈查对，进行"患者姓名、性别、年龄、手术名称、手术部位"的再次确认。昏迷及神志不清患者应通过"腕带"进行查对。填写《手术患者安全核对表》并签名。

（7）手术者切皮前：由手术室巡回护士，提请施行手术"暂停"程序，由手术者、麻醉医师、巡回护士、患者（清醒的患者）进行四方核对，确认无误后方可手术。

（8）巡回护士应正确填写《手术护理记录单》。

2）输血查对制度

（1）病房护士或急诊护士术前将血样送到血库。

（2）术前巡回护士根据血型化验单与患者本人核对血型，无误后在输液穿刺部位标识。

（3）术中根据麻醉师医嘱取血，巡回护士与血库联系通知取血量并将住院病历首页、血型化验单、血票传送血库。

（4）接到血库取血通知后，巡回护士与血库人员双方核对，无误后双方分别在配血报告单上签字，将血液拿到本手术间。核对内容包括三查八对：血液的有效期、血液的质量、血液的外包装是否完好无损、姓名、床号、住院号、献血号、血型（包括Rh因子）、血量、血液的种类、交叉配血试验的结果。

（5）血液进入手术间后巡回护士应立即与麻醉师再次行三查八对，无误后分别在配发血报告单上双签字，将血液放置在本手术间内备用。

（6）根据麻醉师输血医嘱，巡回护士在输血前再次与患者输液穿刺部位标识的血型和血袋上的血型再次核对，无误后方可输入，并通知麻醉师，在麻醉单上记录输血时间。

（7）输血时注意观察患者的反应。

（8）输血完毕血袋送到血库，保留24h备查。

（9）与病房护士进行血液交接时严格执行交接和查对制度，并做好双签字，同时在手术护理记录单上记录。

3）给药查对制度

（1）遵医嘱用药，严格执行三查八对制度和无菌技术操作原则。

（2）确保输液用具安全，保证输液用具在有效期内、包装完整。

（3）严格落实输注药物配伍管理制度及程序。

（4）药物应用时严格落实签字制度，执行者签名并签执行时间。

（5）根据患者病情、年龄和药物性质，合理调节滴速和输注量，需要控制速度的药物用微量泵注射。

（6）对易发生过敏的药物或特殊用药应密切观察，有过敏、中毒反应立即停药，并报告医师，必要时做好记录、封存及检验。

（7）应用输液泵、微量泵或化疗药物时，密切观察用药效果和不良反应，及时处理，确保安全。

（8）所有打开的液体或抽好的药液必须要有标记，药液宜现用现配。

（9）口头药物医嘱仅在抢救患者时执行，严格落实紧急情况下医嘱执行的规定。

4. 手术患者手术部位标记制度　为了保证正确的手术部位，各手术科室应按以下要求做好手术部位的标记。

（1）标记范围：左右部位、左右肢体、手指（足趾）、左右眼、耳、鼻、腔、左右器官、脊柱平面等需要标记。

（2）标记时间：术前一天。

（3）标记工具：部位标记使用不褪色记号笔，要求手术铺巾后标记仍清晰可见。

（4）标记人员：经管主治医师标记手术部位，患者和家属参与核对，病区护士检查，医疗组成员核对，手术室护士、手术医师、麻醉医师在手术过程中的各个环节核对。

（5）标记形式：在手术部位写"yes"或画"o"，也可写上自己姓名的首字母，如"张思勇"为经管主治医师，则在手术部位标记"ZSY"，要求全院手术科室统一形式。

5. 消毒隔离制度

（1）成立消毒隔离质控小组，定期检查和制定有效预防感染的措施。

（2）布局合理，符合功能流程和洁、污分开的要求，分污染区、清洁区、无菌区，区域间标识明确。

（3）天花板、墙壁、地面无裂隙，表面光滑，有良好的排水系统，便于清洗和消毒。

（4）严格执行《无菌技术操作规范》，防止切口感染及交叉感染的发生。

（5）手术室应设无菌手术间、急诊手术间、感染手术间（感染手术间应靠近手术入口处）。

（6）每一手术间限置一张手术台。

（7）规范无菌包的包扎方法，做到每包都有监测。

（8）手术用器械、物品的清洁和消毒灭菌符合规范要求。

（9）手术器具及物品必须一用一灭菌，能压力蒸气灭菌的应避免使用化学灭菌剂浸泡灭菌。备用刀片、剪刀等器具可采用小包装压力蒸气灭菌。

（10）麻醉用器械应定期清洁、消毒，接触患者的用品应一用一消毒，严格遵守一次性医疗用品的管理规定。

（11）洗手刷应一用一灭菌。

（12）无菌物品分类放置，标签醒目，每日检查，定期消毒，无霉变、过期现象。

（13）医务人员必须严格遵守消毒灭菌制度和无菌技术操作规程。

（14）严格执行清洁卫生、消毒制度。必须湿式清洁，每周固定卫生日。严格执行清洁卫生制度。

（15）严格限制手术室内人员数量。

（16）传染患者手术通知单上应注明感染情况，严格隔离管理。术后器械及物品双消毒，标本按隔离要求处理，手术间严格终末消毒。

（17）接送患者的平车定期消毒，车轮应每次清洁，车上物品保持清洁，接送隔离患者的平车应专车专用，用后严格消毒。

（18）垃圾分类处理，手术废弃物品须置黄色垃圾袋内，封闭运送，进行无害化处理。

6. 手术体位安置制度

1）体位拜访的七项原则

（1）体位固定要牢靠舒适，露切口要邀请，便于手术操作。

（2）保持呼吸道通，呼吸运动不受限制。卧位时，腹部不可受压，以免影响呼吸与循环。

（3）手术床铺的中单要求平整、干燥、柔软。

（4）大血管、神经无挤压，衬垫骨突出处受压部位。

（5）上臂外展不超过90°，以防臂丛神经损伤；下肢约束带勿过紧，以防腓神经麻痹。

（6）四肢如无必要，不可过分牵拉，以防脱位或骨折。

（7）患者体表不可接触金属，以防烧伤。

2）注意事项

（1）巡回护士根据手术通知单及病历记载的内容，与病房护士共同核对手术部位、手术体位，并做好手术部位标识。

（2）认真执行及实施手术安全核查制度，术者、麻醉师及巡回护士必须分别在麻醉前及摆放体位前对病历上记载的手术部位进行核对。

（3）认真执行摆放体位的原则。

（4）术中随时观察患者手术体位的变化，必要时加以局部调整和按摩，以减少强迫体位造成的压疮，但以不影响手术或满足手术需要为标准。

（5）术后检查受压部位有无压疮，送回病房后，与病房护士对患者皮肤进行交接。如有特殊情况记录在手术护理记录单上。

（6）被消毒液浸湿手术床、敷料单应给予衬垫以防皮肤烧伤。

（7）对各种体位垫进行专人管理，每次使用后必须进行清洁、消毒的处理，砂袋必须用敷料包裹后备用。

7. 手术用物清点和管理制度

1）清点范围：任何手术中的任何手术用物均应清点，不仅清点数量，而且检查其完整性。

2）手术前清点、登记

（1）器械护士整理器械台时，应按次序与巡回护士共同清点器械、螺帽、缝针、刀片、纱布、纱垫、纱球、纱条、棉片、电刀头、电刀清洁片、注射器及其针头、束带、皮管、其他特殊耗品等数量，并检查器械的完整性。

（2）清点时，器械护士要大声读出所清点物品的名称、数量，小件物品清点2次。巡回护士应及时记录，清点一项，记录一项，切勿全部清点完毕后再记录。

（3）清点完毕，巡回护士重复一篇，器械护士核对记录的数字，准确后才能使用。

（4）带教实习生、进修生、新职工时，器械护士本人应亲自清点、核对，并承担责任。

（5）进修生单独做洗手护士时，巡回护士负责查对，并负全部责任。

3）术中管理

（1）手术开始，在切开皮肤前，要全面清理污物桶或盆，当器械护士丢弃第一块纱布或纱垫时，一定要确认污物桶或盆内已清空，无纱布等物品，避免清点不清。

（2）手术台上已清点的纱布、纱垫，一律不得剪开使用。

（3）手术台上用过的纱球、纱条、棉片等小敷料应放置于手术台上，不得投入污物桶或盆内。

（4）手术开始后，手术台上的任何物品不能拿出手术间。

（5）术中因手术需要增加任何物品时，器械护士与巡回护士应共同清点、核实、登记。

（6）术中用过的纱布、棉片等按10块计数放入收集袋，然后再投至污物桶或盆内。

（7）器械护士应随时记住体腔内放置的敷料数目，并提醒医师。

（8）手术全程中，器械护士和巡回护士应始终注意观察手术间的情况，防止清点物品的流动，以保证清点的准确性。

（9）不得向地上乱丢纱布、棉垫等。不慎落下时，由巡回护士及时拾起，隔离后置于器械台的下层。

（10）手术缝合针用后应及时别在针板上，不得随意放置。断针要保持其完整性。

（11）术中任何交接班，均应核实、清点、记录。

8. 手术室病理标本管理及交接制度

1）手术室病理标本管理

（1）取下病理标本，术后由洗手护士交给主管医师，没有洗手护士则由巡回护士保管，术后交给主管医师。

（2）病房医师自备病理单。10%甲醛溶液及病理袋由手术室准备。

（3）术中如需送冷冻，由巡回护士在术中冷冻本登记好后送往病理科。

（4）术中病理报告由病理科医师或专管人员送回或取回，结果以病理报告为准。

（5）当日下午由主管人员逐个查对病理标本，病理单、病理登记本、病理袋上的标识是否相符，如有异议和主管医师取得联系。

（6）主管人员核对后在病理登记本上确认并签字及时送至病理科，并和病理科医师核对后在病理本上签字。

（7）不送病理的标本，专设一容器，由专管人员回收后统一处理，特异性感染的标本，取下后立即送出手术室统一处理。

2）手术室病理标本交接制度

（1）行术中冷冻的病理交接：①术者与器械护士、巡回护士共同核对患者，送检病理标本的部位、名称及个数。②巡回护士将病理放入病理袋内，并填写病理袋，注明科室、患者姓名、住院号、部位、手术间，并签全名。③巡回护士填写术中冷冻登记本，由专管人员将病理袋及登记本，一并送病理科交于病理科接受，并在冷冻登记本上签字。④由专管人员接到病理科通知后将术中冷冻结果回报单取回并送入手术间。⑤巡回护士核对好术中冷冻回报单，并让术者亲自过目后，存放病历内保存。

（2）器械护士与术者行术后病理的交接：①术中取下的病理：器械护士负责保管大病理，其他小病理交于巡回护士保管，由巡回护士装病理袋内，填写患者姓名及病理的名称。②手术结束后，巡回护士将术中暂保管的小标本交给器械护士，器械护士核对无误后连同手术台上的大病理一起交给医师，并在手术护理记录单背面注明病理数目，并由医师签字。③交接时注意交清病理的数目、病理袋内的标本。

（3）巡回护士与术者进行病理的交接（用于无器械护士的各科手术）：①术中由术者负责保管病理。②术后巡回护士提示术者送术后病理。③巡回护士与术者交清病理后，在手术护理记录单背面注明术后病理已交接，并且术者签字。

（4）术者接到病理后送检程序：①术者接到护士交给的病理，核对无误后在手术护理记录单上签字。②将病理与术前已填好的病理单，一起送到病理室。③将病理分类装入病理袋，并逐项填写病理袋上的各项内容。④10%甲醛溶液固定病理，将病理、病理单一起放在专用车内。⑤术者填写病理登记本并签字。⑥由手术室专管人员根据病理登记本登记的内容核对当日手术所有病理，无误后送病理科，并双签字。

（5）门诊手术的病理管理：①手术患者需在门诊交全部病理费用，手术当日入手术室前将收据及病理单交巡回护士。②术中巡回护士与术者共同确认患者姓名、病理部位、数目后放入病理袋中保存。③术后术者再次填写病理单中各项目并确认数目。巡回护士填写病理登记统计单，并与术者确认后双签字。④周一与病理专送人员交接后送病理科，程序同住院病理标本管理制度。

9. 手术室卫生消毒制度

1）手术部（室）清洁均采用湿式清扫。

2）每台手术完毕后用含氯消毒液的清洁抹布擦拭手术床及手术间地面。全天手术完毕后用含氯消毒液的清洁抹布彻底擦拭无影灯、手术间壁柜、器械台、手术床、高频电刀等物体表面，并清除污液、敷料和杂物，最后用消毒液清洁地面。

3）每日用含氯消毒液清洁限制区 6 次。

4）手术室拖鞋一用一消毒，鞋柜每周擦拭 1 次。

5）每周用消毒液对手术间的四壁、门窗、刷手池、水池、手术间内各用物及地面进行大清洗。

6）接送患者采用交换车，每天清洗，每周彻底清洗，被服一用一更换。

7）进入限制区的物品、设备，应拆除外包装，擦拭后方可推入。

8）洁净手术部（室）清洁工作应在净化系统运行状态下进行，并定期对净化系统进行维护、清洁、消毒。具体要求如下：

（1）每周清洗回风口、新风口、初级过滤器，每月清洗空调管道系统，定期更换过滤器。

（2）每天提前 30min 开启净化系统（一般不少于该手术间的自净时间）。长时间不用的手术间，除做好回风口等清洁工作外，应提前开机 3h。

（3）洁、污流线分明，避免交叉感染。

9）特殊感染手术，则执行特殊感染手术的管理制度。

10. 特殊感染手术的管理制度

1）特殊感染手术：如气性坏疽，破伤风等。破伤风、气性坏疽是由厌氧杆菌引起的，该类细菌的芽孢对物理灭菌法和化学灭菌法抵抗力强，采用一般方法很难达到灭菌的目的，故对此类细菌感染的手术，必须认真、严格地执行隔离技术。

（1）将此类手术安排在独立、负压手术间内，术前将手术间不必要的家具及用物移出，以免污染。

（2）安排室内和室外两组护士：室外护士向室内传递补充物品，负责备好术后房间处理需用的含氯消毒液，并为室内人员备好术后更换的清洁衣服及鞋。室内人员负责手术配合，术后室内用物与物体表面的处理，手术中途室内人员不能外出。

（3）参加手术人员应穿隔离衣。自身有外伤未愈者，不能参加此类手术。除手术器械外，尽可能使用一次性用物。术中手术组人员管理好手术用物，小心投放医用垃圾，切勿造成地面或其他区域的污染。

（4）禁止参观，一旦整个手术部（室）被污染，必须全面进行消毒处理。

（5）手术后处理

A. 器械处理：手术结束后，器械护士应将所有器械关节打开，用 2 000mg/L 含氯消毒液浸泡于专用容器内 2h，在指定的清洗槽内清洗，连续 3 次高压灭菌，每次做培养，待培养结果阴性后方可使用。

B. 其他手术用物处理：所有一次性用物、一次性敷料装入医用垃圾袋内并封口，外贴"特殊感染垃圾"标识。由专人送焚化炉焚化。

C. 物体表面处理：手术床、家具、墙壁、地面、接送患者的推车等用 2 000mg/L 的含氯消毒液擦拭。

D. 手术间空气处理：术后手术间擦拭后持续净化负压 2h 后空气培养，物品表面采集培养后关闭洁净和负压，O₃ 消毒 2h，此过程每日 1 次，连续 3d 待培养结果阴性后，方可开放使用。

（6）用物放回原处，次日再启用手术间。

2）确认传染性疾病：确认传染性疾病（乙型肝炎、性病、艾滋病、伤寒、痢疾、白喉、结核、化脓性感染等）手术的术后处理。

（1）此类手术应放在单独手术间内进行。

（2）使用一次性物品、一次性敷料及一次性手术单。

（3）凡患者用过的器械，在专用容器内用 2 000mmg/L 含氯消毒液浸泡 1h 后用清水刷洗，再进入常规清洗流程，烘干后高压灭菌。

（4）凡使用的一次性物品、一次性敷料及一次性手术单应放入双层黄色医用垃圾袋内并密封，然后由专人送焚化炉焚化。

（5）手术间内手术床、家具等物品用 200mg/L 含氯消毒液擦洗，地面用 2 000mg/L 含氯消毒液擦拭。

三、医护人员自身安全管理制度

1. 医护人员自身防护管理制度

（1）器械护士在传递手术刀、缝线等锐器时，应采用无接触技术，避免发生割、刺伤。

（2）正确安装、拆卸手术刀片，用过的手术刀片、缝针、注射器针头等废弃的锐器应放入锐器收集盒内。

（3）对已确诊的传染性疾病，术前在手术间门口醒目处挂上标识牌，以提示医护人员注意防护。进行手术时，戴双层手套、鞋套、防护眼罩或面罩等。

（4）使用过的注射器针头，不得回套针帽，以防刺伤。必须回套时，应实施单手法。不可用手直接折断或扭弯针头。操作后，锐器等物品由操作者自己独立处理，防止伤及他人。

（5）一旦发生暴露（刺、割伤），应立即处理伤口：挤出血液，用清水或生理盐水反复冲洗，并用75% 酒精消毒，同时按医院报告流程做好相应的诊断、治疗和登记上报工作。

（6）操作前、后按规定洗手。

（7）安全、有效地处理污物。

（8）提倡用简易呼吸囊，尽量避免口对口人工呼吸。

（9）当接触化学制剂时，应戴好口罩、帽子及防护手套，避免直接接触。

（10）术中在放射线下操作时，医护人员应佩戴防护用品，如铅衣、铅围脖、铅手套、铅眼镜等。妊娠期护士不得配合此类手术，其他工作人员尽量减少接触。

（11）长时间站立时，须穿好弹力袜，防止大隐静脉曲张。

2. 医疗废物管理制度

1）遵守卫生部相关管理制度：严格按照卫生部《医疗废物管理条例》及有关配套规章、文件的规定，切实做好医疗废物的分类收集和暂时储存等工作，并将医疗废物交社会医疗废物垃圾场集中处置。

2）包装物：将医疗废物分置于符合《医疗废物专用包装物、容器的标准和警示标识的规定》的包装物或容器内。

3）医疗废物分类收集

（1）一般感染性废物，放入黄色垃圾袋中。

（2）一次性塑料医疗废物，放入单独的黄色垃圾袋中。

（3）器械放入锐器盒中。

（4）感染性废物、病理性废物、损伤性废物、物性废物及化学性废物不能混合收集。少量的药物性废物可以混入感染性废物，但应当在标签上注明。

（5）废弃的麻醉、精神、放射性、毒性等药品及其相关的废物的管理，依照有关法律、行政法规和国家有关规定、标准执行。

（6）化学性废物中批量的废化学试剂、废消毒剂应当交由专门机构处置。

（7）批量的含有汞的体温计、血压计等医疗器具报废时，应当交由专门机构处置。

（8）医疗废物中病原体的培养基、标本和菌种、毒种保存液等高危险废物，应当首先在产生地点进行压力蒸气灭菌或化学消毒处理，然后按感染性废物收集处理。

（9）隔离的传染病患者或疑似传染病患者产生的具有传染性的排泄物，应当按照国家规定严格消毒，达到国家规定的排放标准后方可排入污水处理系统。

（10）隔离的传染病患者或疑似传染病患者产生的医疗废物应当使用双层包装袋，并及时密封。

（11）放入包装袋或容器内的感染性废物、病理性废物、损伤性废物不能取出。

（12）盛装医疗废物达到包装袋或容器的 3/4 时，应由科室保洁员及时更换，并将装满的垃圾袋封口。

4）回收、运送

（1）一般感染性废物及病理性废物由焚烧中心人员回收、运送。

（2）利器由供应室派专人回收、运送。

（3）运送人员每天从医疗废物产生地点将分类包装的医疗废物按照规定的时间和路线运送至内部指定的暂时储存地点。

（4）运送人员在运送医疗废物前，应当检查包装袋或容器的标识、标签及封口是否符合要求，不得将不符合要求的医疗废物运送至暂时储存地点。

（5）运送人员在运送医疗废物时，应当防止造成包装袋或容器破损和医疗废物的流失、泄漏和扩散，并防止医疗废物直接接触身体。

（6）运送医疗废物应当使用防渗漏、防遗撒、无锐剩边角、易于装卸和清洁的专用运送工具。

（7）每次运送工作结束后，应当对运送工具及时进行清洁、消毒。

（8）科室建立医疗废物交接登记本，登记内容应当包括种类、袋数，登记种类包括一般感染性废物、一次性塑料医疗废物及锐器盒，由运送人员、科室保洁员及护士签名，登记资料至少保存3年。

（9）回收、运送人员必须做好个人防护。

四、物品安全管理制度

1. 手术器械管理制度

1）器械管理

（1）手术室内设置专职或兼职人员负责器械管理工作。

（2）手术器械由手术室根据手术需求负责申领，专科特殊器械由手术专科提出，在综合手术专科医师和护士意见后申购。

（3）器械管理建账立册，详细登记器械的入库情况、取用情况。建立手术器械专柜和各专科器械手术管理分册，及时了解专科器械使用情况。

（4）手术室内使用医院设备部门购进的手术器械，禁止手术医师擅自携带手术器械在手术室使用。

（5）未进入医院采购流程的器械试用，必须按照医院试用流程办理相关手续。任何人不得擅自试用手术器械。

（6）手术器械原则上不外借，如需外借，必须持有器械外借申请单获得医院医教部批准，通过科室负责人同意后方可外借，凭借条借出与收回。

（7）每年1次清理手术室所有器械包账目，建立文档记录。

2）器械使用制度

（1）手术器械根据手术需要配置常规器械包和专科手术器械包。器械包内设置器械清点卡，内有器械包名称、器械种类及数量、消毒指示卡等。

（2）手术器械包根据手术方式的改变定期进行增减，保证器械充分有效地使用。

（3）器械使用前检查器械外观是否完整，功能是否正常，并核对器械的数量并填写相关记录。

（4）器械使用过程中，不可用精细器械夹持粗厚物品，注意轻取轻放、不可投掷或相互碰撞，保护器械的尖端和利刃。

（5）禁止暴力使用器械，避免对器械不可修复的损害，如用持针器拧断钢丝等。

（6）器械使用后及时擦拭血迹、污迹。

（7）惊喜器械与其他器械分别放置，避免受挤压、碰撞。

（8）定期对器械进行集中保养，保证性能良好。注意惊喜器械用专业油保养。

（9）器械使用过程中一旦发生损坏，应及时汇报科室负责人并申请补充，以免影响手术开展。

（10）器械使用环节注意双人交接，一旦发生遗失，由当事人承担相应的责任。

3）外来器械管理制度

（1）外来器械必须经过医院批准及具有设备部门与医院医务部开具的证明，于手术室备案登记。

（2）外来器械使用前，技术人员对手术医师、护士进行专业培训，以便其熟练掌握器械的操作方法与性能。

（3）外来器械最好能相对固定在医院。如不能固定在医院，需提前一日到手术器械消毒部门完成清洗、灭菌。

（4）手术室接收来自手术器械消毒部门灭菌后的外来器械。

（5）紧急使用的外来器械提前通知手术器械消毒部门做好应急准备。

4）器械报废制度

（1）器械报废原则：手术器械在外观上、功能上存在损害，不能满足手术需要。

（2）手术室专人负责器械报废工作，负责对拟报废器械经过再次检查、确认。

（3）建立器械报废登记单，登记确认后的报废器械信息，即种类和数量。

（4）集中收集报废器械，定期上交医院指定部门，并登记备查。

（5）任何人不得私自拿走任何报废器械。

2. 一次性医疗物品的管理制度 随着科学技术突飞猛进的发展，目前临床医疗工作中一次性医用物品已广泛应用。其具有使用方便，减轻医务人员的劳动强度，提高工作效率等优点。加强一次性医用无菌物品的管理和使用是医院感染管理的一项重要内容。

（1）按照医疗卫生管理法律、法规及医院关于一次性医用物品的采购程序进行其采购、验收、储存、发货、使用和回收处理全过程。

（2）手术室内建立医用耗材管理账目，有专人负责一次性医用物品的验收、储存、发货、清点等工作。

（3）各类一次性医用物品分类放置，并固定拜访。

（4）一次性物品在使用过程中发现任何异常，使用者及时反馈到科室负责人处，进行相应的应急管理。

（5）未进入医院采购流程的一次性医用物品的试用，必须按照医院试用流程办理相关手续。任何人不得擅自试用一次性医用物品。

（6）手术室内一次性医用物品原则上不外借，如需借出，必须持有一次性医用物品外借申请单。

3. 手术医疗仪器设备管理制度 医疗设备的性能、质量的好坏与医院医疗工作的质量、效率和安全息息相关。维持设备的技术状态稳定，使其能够安全、有效地完成其所承担的医疗任务。

1）入库管理

（1）手术室内设置专职或兼职人员负责仪器管理工作，建立资产入账登记。

（2）医疗仪器由仪器使用的专科提出，设备采购部门综合评估后申购。

（3）设备到货后由医院设备部门与仪器厂家共同验货，并通知手术室负责收货。

（4）仪器厂家将设备安装调试后，仪器使用专科与手术室共同接受仪器，并粘贴仪器设备固定资产编号。

（5）手术室内进行管理建账立册，详细登记仪器的入库情况。

（6）手术室妥善保存新仪器的相关资料，如说明书、操作手册、维修手册等。

2）使用管理

（1）新仪器使用前必须进行操作培训，公司技术人员负责培训仪器的性能特点、操作流程及注意事项。

（2）新仪器设备必须张贴或悬挂清晰明确的操作流程和应急电话。

（3）医疗仪器设备均建立使用登记本，由使用人员记录运转的情况。

（4）仪器使用管理做到"四定四防"："四定"指定人管理、定点存放、定期检查和定期维护；"四防"指防尘、防潮、防蚀和防盗。

（5）仪器日常使用由手术室专业组护士负责管理，仪器设备使用后仪器处于备用状态。

（6）医疗仪器原则不外借，如需借出，必须持有仪器外借申请单获得医院医教部批准，通过科室负责人同意后方可外借。凭借条借出与收回。

（7）不定期开展仪器设备使用培训，以便每个人都能熟悉一起的使用方法。

3）维护保养

（1）医疗仪器设备均建立使用维修保养登记本，由使用人员记录维修保养的情况。

（2）仪器设备的日常维护检查由医院内部技术人员负责。

（3）仪器设备厂家的工程技术维修人员根据维护约定定期做维护保养并记录。

（4）维护保养人员及时向手术室反馈仪器设备使用中的注意事项。

4）报废管理

（1）医疗仪器报废原则：医疗仪器在功能上存在损害，不能满足手术需要。

（2）手术室负责人根据医疗仪器的实际状态，填报报废申请，由仪器设备维修部门评估后决定报废。

（3）仪器设备维修部门通知人员从手术室移走报废仪器，并填写医院仪器报废登记单。手术室内记录相关资料。

（4）任何人不得私自拿走任何报废仪器设备。

（周颖春）

第三章

麻醉复苏室护理管理

麻醉复苏室作为麻醉科的重要组成部分，在麻醉科的发展壮大中起着至关重要的作用。作为麻醉复苏室，要实现医疗活动的良性运转，就必须拥有健全的制度和完善的流程。

第一节 麻醉复苏室管理制度

管理制度是指为实现管理目标，组织对内部或外部资源进行分配调整，所采取的对组织架构、功能、目的的明确和界定。具有指导性与约束性，鞭策性与激励性，规范性与程序性。建立麻醉复苏室管理制度，可使医务人员在正确规程内进行医疗活动，加强麻醉复苏室的护理管理质量。现结合麻醉复苏室工作的特点，将相关的管理制度整理如下：

一、麻醉复苏室日常管理制度

（1）麻醉复苏室在麻醉科领导下，由麻醉科主任和护士长共同主持日常工作，人员组成包括医生、护士、支助人员、卫生员等。

（2）麻醉复苏室的工作人员应着复苏室专用工作服，戴圆帽及外科口罩，穿专用防护拖鞋上班。凡是外来人员进入麻醉复苏室必须戴口罩帽子，穿手术衣或隔离衣，更换拖鞋或穿鞋套，并行手卫生消毒。

（3）每日监测温湿度，维持室温 22～24℃，湿度 50%～70%，噪音强度 35～40dB 为宜。

（4）每床配备心电监护、吸氧装置、呼吸机、负压吸引装置等，并处于功能状态。

（5）做好患者病情监测，包括心电图、血氧饱和度、心率、血压、呼吸、脉搏、出入量等，必要时行血气分析，正确记录。

（6）患者转出麻醉复苏室应达到以下标准：全麻者神智转为清楚，呼吸道通畅，肌力恢复正常，循环功能稳定，无手术并发症。

二、转出制度

（一）患者离开麻醉复苏室的标准

1. 中枢神经系统 神志清楚，定向能力恢复，能完成指令性动作。肌张力恢复正常，抬头能维持 5～10 秒。

2. 呼吸系统 能自行保持呼吸道通畅，吞咽及咳嗽反射恢复，通气功能正常。呼吸频率 12～20 次/min。根据病情需要行血气分析检查，并且结果正常：血气分析显示 pH 7.35～7.45，$PaCO_2$ 35～45mmHg（4.66～5.99kPa），PaO_2 >80mmHg（10.64kPa），SaO_2 >95%。

3. 运动系统 肌张力恢复，可达 4～5 级。

4. 循环系统 血压、心率改变不超过术前静息值20%，且稳定维持30分钟以上，心电图正常，无明显的心率失常。

5. 无手术并发症　如呼吸道水肿、活动性出血、神经损伤、气胸、恶心呕吐等。

6. Steward 评分　大于 4 分。

（二）患者的转出

必须由麻醉复苏室医生判断并下达医嘱。

（1）护士根据转科医嘱对患者进行评估并做各项护理准备，通知家属和接收科室。

（2）患者出室前，应完善相关记录。

（3）转科时必须由一名医师和一名护士陪同，携带转运交接班本、病历及相关转运工具（如氧气装置、便携式血氧饱和度仪、呼吸囊、急救药品、急救物品等）进行转运。

（4）患者转运过程中必须保证输液通畅，妥善固定各类管道，严密观察生命体征。

（5）到达患者原科室后，认真与原科室的主管医生、护士进行床头交接。交班的项目应包括患者姓名、年龄、性别、住院号、手术的名称方式、手术持续的时间、麻醉复苏的时间、出入量、管道及患者物品等。

（6）若途中患者突发病情变化，医务人员要沉着冷静，准确地判断病情，就近到相关科室进行抢救，稳定家属及患者情绪。

三、访视制度

（1）术前一日必须对拟行全麻手术的患者进行访视。

（2）访视前护士要查阅患者的病历，了解患者的病情、拟行手术名称、既往史、过敏史、特殊情况及心理状况。

（3）护士在访视时应对患者做自我介绍，告知患者访视的目的，介绍麻醉复苏室的环境，患者在复苏室的复苏流程以及转出复苏室的条件，必要时进行心理疏导和护理。

（4）访视过程中了解的与患者治疗无关的隐私，应注意保护，不得向他人泄露。

（5）护士在进行访视时，必须正规着装，佩戴胸牌，使用文明礼貌用语，态度热情，整个访视过程应体现人文关怀，对于患者提出的问题耐心解答并做好访视记录。

四、核对制度

1）交接患者时，由麻醉复苏室护士和病房护士共同核对，核对信息包括患者床号、姓名、性别、年龄、住院号、诊断、手术名称、手术方式、输入药液，以及影像资料等。

2）责任护士写好床头卡后，经双人核对无误才能挂于患者床头。

3）医生下达的医嘱需经双人核对无误后方可执行，对于有疑问的医嘱必须向开具医嘱的医生问清无误后方可执行。

4）给药前应查看患者有无过敏史，并检查药品的名称、剂量、浓度、有效期、质量等，如有变质、浑浊、絮状物等不得使用。

5）输注血制品必须经双人"三查十对"无误后方可执行

（1）三查：查血液有效期、血袋包装是否完好、血液质量。

（2）十对：核对患者床号、姓名、性别、年龄、住院号、血袋号、血型、交叉配血试验结果、血液种类、血量。

（3）使用物品时，应检查包装是否完好及是否在有效期内。

（4）所有查对应一次性完成不得中断，一旦中断必须重新核对。

（5）所有的核对必须是由取得中华人民共和国护士执业证书并经过注册、通过培训的护士完成。

五、交接班制度

（1）值班人员必须坚守岗位，履行职责，保证各项治疗、护理工作准确及时进行。

（2）每班必须按时交班，接班者提前 10min 到病区，在接班者未到岗完成交接之前，交班者不得离开。

（3）当班人员应该在下班前完成本班工作、清理环境，并为接班者做好准备，保证药品物品充足。

（4）接班者应该着装规范，提前到岗，做好病房毒麻药品、仪器、物品及急救车的清点，填写交接班登记本。

（5）交班过程中，如发现患者病情、治疗或病区物品、药品等不符时，应立即查问。接班时发现的问题由交班者负责，接班后发生的问题由接班者负责。

交接班的要求：

（1）集体大交班：所有参加交班的人员要准时到场，着装符合规范，认真聆听，交班结束前不得离开。交班内容讲述清晰，主次分明，重点突出，护士长要做总结性发言。

（2）个别交接班：坚持床旁交接，做到交班清楚，接班仔细。

（3）认真执行"八不交接"：接班人员衣着穿戴不整齐不交接；医嘱未处理不交接；患者抢救时不交接；物品数目不清楚不交接；床边处置未做好不交接；清洁卫生未处理好不交接；未为下班工作做好用物准备不交接；各种记录未完成不交接。

六、医嘱制度

（1）只有取得中华人民共和国护士执业证书并经过注册、通过培训的护士才能单独执行医嘱。

（2）开医嘱的医生必须是有医师执照并通过注册的本院医生。对于进修生、研究生、实习生等所开的医嘱必须经过带教老师签字方可执行。

（3）麻醉复苏室护士原则上只执行本科室医生的医嘱，抢救时可例外。

（4）医生开具医嘱后，经双人核对无误后方可执行。

（5）护士必须准确执行医生下达的医嘱，对于有疑问的医嘱应向开具医嘱的医生问清，不得拖延和随意更改医嘱。

（6）原则上护士不执行口头医嘱，只有在抢救或突发紧急状况时方可执行口头医嘱。

（7）医生下达口头医嘱，护士将医嘱内容复述一遍，确认无误后方可执行，保留使用过的安瓿和物品，以便核对，抢救结束6h内完成医嘱的补记，护士核对后签字。

（8）护士执行完非口头医嘱后应立即签名，不得在执行前签名或代签名。

（9）所有执行的医嘱都必须在麻醉记录单上有体现。

七、抢救制度

（1）麻醉复苏室内有常见的急危重症的抢救流程。

（2）麻醉复苏室内必须备有齐全完好的抢救器材、仪器、药品等，各项物品做到四定（定品种数量、定点放置、定专人管理、定期维修），三及时（及时检查、及时消毒灭菌、及时补充）。

（3）急救车上物品放置有序，药品编号清楚、数目相符、在有效期内，护士熟知急救车物品和药品的排列次序。

（4）麻醉复苏室护士必须熟练掌握抢救知识，熟悉抢救仪器、药品的作用功能和使用方法。

（5）参加抢救的人员必须明确分工、听从指挥、密切配合、坚守岗位、严格执行有关规章制度。

（6）严格执行查对制度，口头医嘱要经复述核实后才能执行，所有口头医嘱应登记在"急救医嘱记录本"上。

（7）严密观察病情变化，详细、客观、准确地书写抢救护理记录，如因抢救不能及时书写的抢救记录必须在6h内完成，并注明补记的时间。

（8）所有药品的空安瓿须经双人核对无误后才能丢弃。

（9）患者离开后，做好抢救的终末处理与消毒，物品及药品用后及时补充。

八、文件书写管理制度

（1）书写麻醉护理记录单的人员必须是取得护士执业证书并经过注册、通过培训的麻醉复苏室护士。若进修人员书写，必须是在带教老师的指导下完成，并由带教老师签字。

（2）麻醉记录单书写应做到客观、真实、准确、及时、完整。

（3）应使用蓝黑墨水笔书写，字迹端正，书写错误时采取《医疗文件书写规范》中的要求修改，不得用刮、粘、涂等方法掩盖或去除错误的字迹。

（4）患者转出前，护理文件应由另一名高年资的护士检查。

（5）若使用电子病历，打印的麻醉记录单应使用统一的纸张、字体、字号及排版格式，打印后需经护士审核签字后方视为有效。

九、物品管理制度

（1）科室物品应建立账目、定人保管、定期检查、班班交接，接班者发现物品与账目不相符及时追查，做到账物相符，护士长负责督导完成。

（2）麻醉复苏室贵重物品、抢救物品有固定的存放地点，每班清点登记。使用后应及时清洁、补充、监测、消毒，处理完毕后还原至固定位置。一般不得外借，如遇特殊情况须经科主任、护士长同意后方可借出。

（3）无菌物品与其他物品分开，并应按照分类及有效期前后进行存放，物品存放应距地面 20～25cm，距墙壁 5～10cm，距天花板 50cm。

（4）科室对于一次性物品的领取，应做到有计划、有安排。每批次的一次性物品需要登记批号、有效期、失效期。

（5）一次性使用的无菌物品严禁重复使用，不小于 100 元的高值耗材及内置物品使用后科室应有登记。物品使用前必须检查包装是否完整、有无潮湿、是否在有效期内，如有包装破损、霉变、有污渍等不得使用。

（6）由专人负责定期整理库房，查看物品有效期，清点并登记需补充的物品，保存领物清单。

（7）非一次性物品使用后应清洁、消毒，必要时灭菌备用。

（8）科内所有的物品都应建立基数管理，护士长每月抽查，每季度清点一次。

十、药品管理制度

1）麻醉复苏室内使用的药品必须是药库领取的，并仅供住院患者按医嘱使用。

2）科室建立药品管理登记本，定基数、设专人管理。

3）每周清点检查一次，如发现有沉淀、变色、过期、标签模糊时，立即停止使用并报备药房处理，做好登记。

4）药品应根据种类与性质分类定点放置，标签清楚

（1）高危药品：按照《高危药品管理规范》的要求进行分类存放，专柜保存，标识醒目。

（2）精神类药品：专人负责，专柜加锁保管，每班交接进行清点。

（3）毒麻药品：①定基数。②安置于保险柜内，设双锁管理，钥匙由医生和护士分别保管，需要使用时必须经双人核对、开锁方可取药。③使用后保留空安瓿，由医生开专用处方后凭空安瓿向药房领回。④麻醉药品注射如有残余量，须在药房老师的监督下销毁，并有记录。⑤使用有登记，每班清点有签名，护士长每周抽查一次。

（4）冰箱内药品：①将需要冷藏的药品（如冰干血浆、清蛋白、胰岛素等）放在冰箱内，并保持冰箱温度在 2～8℃。并建立冰箱温度登记本，每日监测温度大于等于 2 次。②药品避免与冰箱内壁接触。③开启后的药品应参照药学专业资料或药品说明书上的使用期限，并在药品包装上注明患者姓名、住院号、开启时间、药品开启后的保存时间及有效期。④如冰箱温度超出药品保存所需的温度范围，使用部门应通知药学部相关人员到场检验，确定药品能否继续使用，同时报告总务部维修冰箱，在冰箱恢复正常状态以前，需冰箱保存的药品移至药学部冰箱暂时保管。

（5）外用药：应单独放置，并根据药物的保存性质存放。

（6）其他：如化疗药物、放射性药物等，应定点分开放置，并有明显标识。

5）急救车内的药品定专人管理，定数量并按规定地点和顺序放置，有物品摆放平面图，班班交接，使用后及时补充，科室护士长每周抽查并签名。

6）特殊及贵重药品应注明患者姓名及住院号，患者转出时一并带出，并与对方科室护士进行交接，并记录于交接班本上。

7）科室应定期组织人员学习药品相关知识，掌握科室常用药物的适应证、禁忌证及用药后的观察项目。对于患者出现的不良反应能够及时发现并且配合医生给予处理。

十一、仪器管理制度

1）仪器管理严格执行"五定"原则，即定数量品种、定点安置、定专人管理、定期消毒灭菌、定期检查维修。

2）护士长指定专人负责管理，将科室各类仪器设备进行编号，制定操作及维护保养流程，并在每台仪器设备上挂标识牌。

（1）一级保养：由使用人或者责任人负责，进行仪器表面的清洁，每天进行一次。

（2）二级保养：由使用人或者责任人按计划进行，主要是检查有无异常，每月进行一次。

（3）三级保养：是一种预防性的修理，主要是由医院的医学工程科或厂家进行的内部清洁、按需更换配件等，每年进行一次。

3）按要求进行仪器设备的日常消毒、保养和维护，做好"防寒、防热、防潮、防尘、防火"等工作，每天填写仪器使用及维护保养登记本。如出现故障，悬挂"仪器故障"标识牌，及时与维修人员联系维修，并记录维修情况。

4）精密、贵重仪器应建立严格的交接班制度，严防丢失或损坏，恶意损坏者照价赔偿。

5）贵重及抢救仪器与设备原则上不外借使用，特殊情况需经科主任同意并签字借出。借出与归还时需双方当场确认仪器是否性能正常。

6）仪器使用者必须经过技术培训并考核合格，在使用过程中必须严格按照操作流程进行。

十二、不良事件上报登记制度

护理不良事件是指与常规的治疗护理所产生的预期结果不相符合的非正常事件。对所有发生在医院内的护理不良事件均应及时填写护理不良事件报告表并汇报。护理不良事件包括：给药错误、饮食错误、术前准备错误、辅助检查错误、针刺伤、护理投诉、护理事故、压疮、烫伤、坠床/跌倒、药物外渗、管道滑脱等。可分为一般护理事件、严重护理事件和护理事故。

1）发生护理不良事件后，当事人要立即向护士长和当班医生汇报，本着患者第一的原则，迅速采取补救措施，尽量避免和减轻对患者健康的损害，或将损害降低到最低限度。

2）不得缓报、迟报发生的护理安全事件，上报时间、途径及处理如下

（1）发生一般护理不良事件，当事人必须立即报告护士长，护士长了解情况后填写护理不良事件报告表，于一周内上报到护理部，并在一个月内召开病区护理不良事件讨论会，提出整改措施。

（2）发生严重护理不良事件，当事人必须立即报告护士长，护士长了解情况后填写护理不良事件报告表，在24h内口头及书面报告护理部，3天内召开科室护理不良事件分析会，提出整改措施。

（3）发生重大护理事故争议的，必须立即通过口头及书面的形式，报告护理部及医务科，并逐级上报至分管院长。

3）发生护理不良事件后，积极采取挽救措施，尽量减少或消除不良后果。有关记录、标本、化验结果及相关药品、器械均应妥善保管，不得擅自涂改、销毁，以备鉴定。

4）做好患者及家属的安抚工作，减轻患者及家属的不满情绪。

5）建立护理不良事件登记本，记录本科室发生的不良事件。建立非惩罚性护理不良事件报告制度，并鼓励积极上报。未按上述程序处置，隐匿不报，一经查实，将追究护士长和当事人的责任。

十三、感染控制制度

1）工作人员入室时，须穿着清洁工作服、戴口罩、帽子，更换拖鞋。

2）麻醉复苏室内的温度应控制在 22~24℃，湿度控制在 50%~60%，每日检查并记录 2 次。

3）严格落实手卫生

（1）遵循"三前四后"洗手指征：三前：接触患者前、清洁无菌操作前、处理药物或配餐前。四后：接触患者后、接触患者周围环境或物品后、接触血液或体液污染后、摘除手套后。

（2）科室应定期组织手卫生相关知识的培训及考核，七步洗手法合格率 100%。

（3）科室应配备一次性袋装皂液、流动水、速干手消毒剂、干手设施、非手触式水龙头。洗手池每日清洗，并用 500mg/L 含氯消毒剂进行消毒。

（4）科室的治疗车上应配备速干手消毒剂，手消毒剂选择应符合国家相关规定，皮肤刺激性小，有较好的护肤功能。

4）落实标准预防，凡在操作时可能有血液、体液溅出，操作者要戴护目镜和橡胶手套。

5）无菌物品按有效期先后单独放置。严格遵守《一次性物品使用原则》，做到一人一用，禁止一次性物品重复使用。

6）按照《医院消毒技术规范》《医院隔离技术规范》的要求，落实病区物表的日常消毒

（1）墙面、门窗用 500mg/L 含氯消毒剂擦拭大于等于 1 次/d，地面湿式拖法大于等于 2 次/d。

（2）操作台、护士站、转运床用 500mg/L 含氯消毒剂擦拭大于等于 2 次/d。

（3）医疗仪器如监护仪、输液泵等，用 500mg/L 含氯消毒剂擦拭外壳、按钮≥2 次/日。电脑键盘、鼠标、仪器屏幕、电话用 75% 酒精擦拭大于等于 2 次/d。

（4）呼吸囊使用后送中心供应室进行高水平消毒。建议使用一次性喉镜片及插管导丝，镜柄使用后用 75% 酒精进行擦拭、消毒。

（5）氧气枕使用后用含季铵盐的消毒纸巾擦拭后备用。

（6）约束带定期清洗，被血液、体液污染后应立即用 500mg/L 有效氯溶液浸泡 30min 后再用清水冲洗，晾干备用。

（7）预防针刺伤，不可用手直接取下污染针头。使用后的针头、刀片等锐器应直接放于锐器盒中。锐器盒在科内储存的时间在 48h 以内。

（8）医疗垃圾分类管理，不可混放。

（9）护理接触隔离患者，严格执行消毒隔离原则，避免交叉感染。

（10）严格落实消毒监测，每月进行呼吸机物表及相关配件的微生物监测一次；每季度进行物表、空气菌落和消毒液培养监测一次。检测结果不达标应分析原因，提出整改措施。

十四、培训制度

1）科室通过竞聘选取带教老师一名，负责科室带教相关工作。

2）所有护士在上岗前必须有岗前培训，岗前培训的内容应涵盖：医院概况、法律法规、职责制度、感染控制、职业防护，文明礼貌用语及礼仪等。

3）科室必须有详细的培训计划，培训计划分层进行，必须做到有计划、有落实、有监督、有反馈，护士长负责督促完成

（1）初级护士：①护理管理制度、服务规范及行业标准。②职业道德、法律法规。③护理新业务、新技术、新进展。④专科理论及操作技能。⑤护理教育理论、公共英语和专业英语、计算机运用。

（2）中级护士：①护理管理制度、服务规范及行业标准。②职业道德、法律法规。③护理新业务、新技术、新进展。④专科理论及操作技能。⑤护理管理基本理论和基本知识。⑥护理科研与论文写作。

（3）高级护士：①护理管理制度、服务规范及行业标准。②护理质量控制标准。③职业道德、法律法规。④护理新业务、新技术、新进展。⑤专科理论及操作技能。⑥护理管理基本理论和基本知识。

⑦护理科研与论文写作。

4）每月完成疑难病例讨论1次，应急预案的演练、护理查房1～2次，业务学习2～4次。

5）科室每半年进行一次临床技术及理论的考核，考核结果与绩效挂钩。

6）所有护理人员均要利用业余时间参与各种形式的继续教育培训。每年修满25分继续教育学分，并达到其Ⅰ类学分5～10学分，Ⅱ类学分达到15～20学分的要求。

十五、工作人员管理制度

（1）凡在麻醉复苏室从事临床护理的工作人员必须是取得中华人民共和国护士执业证书，并按规定注册的护理专业人员。

（2）本科室人员应自觉遵守《中华人民共和国护士管理办法》的有关规定，遵守职业道德和医疗护理工作的章程，执行医院的各项规章制度，言行举止符合护士的行为准则。

（3）麻醉复苏室医务人员在独立进行工作前，必须通过麻醉复苏专业知识的专科培训及考核。

（4）工作人员应服从岗位安排，认真履行岗位职责，严守各项护理操作规程，密切观察病情，准确及时落实各项治疗和护理工作，保证护理安全。

（5）值班时严格遵守值班管理规定，上班期间不得干私事、打私人电话、看与专科无关的书籍。

（6）严格遵守请假管理规定，有事须先请假，经批准后方可离开，未经护士长同意不得擅自换班、私自找人顶班。休假期间离开本市的必须填写员工请假单并到科室备案。

（周颖春）

第二节　麻醉复苏室工作管理流程

流程指为实现某些结果，以确定的方式发生或进行的一系列活动，即以可重复的步骤达到预期的目的。美国著名管理学家和咨询专家迈克尔·哈默博士认为，流程是指一组共同为顾客创造价值而又相互关联的活动，具有目标性、整体性、层次性、逻辑性、动态性五大特点。

工作流程是指工作事项的活动流向顺序，它包括实际工作过的工作环节、步骤和程序。

流程管理是一种以规范化的构造端到端的卓越业务流程为中心，以持续地提高组织业务绩效为目的的系统化方法。它应该是一个操作性的定位描述，指的是流程分析、流程定义与重定义、资源分配、时间安排、流程质量与效率测评、流程优化等。流程管理的核心是流程，流程管理的本质就是构造卓越的业务流程。流程管理可以包含以下3个层面：规范流程、优化流程、再造流程。

流程管理早已在西方国家得到广泛应用，特别是在美国。仅1995年美国就有144所医院实施流程管理，美国宾夕法尼亚州的Beaver医学中心，成功地在医院管理领域中应用了流程管理，并取得了良好的效益。

目前，我国学者也开始注重对医院管理流程的研究，开始通过流程管理提高医疗护理服务的效率和品质，避免医疗资源浪费，实现"以患者为中心"的医院管理模式。

麻醉复苏室护理主要是在麻醉医生的指导下对手术后患者进行各项监护、观察、医嘱处理等工作。患者手术后，由于麻醉、手术、基础疾病等原因，必须到复苏室进行复苏时，要由手术室送至复苏室复苏，之后再转回原病房或综合ICU，之中要经过两次交接，如果没有严格规范的交接流程，则极易出现护理不良事件和纠纷。2011年发布的《三级综合医院评审标准实施细则》中也明确指出麻醉复苏室应具备麻醉复苏患者的转入、转出标准与流程。

一、接收患者前准备工作

由于麻醉复苏室的护士没有参与患者手术，对患者的基本情况并不十分了解，若没有按照规范的入室护理流程进行，可能出现术后患者管理上的漏洞，甚至导致护士盲目观察病情、治疗及护理，最终出现差错、事故等。为了确保患者安全，麻醉复苏室应制定交接流程、规范交接程序、明确要交接的内容，以提高交接班的质量，保证患者安全。

（一）接收患者前需获取的信息

患者手术完成，进入麻醉复苏室前，应由术中的麻醉师提前通知麻醉复苏室，并告知患者基本情况。

（1）基本信息：姓名、性别、年龄、体重、诊断、既往史摘要、服药史、过敏史、术前生命体征变化。

（2）手术情况：手术名称、手术方法、术中的相关问题，如止血是否完善、引流管的处理、体位受限等。

（3）围手术期用药情况：术前用药、麻醉诱导期和维持用药、抗生素、麻醉性镇痛药、肌松药、拮抗药、血管活性药、支气管扩张药等。

（4）围手术期麻醉过程：重点交接可能影响患者术后早期恢复的问题，如不正常的生化指标、静脉穿刺困难、气管插管困难、术中血流动力学不稳定、心电图有异常变化等。

（5）术中出入量：输液、输血的种类和量，尿量及术中出血量等。

（6）各种导管情况：如外周动静脉穿刺导管、中心静脉导管、气管导管，导尿管、胸腔或腹腔引流管、胃肠减压管等。

（7）预计手术麻醉后可能发生的并发症。

（8）患者物品：患者的病历、胸片、CT片及随身携带的物品等。

（9）特殊项目：如耳聋、性格改变或语言障碍等。

（二）仪器设备的准备

1. 呼吸机

（1）连接电源，安装合适的呼吸机管道（新生儿、儿童、成人）。

（2）开机，设置呼吸机模式及参数。在呼吸机参数的调节方面，2014年《小儿麻醉气道和呼吸管理指南》中指出：小儿呼吸机参数调节为潮气量 $10\sim15mL/kg$；呼吸频率一般调整至 $20\sim25$ 次/min，吸呼时间比值为 $1.0:1.5$，新生儿可调至 $1:1$；吸入氧浓度（FiO_2）应根据患儿不同病情调节，一般主张 $FiO_2\,0.8\sim1.0$ 时不超过6h，$FiO_2\,0.6\sim0.8$ 时不超过 $12\sim24h$；吸气压力一般将吸气峰压一般维持在 $10\sim15cmH_2O$（$0.98\sim1.47kPa$），最大不得超过 $30cmH_2O$（$2.94kPa$）。成人呼吸机参数调节也在中华医学会重症医学分会2006年的《机械通气临床应用指南》指出：成人同步间歇指令通气（SIMV）潮气量（VT）$5\sim12mL/kg$；呼吸频率（RR）$12\sim20$ 次/min；呼气末气道正压（PEEP）虽然设置上没有上限，但下限通常在 P-V 曲线的低拐点（LIP）或 LIP 之上 $2cmH_2O$（$0.196kPa$）；氧浓度（FiO_2）初始100%，酌情降至50%以下。

（3）请医生确认呼吸机参数。

（4）待机。

2. 心电监护

1）选择合适的血压袖带、血氧饱和度探头、电极片

（1）血压袖带：临床上可以见到各种类型的血压袖带，为了保证测量数值的准确性，护士应该根据患者的年龄及臂围选择合适的血压袖带。2005年美国心脏协会（AHA）更新的血压测量指南中推荐小儿最好使用飞利浦牌监护仪所配套的袖带，对型号的选择见表3-1。

表3-1　小儿血压袖带的选择

臂围（cm）	对应袖带型号
4~8	小号
6~11	中号
8~13	大号

在成人血压袖带的选择方面，2011版的中国血压测量指南中对选择袖带的规格也有明确的推荐，

具体如表3-2。

表3-2 成人血压袖带的选择

臂围（cm）	尺寸（cm）	袖带型号
22~26	12×22	成人小号血压袖带
27~34	16×30	成人标准号血压袖带
35~44	16×36	成人大号血压袖带
45~52	16×42	成人超大号或大腿袖带

（2）血氧饱和度：在血氧饱和度探头及电极片的选择方面，现在尚无指南做出明确的规定。血氧饱和度说明书中指出，新生儿及儿童可选择粘贴式一次性血氧探头，成人根据病情需要选择指夹式探头或一次性探头。

（3）电极片：临床上常用的电极片也有很多的类型。在电极片的选择方面，一般情况下新生儿及儿童电极片选择36~44mm大小的小儿电极片，成人选择大小在50~54mm的成人电极片即可。除了分为成人电极片和小儿电极片以外，电极片按照背衬材料不同有泡绵背衬和无纺布背衬两种；按照用途可以分为自黏电极片和硅胶电极片；按照外观形状可以分为方形、圆形、8字形、葫芦形、纽扣形、月牙形等。

（2）连接电源，开机。

（3）设置监护患者的类型（新生儿、儿童、成人）。

（4）待机。

3. 氧气 氧气接湿化瓶，安装在氧源接口上，处于备用状态，另外床旁需要备一次性吸氧管及胶布。

4. 吸引装置 吸引器各部位连接正确，检查负压使其达到要求。

5. 准备其他物品 根据情况备好输液泵、微量泵、颅内压监测仪等。

（三）常规物品的准备

1. 床旁备吸痰盘及合适的吸痰管 临床上可以见到的吸痰管型号很多，在准备吸痰管时应注意型号，原则上吸痰管的直径不得超过患者气管插管的1/2。在新生儿吸痰管的选择上，金汉珍在2003年出版的《新生儿科学》中指出，儿童吸痰管的选择应根据患儿体重的大小来选择（表3-3）。当患儿体重大于4 000g时，建议选择8、10、12号吸痰管，一般最大不超过12号。在2011版《临床护理实践指南》中指出：要选择型号适宜的吸痰管，吸痰管外径应小于等于气管插管内径的1/2。一般成年人的气管套管直径为7~9mm，所以，吸痰管的直径应选为2.0~2.5mm（表3-4）。

表3-3 小儿吸痰管型号的选择

体重（g）	型号
<1 000	5F
1 000~2 500	6F
2 500~4 000	7F
>4 000	8F

表3-4 气管插管与吸痰管型号的对应关系

气管插管的型号（号）	吸痰管型号 O.D（Fr）（号）
5.5	10
6.0	10
6.5	10~12
7.0	12
7.5	12
8.0	14
8.5	14

2. 简易呼吸器　临床上的简易呼吸器有3种，婴儿型、儿童型及成人型呼吸器。

3. 约束带　临床上常见的约束带有手腕式、脚腕式、手拍式等等，护士应酌情选择使用。

4. 其他　必要时备沙袋加压止血，夹闭胸管及各类引流管的卵圆钳等。输血患者还应准备血型牌及输血不良反应急救盒等。

（四）病情观察

病情观察是指对患者的病史和现状进行全面的了解，对病情做出综合判断的过程。病情观察应贯穿于患者的整个治疗过程，患者一旦进入麻醉复苏室，护士就应该对患者进行一个整体的评估和判断，争取尽早地发现问题，从而为患者的治疗和抢救赢得时间。

1. 患者一般情况评估　患者进入麻醉复苏室，麻醉复苏室的护士在接班时就应从神志、瞳孔、生命体征、出入量、专科情况五个方面进行观察和评估，从而掌握患者现在的基本状况。

（1）神志：神志表示大脑皮层机能状态，反映疾病对大脑的影响程度，是病情严重程度的表现之一。意识清醒的患者，语言清楚、思维合理、表达明确，对时间、地点、人物判断记忆清楚。临床上将意识障碍依轻重程度分为：嗜睡、模糊、昏睡、昏迷。可根据 Glasgow 昏迷评分法评定，最高 15 分，表示意识清醒；8 分以下为昏迷；最低 3 分。分数越低，表明意识障碍越严重，甚至是脑死亡或预后极差。

（2）瞳孔：正常的瞳孔为圆形，黑色透明，两侧等大，直径约 2.5mm。除了生理调节变化外，若瞳孔直径小于 2mm 或大于 5mm，边缘不规则，色泽异常，对光反应迟钝或消失等，常常会预示着一些并发症的发生。

（3）生命体征：四大生命体征包括体温、脉搏、呼吸、血压。生命体征是标志生命活动存在与质量的重要征象，是评估身体的重要项目之一。它们是维持机体正常活动的支柱，缺一不可，不论哪项异常都会导致严重或致命的疾病，同时某些疾病也可导致这四大体征的变化或恶化。

（4）出入量：维持体液平衡，即摄入液量与排出液量大致相等，是减少水肿、纳差、高血压、心力衰竭等发生率的重要前提。通过对患者出入液量的观察，及时了解病情动态变化，并根据患者的病情变化制定相应的治疗措施。有效控制因液体量过多或过少对患者治疗造成的不良后果，减少并发症的发生，对患者出入量的观察是改善生活质量和预后的保证。

2. 专科情况观察

1）妇科及产科

观察重点：出血。

患者术后入麻醉复苏室，护士要及时观察伤口敷料有无渗血、皮肤有无瘀血肿块等。根据专科要求给予包扎腹带，并压沙袋 6h。如患者出现血压下降，心率加快，面色苍白，腹部伤口新鲜渗血增多且色泽鲜红、有活动性渗血，腹部由软变硬，由平坦变隆起，腹腔、盆腔、阴道引流管引流连续 2h，每小时引流出大于等于 100mL 的鲜红色血液，或引流量突然增多大于 150mL/h 时，应考虑有内出血的可能，及时通知医生给予处理，必要时做好再次手术准备。

2）普外科

观察重点：出血、胆漏、肠漏、胰漏。

（1）出血：腹部伤口新鲜渗血增多且色泽鲜红，手摸引流管可感触到温热，连续 2h，每小时引流出 ≥100mL 的鲜红色血液，或引流量突然增多大于等于 150ml/h 时应考虑活动性出血的可能。

（2）胆漏：多见于胆囊切除术后、胆总管切开取石术后、T 管引流术后患者，缝扎不牢固或是术中损伤未及时发现。胆漏发生时，由于胆汁的作用，腹腔引流液呈金黄色或墨绿色，严重患者可在短时间内出现腹痛、腹肌紧张、发热等症状。

（3）肠漏：常见于胆肠吻合术后、十二指肠切除肠吻合术后患者。结肠旁的引流管防止结肠吻合口的肠漏，主要观察内容为有无粪便类的臭味或渗出物，肠外瘘早期表现为从引流口处流出较稀薄的肠内容物。

（4）胰漏：见于胰腺疾病手术、胰十二指肠切除的患者。术后通常在胰周放置引流管，正常引流液应从胰管引流管流出，若腹腔引流管流出透明、清亮的液体，提示有胰漏发生的可能，应及时报告主治医生处理。

3）口腔科

观察重点：伤口渗血。

口腔科患者术后伤口加压包扎，其目的是防止手术区积液，发生涎瘘及感染。注意观察伤口负压引流物的颜色、量、性状及呼吸情况，如渗血较多或因包扎过紧引起呼吸困难，应协同医生给予妥善处理。

4）骨科

观察重点：出血、呼吸抑制、肢体供血不足、人工皮引流不畅。

（1）出血：包括手术切口出血和引流管引流失血。

（2）手术切口：手术切口有无渗血渗液及感染征象，如有渗出应及时评估，跟踪观察，必要时给予更换敷料。

（3）引流管：观察引流液的颜色、性质、量及是否通畅，引流管是否妥善固定，并做好记录，为拔管做好准备；如短时间内有大量新鲜血液流出（200mL以上），要及时通知医生处理。

（4）呼吸抑制：是最严重的并发症，用麻醉药吗啡治疗时，如骨科术后常常用到镇痛药，像盐酸哌替啶、吗啡、枸橼酸芬太尼注射液等，而这些药在镇痛的同时还可能对呼吸系统产生抑制，使呼吸频率减慢，潮气量降低，也可直接抑制咳嗽中枢，使咳嗽反射减轻甚至消失。故术后应密切观察呼吸情况，给予氧气吸入，鼓励患者及时咳出呼吸道分泌物，必要时吸痰。

（5）肢体供血不足：肢体手术患者常行包扎、固定，术后应密切观察末梢循环及肢体感觉运动，凡是术后患肢剧痛的患者，应立即检查，发现异常及时通知医生处理。通常原因多为包扎过紧，导致患肢血运差，肢体肿胀，肢端颜色发紫或苍白，患肢足趾被动活动时疼痛。这种情况下，可剪开部分绷带减压。若患肢局部疼痛，判断石膏压迫引起的应在石膏内加塞棉花。

（6）人工皮引流不畅：人工皮的主要作用是防止水分与体液从创面蒸发与流失、防止感染，促使肉芽组织的生长，促进愈合。严密观察皮瓣血运、皮肤颜色，主要观察移植组织肤色是否红润、苍白、红紫。因人体各部位肤色不一样，观察时注意既要与供、受皮区周围肤色相比，又要与受皮区肤色相比。若皮肤颜色变浅或苍白，提示动脉血液供应不足，有栓塞或痉挛。皮肤温度注意与邻近正常组织相比较。一般移植皮瓣温度与健侧皮温相差0.5~2.0℃，若比正常皮温相差低于2℃，提示将发生血液循环障碍。

5）神经外科

观察重点：脑疝、出血、脑脊液漏、引流液的颜色。

（1）脑疝：术后至少24h内每隔15~30min观察一次患者的意识、瞳孔、生命体征、肢体活动的变化并做好记录。注意观察患者有无恶心、头痛、呕吐等颅内压增高症状，生命体征的改变是否两慢一高（心率、呼吸减慢，血压升高）。

（2）出血：手术伤口有无渗血渗液及感染征象，如有渗出应及时评估，跟踪观察，必要时更换敷料。

（3）脑脊液漏：观察引流管有无折叠、扭曲、受压，长度、放置高度是否适宜。引流袋过高超出颅内压力高度时，脑脊液引流受阻，就起不到降低颅内压的作用；引流袋过低，脑脊液引流过快，可致颅内压骤降，易引起脑室内出血或小脑幕裂孔疝，因此引流袋的高度必须严格观察，若有异常，应立即汇报医生。

（4）正常脑脊液无色透明、无沉淀，术后脑脊液可略带血性，以后转为橙黄色。若术后血性脑脊液颜色加深，提示有脑室内出血，应报告医生紧急处理。

6）胸外科

观察重点：出血。

观察胸壁敷料固定是否牢靠，有无渗血渗液，胸腔引流管有无脱出，周围有无皮下气肿。在靠近出口 10～15cm 的位置挤压引流管，观察胸腔引流管和瓶的衔接是否牢靠，观察胸腔引流管的长玻璃管是否在水平面下 3～4cm，保持整套装置的密闭无菌。观察水柱有无波动，若无波动、无呼吸困难则正常，若有胸闷、呼吸困难则可能堵塞。观察气体排出情况，胸腔内有无积气，观察引流液的颜色、性质及量。

3. 心理护理　有一部分患者，在一进入麻醉复苏室时，就有苏醒的迹象。纵然是在交接班时，护理人员也应该在发现患者出现苏醒表现的一开始就给予心理护理。因为在这个时候，患者意识到手术结束，他们渴望知道自己手术的情况，再加上对于麻醉复苏室工作人员及环境的陌生以及气管插管等带来的不适，多会产生焦躁不安的情绪和反抗的行为。这时就需要通过心理护理，帮助患者创造有利于治疗和康复的最佳心理状态。医护人员应帮助术后患者解除手术后焦虑、恐惧、不安的心理障碍，及早告诉患者手术的情况、现在所处的环境，及气管插管的相关知识等，取得患者的理解，从而配合复苏工作的开展。

家属因对麻醉知识的缺乏和出于关心患者的心理，往往容易在手术结束后产生忧虑和恐惧的心理。因此，如果条件允许，护士要主动与患者家属进行沟通，告知患者现在的情况，使家属放心，从而提高护理满意度。

（五）体位

曹伟新在主编的《外科护理》第六章第二节中提出术后患者的卧位一般分为 3 种：全麻术后的去枕平卧，头偏向一侧；蛛网膜下隙麻醉的患者应去枕平卧 12h；硬脊膜外腔麻醉的一般取平卧位 6h。麻醉复苏室的护士在为患者摆放体位时，在遵循《外科护理学》书中的要求以外，还应该结合手术专科的要求，为患者取一个最佳卧位。

1. 人工膝关节手术　平卧位，抬高患肢略高于心脏水平，膝关节屈曲 15°～30°。

2. 全髋关节置换术　平卧位，患肢保持 15°～30°中立位，后置外旋外展位，两腿之间放一软枕，以防患肢外展、内收，防止髋关节脱位。

3. 颈椎术后　患者头部置于正中位，两侧放沙袋固定。

4. 皮瓣移植　平卧位，抬高患肢 10～20cm，与心脏在同一水平。注意不能向患侧侧卧，以免患肢受压，影响移植皮瓣的血液循环，在变换体位时，应注意皮瓣的血液供应变化，防止血管吻接处扭曲、受压和出现张力。

5. 肱骨骨折　平卧位，患肢下垫一软枕，使之与躯干平行，以减轻水肿。

（六）保护性约束

麻醉复苏室的患者因手术的要求而多采用全身麻醉，入室后呈无意识状态。麻醉药效代谢完毕后患者会因各种不适，如气管插管无法耐受、伤口疼痛、陌生环境以及手术后的恐惧感等等，导致无法配合，容易发生非计划性拔管等意外情况的发生，故使用约束带是为了暂时限制患者活动，保护患者安全，防止发生意外。

约束患者采取的体位应四肢舒适平展、处于功能位。约束带的松紧度要适宜，约束带与皮肤之间容纳一指的间隙。对约束部位要观察血运情况，避免过紧影响循环，每隔 2h 要放松一次。若患者麻醉清醒，神志清楚，可配合进行医疗及护理操作时，可解除约束带的保护，并与患者进行沟通保护性约束的目的，以免患者难以理解肢体受到约束的原因。

（七）保暖

手术中麻醉用药可使骨骼肌产热减少，某些药物促使血管扩张，散热增加，气管内吸入麻醉药物，都可使机体散热增加、体温下降而产生寒战。因手术室对环境的要求较高，温度一般保持在 22～24℃，湿度保持在 50%～60%，患者通过皮肤消毒、内脏暴露在低温环境下以及肺部蒸发都可丢失热量。有研究证实，成人静脉每输入 1 000mL 环境温度下的液体或输入 1U（200ml）4℃的血液，中心体温约降低 0.25℃，输入液体越多，速度越快，体温也随之下降越明显，寒战的发生率就随之增加。

故患者入麻醉复苏室前应调节好空调，设备温度应与患者体温接近，控制在 25～28℃。患者在入室后应加强体温监测，如体温低或寒战明显应采取保暖护理。必要时采用热水袋、电热毯等。也可提前预热被褥。复温过程中，因患者麻醉未醒，还要防止烫伤并随时观察复温效果。

（八）记录

生命体征每 15～30min 记录一次，并动态观察。记录患者入麻醉复苏室、苏醒、拔出气管插管、出麻醉复苏室、回病房的时间及去向。记录中要体现麻醉复苏评分的情况。

（九）具体接收患者流程步骤

概括说来，麻醉复苏室接收患者的具体流程如下（图 3-1）：

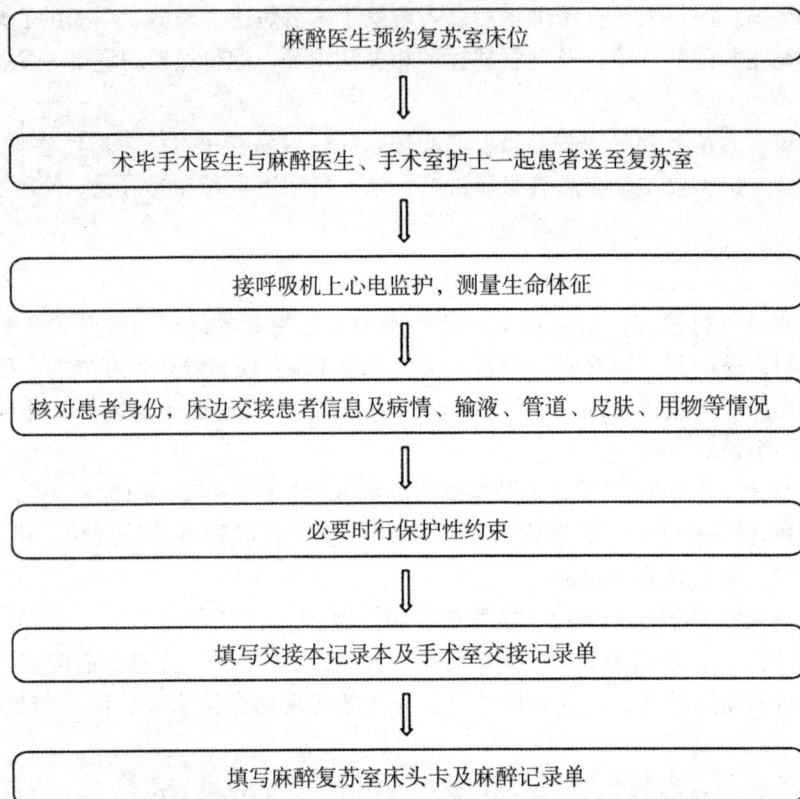

图 3-1 麻醉复苏室接收患者的流程图

（1）患者手术结束前，由手术室护士电话预约麻醉复苏床位，并在电话中告知患者的科室、姓名、性别、年龄、诊断、麻醉方式、手术名称、大约到达麻醉复苏室的时间及特殊情况。

（2）麻醉复苏室护士准备接受单元仪器及物品：调节心电监护、呼吸机氧气、吸引器等仪器设备处于备用状态。备吸痰盘、约束带、床头卡等。

（3）患者入室后，立即接呼吸机、上心电监护、检查输液通道、安置管道。

（4）手术室护士与麻醉复苏室护士一同核对患者身份及核对在输药物的名称、剂量、有效期并检查药液的质量。如果是血液，应交接输血开始的时间、核对血型、交叉配血试验结果、血袋号、血液的种类、血量及检查血液的质量和输血装置。

（5）双方人员床头交接班，交接班项目包括：患者基本情况、手术情况、出入量、留置管道、特殊情况、患者物品等。

（6）手术室护士与复苏室护士一同检查患者皮肤，根据病情摆放体位。

（7）评估患者，必要时给予保护性约束。

（8）麻醉复苏室医务人员确认清楚后，填写麻醉记录单、手术室交接记录单及复苏患者转运交接班登记本。

（9）麻醉复苏室护士建立床头卡，在患者病历上做标示，注明在麻醉复苏室的床号、原科室名称、患者姓名，并通知家属。

二、转出患者流程

无论患者是麻醉苏醒后转回原科室，还是因为病情严重需要转至 ICU 继续严密观察，或是再次入手术室进行二次手术，一旦医生下达医嘱．麻醉复苏室的护理人员就应做好与对方科室的沟通，确认患者转出相关事宜；备好转运过程中的急救物品和药品；预约电梯等相关工作来确保患者转运过程中的安全。

（一）麻醉复苏患者转出标准

1. 转回原病房的标准　当患者苏醒，能正确回答问题，呼吸道通畅，循环功能稳定，血氧饱和度下降不超过术前的 3% ~5%，无急性麻醉或手术并发症，如呼吸道水肿、神经损伤、恶心呕吐等，麻醉复苏室的医生会对患者行 Steward 苏醒评分，当 Steward 苏醒评分大于 4 分，就可考虑将患者转回原科室。具体的要求如下：

（1）中枢神经系统：神志清楚，能辨认时间、地点，能完成指令性动作。肌肉张力恢复正常，抬头能维持 5 ~10s。

（2）循环稳定：血压、心率改变不超过术前静息值 20%，且稳定维持 30min 以上，心电图正常，无明显的心率失常。

（3）呼吸系统：能自行保持呼吸道通畅，吞咽及咳嗽反射恢复，通气功能正常。呼吸频率 12 ~20 次/min。根据病情需要行血气分析检查，并且结果正常：血气分析显示 pH 值 7.35 ~7.45，$PaCO_2$ 35 ~45mmHg，$PaO_2 > 80mmHg$ （10.64kPa），$SaO_2 > 95\%$。

（4）椎管内麻醉后，感觉及运动神经阻滞恢复，交感神经阻滞恢复，循环功能稳定，不需用升压药。

（5）术后使用镇痛泵或其他类特殊药物后，观察 15 ~30min 无异常反应。

2. 转入 ICU 的标准　凡是医生判断患者病情严重，需要继续严密监测治疗的患者，都应转入 ICU。

（1）出现呼吸并发症，仍需呼吸支持或严密监测治疗的患者。

（2）循环不稳定，使用大剂量血管活性药物的患者。

（3）伤口出血量较多，需要继续严密监测的患者。

（4）出现严重手术、麻醉并发症，不需要立即进行二次手术治疗，必须经过严密监测治疗的患者。

3. 转入手术室行二次手术的标准　凡是经过医生判断，患者病情严重、出现严重并发症必须入手术室进行二次手术的患者，在经过家属的同意后，应立即送患者入手术室，尽快进行手术治疗。

（二）转出前的准备工作

1. 告知

（1）医务人员方面：麻醉复苏室的护士应在接到患者转出医嘱时，电话告知对方科室患者预计抵达的时间，以便原科室准备好接受患者前期需要的相关仪器及药品、物品。尤其因患者病情特殊需要备非常规物品时，应特殊交代。

（2）患者家属方面：麻醉复苏室的护士在接到患者转出医嘱时，通过电子显示屏、对讲系统、电话或面对面告知等方式告知患者家属患者的动向。

（3）患者自身方面：复苏成功且能够正常交流的患者，应告知患者即将转回原病房的消息，缓解患者心理的恐惧，并告知患者转运途中有任何呼吸困难、胸闷、憋气等不适时应立即告知医务人员。

2. 备好转运期间的用品、物品

（1）氧气枕、呼吸囊、外出急救检查盒（内备急救常用的物品和药品）。

（2）转至 ICU 患者，必须准备便携式心电监护、氧气筒、呼吸囊、外出急救检查盒、微量泵，根据患者情况必要时备转运呼吸机。

（3）转至手术室的患者，必须准备便携式心电监护、氧气筒、呼吸囊、外出急救检查盒、微量泵，根据患者情况必要时备转运呼吸机。

3. 宣教　在患者转出前，如患者神志清楚，护士应告知此次转运的目的地，将转运途中需要患者配合的事项告知患者，以取得患者的配合。医疗文书的检查患者转出前，护士应当检查医疗、护理文书书写是否准确，有无错误、漏项的地方，对于打印的文件一定要有医生和护士本人的签名，方视为有效。

4. 核对

（1）患者身份：应采取两种以上的方法，包括主动和被动的方式，由对方科室的护士和麻醉复苏室的护士进行核对。

（2）在输药物：由转入科室的护士和麻醉复苏室的护士一同检查药物的名称、剂量、浓度、有效期及药物的质量。

5. 需要交接班的内容

（1）患者基本情况：科室、床号、姓名、住院号、年龄、体重、诊断、简单的现病史和主要的既往史、过敏史。

（2）手术情况：手术名称、持续时间、麻醉方式、麻醉给药、术中特殊情况及处理。

（3）复苏过程基本情况：入麻醉复苏室的时间、拔气管插管的时间、特殊给药、输血等。

（4）特殊病情：牙齿松动、困难气道、失语、失聪、失明、智障、延迟拔管（等病检结果）等。

（5）出入量：术中及复苏室的输液量、输血量；出血量、尿量、引流量。

（6）管道：名称，标识，刻度，置管时间，引流液的颜色、性质、量等。

（7）患者物品：各种影像资料、病号服、特殊信物等。

（8）患者及家属强调的特殊宗教信仰、爱好等。

6. 转运人员　转运人员包括：有麻醉复苏室医师资质的医生和护士，转入手术室时，还有接诊手术的医生和护士。

7. 转运途中特殊情况　若途中患者突发病情变化，医务人员要沉着冷静，先稳定家属及患者情绪，准确地判断病情，就近到相关科室进行抢救工作，请求紧急会诊，并电话通知相关部门人员配合抢救。同时做好与患者家属的沟通。

（三）麻醉复苏室患者转出交接流程

1. 患者转回原病房的交接流程（图3-2）

（1）麻醉复苏室的医生下达转出医嘱，护士电话通知对方科室，告知患者预计抵达的时间、需要准备的物品，通知家属等待。

（2）检查患者的医疗及护理文书、导管标识、输液单，粘贴卡，再次确认患者皮肤情况。

（3）告知患者转运目的地及转运途中的注意事项，取得患者配合。

（4）电话预约电梯等候。

（5）患者在氧气吸入和心率、血氧饱和度的监测下，由有资质的一名医生和一名护士一同携带外出转运急救盒和呼吸气囊送患者返回原科室。

（6）患者到达原科室后，双方人员核对患者身份。

（7）确认身份无误后继续在氧气吸入和心率、血氧饱和度的监测下，由原科室医务人员和麻醉复苏室医务人员一同将患者移至病床上。

（8）麻醉复苏室护士配合原科室护士为患者完成氧气吸入，连接心电监护，测量生命体征，检查输液通道，妥善固定各种引流管，检查皮肤，摆放体位。

（9）患者安置妥当后，由麻醉复苏室的护士向原科室的医务人员进行床头交接班。交接班的具体内容应包括：患者基本情况、手术情况、复苏基本情况、出入量、留置管道、特殊情况及患者物品等方面。

（10）待原科室护士确认交接清楚后，填写交接班登记本及手术室交接记录单。

（11）麻醉复苏室医务人员携用物返回麻醉复苏室。

复苏室医生评估患者，确认达到出室特征

做好转运前的相关检查及准备工作

医务人员准备：
完善麻醉复苏记录单，复办室护士通知患者家属及病房护士做好接收准备，预约电梯，备好转运途中所需的药品、物品

患者及家属准备：
告知患者即将转回原病房，讲解注意事项，取得配合。通知家属病房等待

复苏室医生及护士备好外出抢救盒及相关仪器设备一起将患者送回病房

患者到达病房，确认患者身份无误后，将患者移至病床上，并协助病房护士，给患者吸氧、上心电监护、整理管道、查看受压处皮肤

患者安室妥当后，与病房护士床头交接班

交接完成后，填写交接班登记本及手术室交接记录单

麻醉复苏室人员携用物返回科室

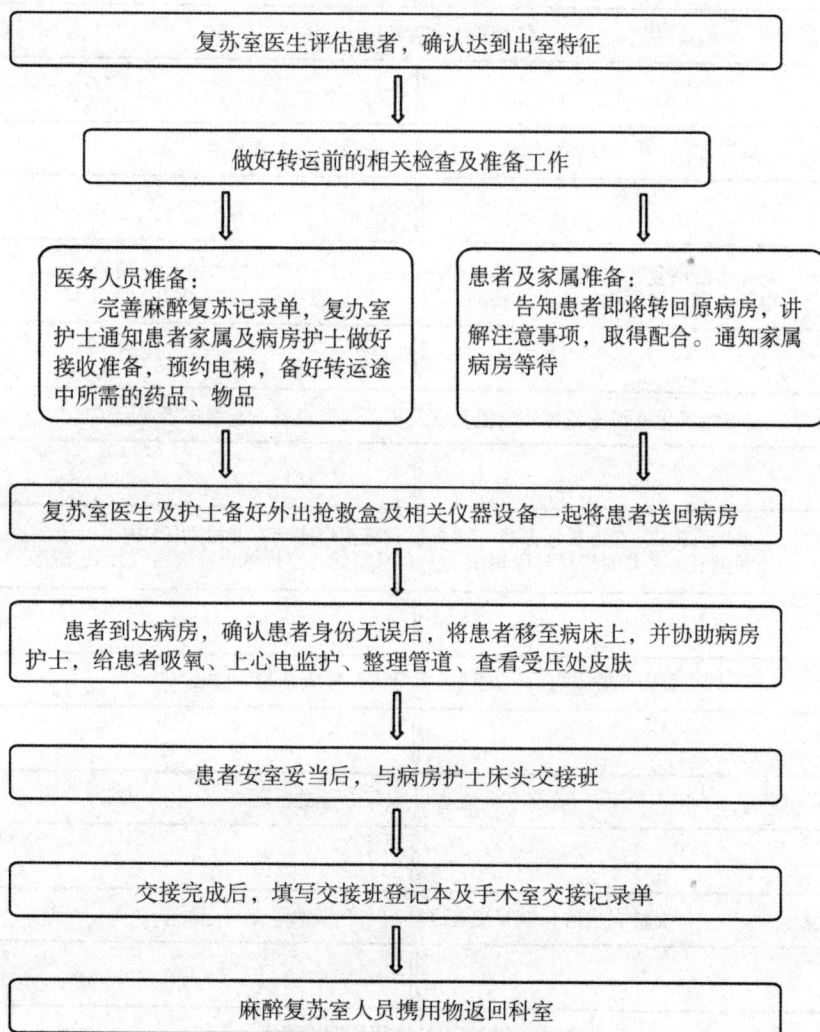

图 3 - 2 患者转回原病房的交接流程图

2. 患者转 ICU 的交接流程（图 3 - 3）

（1）麻醉复苏室的医生下达转出医嘱，护士电话通知 ICU，告知患者预计抵达的时间、需要准备的物品，通知患者原科室及家属做好准备。

（2）检查患者的医疗及护理文书、导管标识、输液单等，再次确认患者皮肤情况。

（3）电话预约电梯等候。

（4）患者在密切监护下，由一名医生和一名护士一同携带外出转运急救盒护送患者入 ICU。

（5）到达 ICU 后，麻醉复苏室人员同 ICU 医务人员一同将患者妥善移至病床上。

（6）待患者连接呼吸机或氧气、心电监护、测量生命体征等一系列工作后，双方人员核对手腕带、确认患者身份，并进行管道、皮肤、输液等情况的交接。如果患者输入的是血制品，还应根据原始血型单等核对血型、交叉配血试验结果以及血液的种类、量、有效期和检查输血装置。

（7）患者安置妥当后，由麻醉复苏室的护士向 ICU 的医务人员进行床头交接。交接班的内容应包括：患者基本情况、手术情况、复苏基本情况、转入 ICU 的原因、出入量、留置管道、特殊情况及患者物品等方面。医疗的具体情况由医生进行交接班。

（8）待 ICU 护士确认交接清楚后，填写交接班登记本及手术室交接记录单。

（9）麻醉复苏室医务人员携用物返回麻醉复苏室。

医生下达患者转ICU医嘱

⇩

做好转运前的相关检查及准备工作

⇩

完善麻醉复苏记录单，复苏室护士通知ICU护士做好接收准备，预约电梯，备好转运途中所需的药品、物品。对神志清楚患者，做好解释工作

⇩

复苏室医生及护士备好外出抢救盒及相关仪器设备一起将患者送至ICU

⇩

患者到ICU，双方科室人员一同将患者移至病床上，并协助ICU护士，给患者吸氧（必要时连接呼吸机）、上心电监护、整理管道、查看受压处皮肤

⇩

患者安置妥当后，确认患者身份，检查药物、管道等

⇩

与ICU护士在患者床旁进行交接班

⇩

交接完成后，填写交接班登记本及手术室交接记录单

⇩

麻醉复苏室人员携用物返回科室

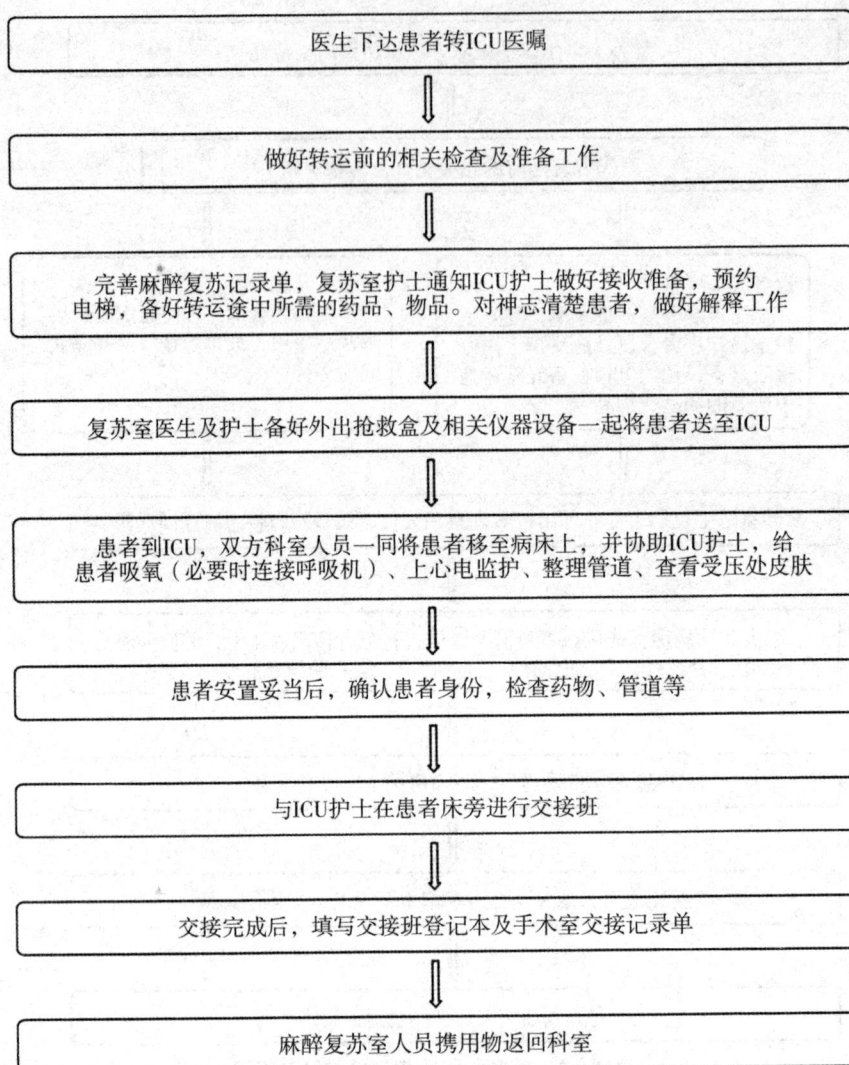

图3-3 患者转 ICU 的交接流程图

3. 患者转回手术室交接的流程（图 3-4）

（1）医生下达进入手术室行二次手术治疗的医嘱后，护士电话通知手术室，请手术室护士尽快接患者。

（2）在手术室护士到达之前，配合医生做好术前相关准备工作，如备血、备皮等。

（3）与手术室护士核对确认患者身份。

（4）与手术室护士进行交接班：重点交接患者入麻醉复苏室复苏的情况、再次进手术室的原因以及现在输入的液体情况。

（5）协助手术室护士将患者送入手术室。

（6）告知家属。

（7）如果患者病情危急，也可在告知手术后，直接由原科室医生、麻醉复苏室医生、护士一同将患者送入手术室。

```
┌─────────────────────────────────┐      ┌─────────────────────────────┐
│ 医生下达患者转手术室行二次手术医嘱  │ ══▶ │ 如患者病情紧急，则直接入手术室 │
└─────────────────────────────────┘      └─────────────────────────────┘
                  ║
                  ▼
┌─────────────────────────────────────────────────┐
│            做好转运前的相关检查及准备工作           │
└─────────────────────────────────────────────────┘
                  ║
                  ▼
┌─────────────────────────────────────────────────┐
│   完善麻醉复苏记录单，复苏室护士通知手术室护士接患者  │
└─────────────────────────────────────────────────┘
                  ║
                  ▼
┌──────────────────────────────────────────────────────┐
│ 复苏室医生及护士在床旁与麻醉师及手术室护士核对患者身份，交接病情 │
└──────────────────────────────────────────────────────┘
                  ║
                  ▼
┌─────────────────────────────────────────────────┐
│       交接完毕，填写交接班登记本，送患者入手术室      │
└─────────────────────────────────────────────────┘
                  ║
                  ▼
┌─────────────────────────────────────────────────┐
│            麻醉复苏室人员携用物返回科室             │
└─────────────────────────────────────────────────┘
```

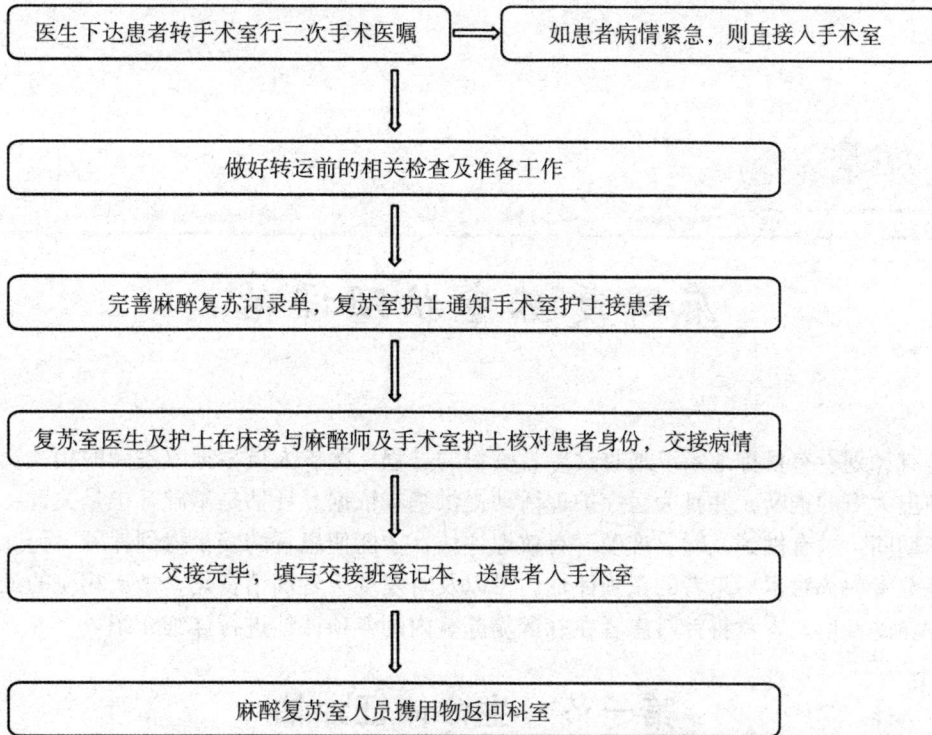

图 3 - 4　患者转回手术室的交接流程图

（周颖春）

第四章

麻醉复苏室护理评估

评估，是有计划、有目标地系统地收集患者资料的过程。医护人员根据收集到的相关资料信息，对患者的病情做出大概的推断，并且为医疗护理活动提供基本依据。评估是基础，也是关键，并且贯穿于患者整个治疗期间。只有做到及时、准确、有效地评估，才能使患者的安全得到保障。

在麻醉复苏室内，对术后患者的正确评估，可以及时发现患者病情变化，做出相应的处理，减少或避免术后并发症的发生。本章将针对患者在麻醉复苏室内的各项评估进行详细介绍。

第一节　生命体征评估

麻醉复苏室内，生命体征是进行监测和评估的首要项目，是用来判断患者病情轻重和危急程度的基本指征。

一、体温评估

人体体温维持恒定。一项对健康志愿者的研究结果表明，正常人的核心温度变化范围是 36.5～37.5℃。患者实施麻醉后，会抑制机体正常的体温调节功能，当环境温度过高或过低时，会导致体温出现波动，体温超出正常范围，均有引起机体器官发生功能障碍的可能。

（一）影响体温的因素

1. 环境　手术室温度保持在 24～25℃，湿度在 40%～60% 之间较为合适。室内温度低，会因术中患者肢体暴露面积较大，散热多，出现血管收缩及寒战的可能；室内温度高，患者体温会因散热不良导致体温上升。

2. 麻醉药物　麻醉药物几乎都可影响体温调节，降低冷反应阈值。丙泊酚和阿片类药物，有升高出汗发生阈值的作用；肌肉松弛剂可降低骨骼肌张力，减少产热，引起皮肤血管扩张，使机体易受环境温度影响，引起体温下降。有数据表明，温度以每小时 0.5℃ 的速度下降。直至体温调节系统开始控制调节，引起外周血管收缩，减少散热，维持体温稳定。椎管内麻醉则更容易使体温下降，主要是由于阻滞区域血管收缩作用减弱，不能有效建立核心温度平衡所致。

3. 术中操作　皮肤消毒、体腔暴露、室温液体反复冲洗、输注大量液体或低温血制品等，都是造成体温降低的影响因素。而如骨水泥等特殊手术材料、保温用具调节不当、药物或血制品导致的过敏等均可使体温升高。

4. 自身因素或疾病因素　老年人和婴幼儿体温调节更易受环境影响。一些疾病会导致患者体温升高，如严重感染性疾病、甲状腺功能亢进、恶性高热、脑部损伤等。

（二）体温异常

（1）体温过高：以腋下温度为标准，低热为 37.3～38.0℃；中度热为 38.1～39.0℃；高热为 39.1～41.0℃；超高热为大于 41℃。发热过程表现为：①体温上升期：乏力、酸痛、皮肤苍白、寒战。②高热持续期：寒战消失、灼热感、呼吸加快。③体温下降期：出汗多，皮肤潮湿。

（2）体温过低：体温低于正常范围。轻度低体温，是指体温为 34.0 ~ 36.4℃，此时即可导致器官开始发生功能障碍。当体温小于 35℃，也称为体温不升，表现为躁动、嗜睡、昏迷、心跳及呼吸减慢、血压下降、颤抖、皮肤苍白、四肢冰冷。

（三）评估方法

患者体温的评估应从术前、术中、术后三个阶段分别进行，详见表 4 - 1。

表 4 - 1　围术期体温评估

术前评估	术中评估	术后评估
1. 评估围手术期体温异常的危险因素	1. 明确患者围术期体温异常的危险因素	1. 确定围手术期体温异常的危险因素
2. 评估患者入院时测量体温	2. 常规术中密切监测体温的变化	2. 记录并与照护团队沟通体温异常危险因素评估结果
3. 确定患者的温度舒适水平	3. 评估是否有体温异常的症状和体征	3. 患者入麻醉复苏室时测量体温。若患者体温正常，至少每小时测量一次体温，转科时或病情需要时测量体温。若患者体温异常，至少每15min 测量一次体温，直至体温正常
4. 评估体温异常的症状和体征	4. 确定患者的温度舒适水平	4. 确定患者的温度舒适水平
5. 记录并与麻醉手术者沟通体温异常危险因素评估结果	5. 记录并与麻醉手术者沟通体温异常危险因素评估结果	5. 评估是否有体温异常的症状和体征

围手术期体温降低的危害需引起重视，因为低体温可减慢药物代谢，出现麻醉过深、苏醒延迟；可增加心律失常发生率，诱发房扑、房颤，甚至室颤；低体温引起的寒战，使患者紧张焦虑，引起伤口牵拉痛，同时对监护数据也会产生干扰，影响病情判断；还可导致凝血功能障碍，影响伤口愈合，增加感染风险。

而围手术期患者出现高温的情况较体温降低要少见，但其后果严重。由于体温升高时常伴有水电解质紊乱、酸碱平衡失调，如代谢性酸中毒、呼吸性酸中毒及高钾血症。还可增加耗氧量，加重循环负担，出现心律失常、心肌缺血等。在患者意识方面，高热可使患者出现意识障碍，如烦躁、谵妄、幻觉、嗜睡，甚至昏迷等。恶性高热所导致的死亡率相当惊人。

因此，围手术期对患者体温进行正确的评估和管理是十分必要的。

二、心肌电活动

脉搏，在一定程度上能反映心血管的机能，如心搏的节律性、心率、心室收缩力、外周阻力及动脉管壁的弹性等，是临床诊疗的一种重要手段。麻醉和手术过程中影响心脏节律和传导的因素很多，神经系统、内分泌系统、电解质和体液酸碱度改变都可引起心律的变化。手术患者不仅需要测量脉搏，同时还应该进行连续的 ECG 监测。

（一）脉搏

1. 脉搏的意义　脉搏形成的原因有两点：一是心脏的舒缩；二是动脉管壁的扩张性和弹性。正常脉率 60 ~ 100 次/min，脉律均匀规则，间隔时间相等，每搏强弱相同，正常人的脉搏和心率是一致的。

人体的脉搏波可被仪器记录下来，详见图 4 - 1。

从图中可以看出，动脉脉搏波形图的一个图形内由上升支和下降支两部分组成。其中，上升支受射血速度、心输出量和射血时遇阻力的因素影响。上升支的斜率和幅度小，说明射血速度慢、心输出量小和射血时遇阻力大；反之，上升支显示相反。下降支主要反映外周阻力的大小，分前后两段：前段显示为心室射血后期，射血速度减慢，进入主动脉的血量减少，大动脉开始回缩，动脉血压渐低；后段表示心室舒张，动脉血压继续降低。因此，外周阻力大，脉搏下降支的下降速率慢；反之，则下降速率快。

脉搏波形表现异常时，常提示以下情况发生：上升支斜率和幅度均小，提示主动脉狭窄；下降支陡峭，提示主动脉瓣关闭不全。

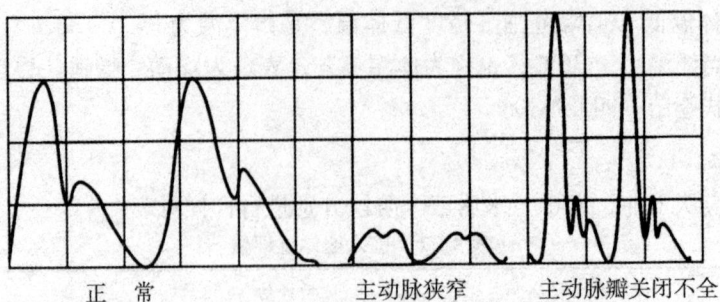

图 4-1　人体正常及病理情况下动脉脉搏波形图

2. 脉搏评估

1）脉率异常

（1）过速：脉率大于 100 次/min，常见于发热、甲状腺功能亢进、心衰、血容量不足等。体温每增高 1℃，成人心率增加 10 次/min，儿童增加 15 次/min。

（2）过缓：脉率 <60 次/min，见于传导阻滞、颅内压增高、甲状腺功能减退、阻塞性黄疸等。

2）节律异常

（1）间歇脉：在正常均匀的脉搏中出现一次提前而较弱的搏动，其后有一正常延长的间歇，称为间歇脉。见于各种器质性心脏病。

（2）脉搏短绌：在同一单位时间内，脉率少于心率。其特点为心律完全不规则，心率快慢不一，心音强弱不等。见于心房纤颤。

3）强弱异常

（1）洪脉：其描述为"脉来极大，如波涛汹涌，来盛去衰"。见于高热、甲亢、主动脉瓣关闭不全。

（2）细脉：其描述为"脉细如丝"，但脉起落搏指明显，能分清次数。见于心功能不全、大出血、休克、主动脉狭窄。

（3）交替脉：是指脉律正常而脉搏强弱交替出现。见于高血压性心脏病、冠心病。

（4）水冲脉：其描述为"骤起骤落，犹如潮水涨落"。见于主动脉瓣关闭不全、甲状腺功能亢进。

（5）奇脉：指吸气时脉搏明显减弱甚至消失，呼气时又出现或恢复原状的现象。见于心包积液和缩窄性心包炎。

（二）心率和心律

麻醉手术后，有许多诱发因素，包括交感或迷走神经传出冲动增加，水、电解质和酸碱平衡紊乱，低氧血症，高碳酸血症，心肌缺血等，均可诱发心律失常。ECG 持续监测是评估诊断心率和心律异常的常规方法。

1. 窦性心动过速　成人窦性心率大于 100 次/min。心电图显示心律规律，Ⅱ、avF 导联中 P 波直立。窦性心动过速可能由疼痛、情绪激动、低血容量、发热、体温过高、低氧血症、高碳酸血症、充血性心力衰竭及肺栓塞引起。

2. 窦性心动过缓　成人窦性心率小于 60 次/min。心电图显示心律规律，Ⅱ、avF 导联中 P 波直立。可能由高位神经阻滞、阿片类药物（除哌替啶外）的应用、迷走神经刺激、β 肾上腺素能受体阻滞和颅内压增高、低体温所致。

3. 室性心动过速　连续出现 3 个或 3 个以上的室性早搏，且频率超过 100 次/min。

4. 房性期前收缩（早搏）　冲动起始于窦房结以外心房的任何部位为房性早搏。心电图显示心律不规则，P 波提早出现，早搏 P 波形态与窦性 P 波不同，同时出现不完全性代偿间歇。QRS 波一般正常，但当有室内差异性传导时，QRS 波可增宽。

5. 室性早搏　冲动起始于窦房结以外心室的任何部位为室性早搏。心电图显示提前出现宽大、畸形的 QRS 波，QRS 波前无有关的窦性 P 波，同时出现完全性代偿间歇。室性早搏主要由低氧血症、心肌缺血、酸中毒、低钾血症、低镁血症所引起。

6. **房室传导阻滞** 是指心房冲动传导延迟或不能下传到心室。Ⅰ度房室传导阻滞表现为心律规则,每个 P 波后均有正常波形 QRS 波,P−R 间期 0.02 秒。Ⅱ度Ⅰ型表现为心房律规则而心室律不规则、P−R 间期进行性延长直至 QRS 脱漏、心室脱漏后的第一个 P−R 间期正常或接近正常。Ⅱ度Ⅱ型表现为 P−R 间期固定、可正常或延长,QRS 波群呈周期性脱漏、传导比例可呈 2∶3 或 3∶1 等,下传的 QRS 波可呈束支传导阻滞。Ⅲ度传导阻滞表现为 P 波与 QRS 波无固定关系,心房率快于心室率。

7. **心室颤动** 出现振幅、波形、节律均无规律的室颤波。

三、呼吸

在麻醉手术过程中,影响患者呼吸的因素很多,通过呼吸系统的生理学习,可以预判术中或术后患者可能会出现呼吸功能紊乱的情况,以便于提前做好应对措施,保障患者安全。

(一)影响呼吸的因素

1. **药物** 麻醉过程中,吸入麻醉药、静脉麻醉药及阿片类药物都能抑制呼吸,并且抑制二氧化碳引起通气增强反应。如苯二氮䓬类药可使患者潮气量减少;丙泊酚对二氧化碳通气反应的抑制程度与剂量和输注速度呈正相关;依托咪酯和芬太尼则无组胺释放作用,对肺血流动力学无影响。

2. **麻醉方式** 硬膜外麻醉阻滞平面过高时,可减少肺活量;全身麻醉时,潮气量减少。

3. **体位** 患者置于头高脚低位可降低肺、胸廓顺应性,减少肺活量和潮气量。

4. **呼吸道梗阻** 有呼吸道梗阻患者,呼吸道阻力增加,肺泡吸气和呼气所需的时间延长。

5. **机械通气装置** 如:麻醉回路,可增加机械性无效腔;气管导管过细或未妥善放置而造成的管道扭曲,会增加呼吸道阻力;气管插管、气管切开可使解剖无效腔减少 1/2。

6. **肺泡表面活性物质减少** 如:长时间吸入高浓度氧、二氧化碳蓄积、体外循环、肺血流减少、脂溶性吸入全身麻醉药等,使肺泡表面活性物质数量减少,且活性降低,肺顺应性降低。

7. **低血压** 血压低时,可引起心排血量减少,肺血流量减少,使肺泡 VA/Q 比值增加,肺泡无效腔增加。

(二)评估

1. **一般评估** 正常呼吸节律均匀,深浅度适中,成人呼吸频率 12~20 次/min,新生儿呼吸频率 30~40 次/min。儿童及男性常呈腹式呼吸,女性常呈胸式呼吸。

(1)频率异常:呼吸过速,见于发热、缺氧、甲亢等;呼吸过缓,见于麻醉剂过量、颅内压增高。

(2)深浅度异常:呼吸深快,见于过度通气、呼吸性碱中毒、剧烈运动、情绪激动;呼吸深大,见于代谢性酸中毒,如尿毒症、糖尿病;呼吸浅快,见于呼吸麻痹、严重腹水、胸水、肺炎等。

(3)节律异常:间断呼吸,见于颅内病变、呼吸中枢衰竭;叹息样呼吸,见于神经衰弱、精神紧张、抑郁及临终患者。

(4)声音异常:蝉鸣样呼吸,见于喉头水肿痉挛、喉头异物患者;鼾式呼吸,见于深昏迷患者。

2. **复苏期间呼吸评估** 当全麻术后患者恢复自主呼吸时,评估呼吸功能的主要指标有以下方面:

1)呼吸模式:观察患者呼吸是否规律,有无出现异常呼吸模式或呼吸暂停现象。

2)呼吸频率:当患者呼吸频率小于 10 次/min,或大于 40 次/min 时,提示呼吸功能不全。

3)潮气量:根据患者体重计算,潮气量正常值为 6~10mL/kg,若患者实际测量值小于 3.5mL/kg,提示呼吸功能不全。

4)血气分析:血气分析用于判断机体是否存在缺氧及缺氧程度、有无酸碱平衡失调等。主要通过采集动脉血标本进行分析,常规指标有:

(1)pH:正常值为 7.35~7.45。pH<7.35 为失代偿性酸中毒,pH>7.45 为失代偿性碱中毒。但当发生代偿性酸、碱中毒时,pH 仍可在正常的 7.35~7.45 范围内

(2)$PaCO_2$:正常值为 35~45mmHg(4.66~5.99kPa),超出正常值低或高,分别表示出现低碳酸

血症或高碳酸血症。也是判断各类型酸碱中毒的主要指标。

（3）PaO_2：正常值为80～100mmHg（10.64～13.3kPa），低于60mmHg（7.98kPa）说明出现呼吸衰竭。

（4）乳酸：组织缺氧最显著的异常表现之一是持续加重的代谢性酸中毒，主要是乳酸酸中毒。大量乳酸堆积，表明机体组织器官存在无氧代谢情况。目前，乳酸监测在临床上越来越受到重视，它对判断组织氧合情况及疾病预后有着重要参考价值。

（5）血气分析仪：直接测定的是pH、$PaCO_2$、PaO_2三项内容。获得此三项值后，可推算出血氧饱和度、碳酸氢根量、碱剩余、CO_2结合力等。

3. 低氧血症程度分级评估表　在麻醉复苏室内，若患者出现低氧血症的情况，可使用低氧血症程度分级表（表4-2）进行评估。该表通过对PaO_2、SaO_2、$PaCO_2$、发绀程度四个方面进行评价。

表4-2　低氧血症程度分级表

参数	轻度	中度	重度
PaO_2（mmHg）	50～60	30～50	<30
SaO_2（%）	80～90	60～80	40～60
$PaCO_2$（mmHg）	<50	<50	>50
发绀	无	轻微	明显

四、血压

动脉血压通常指主动脉血压，可用收缩压、舒张压、脉压和平均动脉压等数值来表示。正常健康年轻人的血压大概为120/80mmHg（15.96/10.65kPa）左右，年龄越大，血压也会逐渐升高。麻醉期间，患者的血压受到麻醉药物、出入量的差异、内环境变化等多种因素的影响而波动。因此，在麻醉手术过程中，血压应维持在合理的范围之内，上下波动越小越好。

（一）麻醉对血压的影响

麻醉期间高血压患者血压波动的诱发因素很多，常见的可归纳以下几个方面：

1. 后负荷　后负荷的增加和减少可导致血压的上升和下降。

1）后负荷增加的常见原因

（1）精神因素：如情绪激动、畏惧、焦虑等。

（2）操作刺激：如手术刺激、气管插管和拔管、吸痰等操作。

（3）麻醉深度：在浅麻醉或患者手术结束即将苏醒时。

（4）药物作用：如各种α受体激动药、氯胺酮等。

（5）通气障碍：通气不足引起CO_2潴留、缺氧早期等。

（6）疾病因素：如患有嗜酪细胞瘤、妊娠期高血压疾病、库欣综合征等疾病。

2）后负荷减少的常见原因

（1）药物作用：使用吸入麻醉药物和静脉全麻药，如安氟醚、硫喷妥钠、异丙酚等；或术前使用α受体阻断药、多巴受体阻断药，如酚妥拉明、氯丙嗪、氟哌利多等；术前或术中使用降压药、扩血管药，如卡托普利、硝普钠等。

（2）过敏反应：如输血或药物过敏等。

（3）疾病因素：如脓毒血症引起的休克等。

2. 心排血量　心排血量（CO）也是血压升高和下降的决定因素之一。而CO＝每搏量（SV）×心率（HR），因此影响CO的原因很多。

1）心率和心律的变化

（1）心率增快，可使血压上升。常见的原因有：①应激反应：如疼痛、焦虑、手术操作等。②麻醉深度：如麻醉过浅时。③药物作用：如氯胺酮、α受体激动药、阿托品、异氟醚等。④通气不足：如

CO_2 潴留、缺氧早期等。

（2）心率减慢、心律失常均可导致血压下降。常见的原因有：①药物作用：如吸入麻醉药物和静脉全身麻醉药物、α受体阻断药和β受体激动药等。②手术操作：如剖腹探查牵拉内脏、翻动心脏和大血压。③缺氧。④电解质紊乱：如高钾血症、低钾血症、低钠血症和高镁血症等。⑤疾病因素：如高血压合并冠心病等。

另外，心率过快，心室充盈减少，心肌氧耗增多，也可导致 SV、CO 下降，以致血压下降。

3. 前负荷

（1）前负荷增加：SV、CO 上升，血压上升。常见的原因是：①循环血量增加：如输注大量晶体、胶体和血液等。②体位改变：如抬高肢体。③药物作用：如各种强心药等。

（2）前负荷减少　SV、CO 下降，血压降低。常见的原因有：①血容量不足：如大量失血、脱水、发热等。②体位改变：如头高位。③药物作用：如扩血管药、降压药和利尿药等。④麻醉方法：如椎管内麻醉等。

4. 心肌收缩力

（1）心肌收缩力增强：SV、CO 增加，血压上升。常见的原因有：①机体刺激：如疼痛、手术刺激导致交感神经兴奋、儿茶酚胺释放增多。②药物作用：如洋地黄、氯化钙、肾上腺素等各种强心药，α受体激动药。③循环血量增加：进行扩容治疗，输注羧甲淀粉用品、血液及血液制品。

（2）心肌收缩减弱：SV、CO 减少，血压下降。常见的原因有：①药物作用：各种吸入麻醉药物和静脉全麻药均有不同程度抑制心肌作用，尤其是深麻醉时或使用α受体阻断药、β受体阻断药等。②严重缺氧。③血容量不足：如失血、大量失液等。④酸碱平衡失调及电解质紊乱：如各种原因引起的酸中毒、低钠血症、低钙血症、低钾血症、高钾血症或低镁血症等。

（二）血压评估

术前评估患者基础血压对术中及术后治疗及用药有重要指导意义。具体的血压分期，见表 4 - 3。

表 4 - 3　血压分期

血压	收缩压（mmHg）		舒张压（mmHg）
正常血压	<120	和	<80
高血压前期	120～139	或	80～90
1 期高血压	140～159	或	90～99
2 期高血压	160～179	或	100～109
3 期高血压	≥180	或	≥110

血压监测是临床上最常使用的心血管功能评估方法，可间接判断心输出量和器官的灌注。血压的测量方法主要有"无创动脉测压"和"有创动脉测压"两种。在围手术麻醉期，对患者的循环管理难度较大，使用无创血压监测对于某些特殊患者而言是不能及时反映其循环状态的。因此，有创动脉血压的监测因其能实时反映出血压的细微变化而显得极为重要。

据文献报道，有将近 20% 的成人手术患者有高血压，即血压超过 140/90mmHg（18.62/11.97kPa）。而麻醉期间的患者，尤其是高血压患者的血压变化更是波动明显。但如果患者的各个重要器官和组织灌注良好，没有缺血缺氧的表现，那么血压上下波动范围在基础血压的 20% 以内是可以被允许的。若血压变化超出此范围，需积极进行处理。

除此四项基本生命体征评估外，在麻醉复苏室还可通过监测中心静脉压、肺动脉压、心输出量等结果，对患者进行综合评价。

（杜　泓）

第二节　意识评估

到目前为止，人类对意识尚未实现真正的理解，也就是说意识是如何产生的这个谜题还未解开；另外，就麻醉在神经学基础上而言，麻醉的工作机制也没有被完全了解。因此对意识进行准确评估仍然存有难度。

尽管如此，虽无法直接对意识加以测量，但临床上利用可以监测意识的替代方法，如监测脑电波、患者生理反应和疼痛敏感度的存在情况等，来间接判断意识的变化。对意识评估是麻醉复苏室内监测的一项重要内容，这对患者睁眼时间、语言反应时间、拔管时间、定向力恢复及在麻醉复苏室内停留时间，都有着积极的指导意义。

一、脑电双频谱指数

脑电双频谱指数（bispectral index，BIS），是基于统计学理论，由时域、频域和高阶频谱参数相结合而得到的复杂经验参数，其独特之处在于它利用了大量的临床数据，证明镇静、深睡眠状态之间是具有相关性的。1997 年 FDA 批准 BIS 作为监测麻醉深度和镇静水平的指标，进入临床应用和研究阶段。多项报道显示，使用 BIS 监测仪控制麻醉深度，使得患者术后认知功能障碍的发生率降低 8.5%，且术中知晓的发生率更是降低了 50%。

（一）评估方法

BIS 将脑电信号的不同双频谱描述整合，将多个不同的脑电图变量综合成为一个单一变量，并用 0 ~ 100 来表示。BIS 指数越大，说明患者意识越清楚；变小，则表示大脑的抑制程度加深。通常术中麻醉的适宜指数范围为 40 ~ 60。详见表 4 - 4。

表 4 - 4　BIS 数值的临床意义

数值范围	临床意义	表现
100	清醒状态	
85 ~ 100	正常状态	可回应正常声音
60 ~ 85	镇静状态	高声命令或轻微刺痛/摇晃有回应可
40 ~ 60	麻醉状态	清醒可能性很小，对声音刺激无回应
0 ~ 40	深度镇静	可能呈现爆发抑制
0	全无脑电活动状态（大脑皮质抑制）	

（二）注意事项

1. 药物相关性　研究发现，在静脉全麻药物中，异丙酚的麻醉深度与 BIS 值的相关性好，能准确监测单纯使用异丙酚时的麻醉深度。而小剂量氯胺酮和瑞芬太尼对 BIS 值不产生影响。

2. 电极放置　使用脑电双频谱指数麻醉深度监测仪时，需正确放置头皮电极，以保证信号质量。同时，需辨别手术电刀、电凝在使用时所出现的干扰。

二、麻醉意识深度指数

麻醉意识深度指数也称为脑状态指数（CSI），使用的是自适应神经模糊推论系统，综合了多种脑电图参数，它能很好地反映意识深度变化。它可以对全麻患者的麻醉深度指标、额肌电指标以及脑部电信号等级指标进行记录，是一种麻醉药效的监测指标。

（一）评估方法

CIS 值的波动范围为 0 ~ 100，当 CSI 指数达到 90 以上时，患者处于清醒状态，可考虑将其转出麻醉复苏室。CSI 与意识状态关系详见表 4 - 5。

表 4 - 5　CSI 与意识状态关系表

CSI	意识状态
90 ~ 100	清醒
80 ~ 90	嗜睡
60 ~ 80	轻度麻醉

CSI	意识状态
40 ~ 60	适合外科手术的麻醉深度范围
10 ~ 40	深度麻醉，在多数情况下伴随爆发抑制
0 ~ 10	接近深度昏迷

（二）注意事项

1. 药物相关性　在静脉麻醉药中，与异丙酚的浓度改变有良好的相关性，但同样不能使用到氯胺酮麻醉时的监测。

2. 体动反应相关性　CSI 与体动反应相关性差，不能预测伤害性刺激的体动反应。

三、麻醉趋势指数

麻醉趋势指数（narcotrend index，NI）变化来自于患者的脑部电信号，不会受患者额肌电的影响，因此可对患者全麻苏醒期意识恢复情况进行反映。通过监测仪器系统监视大脑的状态，记录和显示原始脑电图信号，经处理后，将脑电信号以 6 个阶段 15 个级别作为量化指标。即：A、B0 - 2、C0 - 2、D0 - 2、E0 - 2、F0 - 1，并同时显示 α、β、θ、δ 波的功率谱变化情况和趋势。

（一）评估方法

A 阶段表示清醒状态；B 阶段是浅镇静状态；C 是深镇静状态；D 是常规普通麻醉状态；E 是深度麻醉状态；F 是过度麻醉，脑点活动逐渐消失。为了应用方便，在此基础上形成了 NI 指数。具体 NTI 指数分类详见表 4 - 6。

表 4 - 6　Narcotrend 阶段与 NTI 指数表

Narcotrend 阶段	Narcotrend 指数
A	100 ~ 95
B0	94 ~ 90
B1	89 ~ 85
B2	84 ~ 80
C0	79 ~ 75
C1	74 ~ 70
C2	69 ~ 65
D0	64 ~ 57
D1	56 ~ 47
D2	46 ~ 37
E0	36 ~ 27
E1	26 ~ 20
E2	19 ~ 13
F0	12 ~ 5
F1	4 ~ 0

（二）注意事项

NI 指数和 BIS 指数相同，均可区分各个麻醉阶段，但存在其数值变化具有延迟性的不足，这使其对麻醉及清醒状态的预测性受到限制。同样，NTI 与丙泊酚作用良好，对阿片类药物无法监测。

四、意识指数

意识指数（index of consciousness，IOC），是反应大脑意识状态的一种新的镇静深度指数。它是利用意识水平对 β 波比率、EEG 抑制率及符合动力学通过数学运算所获得。

与 BIS 不同的是，IOC 使用的是符号动力学法计算，可以分开脑电图的线性和非线性，从而分离开脑电图与肌电图的数据，计算出脑电的频率范围在 30~42Hz。详见表 4-7。

表 4-7　IOC 与临床状态

IOC	临床状态
99	清醒
<80	镇静
<60	麻醉状态
<40	深度麻醉
0	等电位 EEG

五、听觉诱发电位指数

听觉诱发电位指数（AAI）是利用 ARX 数学方法从 MLAEP 中提取出来的一个指数，可作为麻醉深度的量化指标，直观简便地监测麻醉深度。它是通过耳机给予噪音刺激脑部对噪音的反应，以监测诱发脑电位。当麻醉达到手术要求时，听觉反应消失。

（一）评估方法

AII 与麻醉深度关系见表 4-8。

表 4-8　AAI 与麻醉深度关系表

AAI 数值	麻醉深度
60~100	正常清醒状态
40~60	嗜睡状态
30~40	浅麻醉状态
<30	临床麻醉状态
<10	深麻醉状态

（二）注意事项

AAI 的主要优点在于噪声范围较小，且对刺激的响应性较好，但不能预测患者对伤害性刺激的运动反应。另外，对有听力障碍的患者不适用。

六、警觉/镇静观察评定分级

警觉/镇静观察评定分级（observer's assessment of alferness/sedation，OAA/S）。由观察患者对呼叫姓名和推摇身体的反应程度、面部表情、眼部表现等评定。由于简单易行，临床上较为常用。详见表 4-9。

表 4-9　OAA/S 评分表

OAA/S 分级	临床表现
1 级	完全清醒，对正常呼名的应答反应正常
2 级	对正常呼名的应答反应迟钝
3 级	对正常呼名无应答反应，对反复大声呼名有应答反应
4 级	对反复大声呼名无应答反应，对轻拍身体才有应答反应
5 级	对拍身体无应答反应，但对伤害性刺激有应答反应。对伤害性刺激无反应为麻醉

七、格拉斯哥昏迷量表

格拉斯哥昏迷量表（GCS）由睁眼（E）、体动（M）和语言（V）三部分组成，每项包含不同等级，评为不同分值。总分 15 分，最低 3 分。按得分多少，评定其意识障碍程度。

（一）评估方法

格拉斯哥昏迷量表评估方法，详见表4-10。

表4-10 格拉斯哥昏迷评分

评分项目	反应	得分
睁眼反应	自然睁眼	4分
	呼唤睁眼	3分
	刺痛睁眼	2分
	对于刺激无反应	1分
言语反应	能准确回答时间、地点、人物等定向问题	5分
	能说话，但不能准确回答时间、地点、人物等定向问题	4分
	用字不当，但字义可辨	3分
	语言模糊不清，字义可辨	2分
	不语	1分
运动反应	可按指令动作	6分
	对疼痛刺激能定位	5分
	对疼痛刺激有肢体退缩反应	4分
	疼痛刺激时肢体过屈	3分
	疼痛刺激时肢体过伸	2分
	对疼痛刺激无反应	1分

（二）注意事项

（1）对患者的刺激应遵循由轻到重的原则，先呼唤、后轻拍肩膀、再推动肩膀、最后疼痛刺激，切忌一开始就给予疼痛刺激。

（2）禁止在下肢给予疼痛刺激，因易与脊髓反射的结果造成混淆。

（3）呼唤患者姓名时睁眼应判断为自主睁眼；呼唤姓名不睁眼而大声嘱患者睁眼时才睁眼，判断为呼唤睁眼。

（4）判断遵嘱和语言定向力时，所提问题应尽可能简单明确，如嘱患者握手、松手、询问患者姓名和年龄、询问患者现在何处。应避免问不易回答的复杂问题。

（5）评价时应记录观察到的最佳状态。

为 E _____ V _____ M _____，字母中间用数字表示。有人工气道的患者无法评价语言功能。应记录为"人工气道"（T）。眼部直接损伤、水肿或麻痹的患者无法评价睁眼动作，应记录为"闭眼"（C）。目前认为无论是否报告总分，报告每项的分数更重要。

（杜　泓）

第三节　残余肌松评估

肌肉松弛是临床麻醉状态的组成要素之一，使用肌肉松弛剂（以下简称肌松药），可以为气管插管提供条件、满足各类手术的要求、消除患者自主呼吸、避免出现人机对抗等，有利于手术操作和方便呼吸管理。术后呼吸肌功能恢复良好，才能保证安全地拔除气管内导管。

一、残余肌松的危害

麻醉后残余肌松是麻醉复苏室患者发生并发症和意外的主要原因之一。临床研究和数据库资料分析显示，残余肌松会导致术后早期发生低氧和呼吸道梗阻、肌无力不适感、患者麻醉复苏室滞留、气管导管拔除延迟及术后肺炎发生率升高等情况。资料显示，进入麻醉复苏室的全身麻醉患者中，约40%存在残余肌松。但是实际因残余肌松引发的临床不良事件仍较少，占1%~3%，所以有人认为术后患者可以耐受轻度残余肌松。事实上，有时也很难明确分清楚是残余肌松还是残余麻醉药物。

二、降低残余肌松作用危险性的方法

麻醉过程中，为降低残余肌松作用的危险性，可使用以下方式来避免。

（一）尽量避免使用长效肌松药

有研究结果表明，术中使用长效肌松药，术后残余肌松作用的发生率是使用中短效肌松药者的 3 ~ 4 倍。目前，临床上已较少使用长效肌松药，使用长效肌松药多数是在要求术后进行长时间机械通气的情况下进行。

（二）麻醉期间常规进行相关监测

有报道显示，麻醉期间应用标准的外周神经刺激器或加速度仪监测术中肌松程度，可以显著降低术后残余肌松作用的发生率；手术期间和拔管前监测加速度肌图可减少肌松残余作用的发生率。

（三）术中避免全部颤搐抑制

对于神经外科或眼科手术，术中一定要避免患者移动或呛咳，但在神经功能自然恢复开始前，不宜进行拮抗。

（四）常规使用拮抗剂

使用拮抗剂有出现如心动过缓、支气管痉挛、恶心、呕吐等副反应，所以也有选择性使用拮抗剂的观点存在：认为拮抗剂的不良反应比肌松药残余作用还要危险。但这种方法仍然会增加术后肌无力的危险，常规应用肌松拮抗剂更为安全可靠，选择拮抗时机非常重要。

三、残余肌松的评估

判断术后是否存在残余肌松，确定神经 – 肌肉功能恢复是十分重要的步骤。多年来，许多学者对残余肌松的主观和客观判断进行了深入研究。客观评定，即应用能记录或显示监测数据或图形的监测仪进行监测；主观评定，是根据临床体征的观察或感觉进行评定。

（一）肌松监测仪

根据神经 – 肌肉兴奋传递过程原理，神经传递功能（neuromuscular transmission，NMT）监测人为以神经刺激器刺激运动神经，使其产生冲动，检测效应部位肌纤维反应。再通过换能器，将肌肉收缩力转变为电信号，经微电脑放大、数字化处理后显示在屏幕上或打印记录，一旦检测到肌肉反应复合动作电位，会出现放大的信号。

目前临床所应用的肌松监测方法主要有四种：单次与强直刺激、四次成串刺激（TOF）、强直后计数（PTC）、双重爆发刺激（DBS）等。TOF 是应用得最为广泛的一种方法。它的具体使用方式为：连续给予四个波宽为 0.2 ~ 0.3ms、频率为 2Hz 的成串电刺激波，每组刺激持续时间为 2s，刺激间隔为 12s，记录肌颤搐强度，电流强度为 40 ~ 60mA。使用神经传递功能监测的手段评估肌肉松弛剂的神经肌肉阻滞性质与效能，称为肌松时效监测。

对于全麻术后患者而言，TOF 比值评定肌松药的残余作用敏感程度高，用以决定是否可以拔管。TOF 比值的临床意义，见表 4 – 11。

表 4 – 11   TOF 比值的临床意义

TOF 比值	临床意义
0.7	抬头 5s，伸舌，握力好
0.7 ~ 0.9	仍有吞咽无力、复视、咬肌无力等不适
<0.9	食道上端肌肉未完全恢复
≥0.9	"压舌板试验"良好，可认为基本无肌松残余

注：压舌板试验指 TOF < 0.7 时，患者咬不住压舌板，可拔出；TOF > 0.85 时，患者可以咬住压舌板。

（二）肌松恢复主观评价标准

在《肌肉松弛药合理应用的专家共识（2013年）》中提到的肌松药残留阻滞作用基本消除的临床体征有以下四点：①清醒、呛咳和吞咽反射恢复。②头能持续抬离枕头5s以上。③呼吸平稳、呼吸频率10～20次/min，最大吸气压≤ -50cmH$_2$O（4.9kPa）；④PETCO（呼吸末二氧化碳分压）和PaCO$_2$≤ 45mmHg（5.99kPa）。

另外，判断肌松状态，要根据患者是处于清醒还是嗜睡状态进行评估。具体标准见表4-12。

表4-12　肌松恢复评价标准

患者处于清醒状态	患者嗜睡
能按要求睁眼，无复视	吸气负压至少30cmH$_2$O
能持续伸舌有效吞咽	对神经刺激器反应到达到要求，包括保持对50Hz刺激强直反应5秒
持续抬头时间 >5秒	TOF >0.7，或完全外展的拇指抽搐无可见衰减
持续握拳有力	
能有效咳嗽	DBS：双短强直刺激；TOF：4个成串刺激
肺活量至少15mL/kg	
吸气负压至少30cmH$_2$O	

（三）肌力分级

1. 肌力评估方法　肌力，是指肌肉在收缩或紧张时所表现出来的能力，以肌肉最大兴奋时所能负荷的重量来表示。在评估术后患者残余肌松时，通过嘱患者握拳、抬头、抬手等动作，可了解患者肌力情况。临床上常用的手法肌力检查（manual muscle test，MMT），是检查者用自己的双手，根据现行标准，通过观察肢体主动运动的范围及感觉肌肉收缩的力量，来确定所检查肌肉或肌群的肌力是否正常及其等级的一种半定量检查方法。具体分级标准详见表4-13。

表4-13　手法肌力检查分级

分级	评定标准	评定结果
0级	受试肌肉完全无收缩	全瘫，肌力为正常肌力的0%
1级	仅肌肉收缩，不能完成肢体活动	微有收缩，肌力为正常肌力的10%
2级	肢体能在床上平行移动，但不能抵抗自身重力，即不能抬离床面	差，肌力为正常肌力的25%
3级	肢体可以克服地心引力，能抬离床面，但不能抵抗外加阻力	尚可，肌力为正常肌力的50%
4级	肌肉收缩能使肢体抵抗重力和部分外加阻力	良好，肌力为正常肌力的75%
5级	肌肉收缩能使肢体活动抵抗重力及充分抵抗外加阻力	正常，肌力为正常肌力的100%

2. 肌力评估注意事项

（1）判断患者意识，选择适当的时机测试肌力。

（2）采取正确的测试姿势以确保正确判断肌力的级别。

（3）尽可能在同一体位完成所需测试的肌力情况，以减少患者因不断变换体位带来的不便。

（4）中枢神经系统疾病和损伤所致的痉挛性瘫痪不宜进行徒手肌力测试。

（5）禁止在患肢测试。

（杜　泓）

第四节　疼痛评估

1979年国际疼痛研究会将疼痛定义为："疼痛是一种不愉快的感觉和情绪上的感受，伴随着现有的或潜在的组织损伤。"现在的麻醉过程中，术中和术后镇痛是一个重要的不可或缺的组成部分，其主要目标就是减少手术应激和干扰。2001年亚太地区疼痛论坛就提出：消除疼痛是患者的基本权利。通过十几年来的不断努力，现在越来越多的医护人员对患者疼痛更加重视，疼痛已成为"人类第五大生命体征"。控制疼痛已成为提高围术期医疗品质过程中的一项重要环节。

一、术后疼痛对机体的影响

手术后疼痛称为术后痛，是手术后立即发生的急性疼痛，是机体对疾病本身和手术创伤所导致的一种复杂反应，是临床上最常见、最需紧急处理的疼痛。疼痛对机体组织损伤有警示作用，可避免机体进一步受到损害，有利于受损组织的愈合，但严重的术后疼痛会造成一系列病理生理影响。据统计，75%以上的患者，术后都存在中、重度的疼痛。其疼痛特点为持续时间短，疼痛程度剧烈，造成患者心理和精神上的双重打击，对全身各系统器官均会造成严重影响，甚至危及患者生命。

（一）对心血管系统的影响

疼痛刺激可引起机体释放儿茶酚胺、醛固酮、皮质醇、抗利尿激素和肾素－血管紧张素这些内源性活性物质。这些激素将直接作用于心肌和血管平滑肌，并通过使体内水、钠潴留而间接增加心血管系统的负担。

（二）对呼吸系统的影响

进行胸腹部手术的患者，疼痛可引起患者的肌张力增加，导致肺顺应性下降，通气功能下降，出现术后肺不张，发生缺氧和二氧化碳蓄积，甚至呼吸功能衰竭。所以术后疼痛可延缓患者术后呼吸功能的恢复。

（三）对神经系统的影响

患者术后出现精神紧张、烦躁不安、哭闹，甚至发生虚脱、意识丧失，都与术后急性疼痛对中枢神经系统产生兴奋或抑制有关。

（四）对胃肠道及泌尿系统的影响

疼痛可反射性地抑制胃肠道功能。临床上表现为术后胃肠绞痛、腹胀、恶心、呕吐等不良反应。

（五）对泌尿系统的影响

术后膀胱平滑肌张力下降，可导致术后患者尿潴留。

（六）对凝血功能的影响

疼痛，会导致机体处于高凝状态，这是由于应激反应使血小板黏附功能增强，纤溶活性降低。对本身已存在凝血功能障碍、心脑血管疾病的患者极为不利，增加了血栓形成、脱落，造成心、脑血管意外的风险。

（七）对骨骼肌的影响

疼痛导致肌张力增加，发生肌肉痉挛，运动障碍，血栓发生概率大大增加。

除以上主要影响外，术后疼痛会对患者心理产生严重影响，出现失眠、焦虑等，对术后康复造成阻碍。

二、影响术后疼痛的因素

造成术后痛的主要因素有麻醉因素、手术因素及患者因素3个方面：

（一）麻醉因素

在麻醉状态下，药物使手术患者暂时不会有痛觉产生，但随着药物作用的消失，患者痛觉逐渐恢复。

（二）手术因素

术后疼痛与手术的种类、手术的部位和创伤的程度有关。按术后疼痛严重程度分：胸腹腔联合手术后疼痛程度最为严重，患者易并发肺部感染及肺不张；胸腔手术疼痛感也很强烈，因切口较长，有肋骨损伤，创伤大；其次为上腹部手术，因切口一般较大，手术操作涉及范围广，加之深呼吸或咳嗽时腹肌会受牵扯，患者常因疼痛不敢深呼吸甚至限制正常呼吸，不敢咳嗽咳痰；再次为四肢和体表手术后疼痛；头、颈部手术后疼痛最轻。

（三）患者因素

每个人对疼痛的感受和耐受程度各不相同，这与患者的年龄、性别、社会地位、文化程度、所处环境等方面因素有关。

1. 年龄　目前，研究证明，在胎儿晚期和新生儿期疼痛的感觉已经完整，在新生儿期，疼痛感觉就可以通过皮肤传入大脑皮层，感知伤害性刺激的信号；对于儿童而言，对疼痛的表达、疼痛的程度与成人是完全不同的，这种个人体验，会激起恐惧和愤怒的情绪。一般认为老年人因神经系统退变，痛阈提高，对疼痛不太敏感，但部分老年人对疼痛的敏感性也会增强，需要区别对待。

2. 性别　在性别方面，女性被认为比男性更能忍受疼痛，更易口头表达出对疼痛的反应。

3. 社会、文化程度　不同的社会文化背景使人对疼痛的感受和表达有所不同。例如，在推崇勇敢、忍耐精神的文化氛围中，人更善于耐受疼痛。同时，患者的文化、受教育程度也会影响其对疼痛的反应和表达。

4. 个人经历　个体早期的生活经验对疼痛的感受起着重要作用。例如不同父母对儿童发生的轻微创伤反应不一，有的大惊小怪，有的镇静如常，这种经年累月的影响，会使个体对疼痛产生的反应不同。另外，他人的疼痛经历也会带来一定影响，例如已进行完手术的患者所产生的疼痛，会对同病室将要做相同手术的患者带来恐惧心理，增强其疼痛敏感度。

5. 心理因素　性格外向、稳定的人，疼痛阈值较高，耐受力较强；内向、神经质的人，对疼痛较敏感，易受其他疼痛患者的暗示；消极的情绪，如恐惧、焦虑、悲伤、失望等，可以引起局部肌肉持续性收缩使疼痛加剧，而疼痛加剧又会使情绪进一步恶化；当注意力高度集中于其他事物时，疼痛可以减轻甚至消失。

6. 认知因素　对疼痛的认知可影响个人对疼痛的态度，影响一个人的思维及行为，甚至包括对疼痛的处理。这些行为可使其按计划正确用药，或做出释放疼痛感受、接受疼痛等行为。

7. 外力支持　专业人员、亲属等对患者的关爱，以及他们的知识、经验的传播，会给予患者在对待疼痛的态度上的有力支持。

因此，术后疼痛受多方面因素的影响，需给予生理、心理等各个层面的关心和帮助，才能使患者得到有效的治疗。

三、疼痛的评估

疼痛评估可采用多种方法来进行，但最可靠的方法仍是患者的主诉。客观评估只能以患者面部表情、语言反应、肢体动作等表现来评判，因此客观的疼痛评估是极为困难的。评估时，同时还要考虑到疼痛的病因、部位、性质、强度、持续时间等。

（一）数字等级评分法（numerical rating scale，NRS）

该方法最早由 Budzynski 和 Melzack 等提出，目前临床应用非常广泛，是术后疼痛患者最易使用的方法，是通过数字评估疼痛强度的一种直观的表达方法。它是用数字 0 ~ 10 的刻度表示疼痛强度，"0"为不痛，"10"为最剧烈疼痛，患者自行指出最能表达自己疼痛程度的数值。由于疼痛与睡眠的关系可反映出疼痛的强度，因此，4 分以下，代表疼痛完全不影响睡眠，为轻度疼痛；4 ~ 6 分，代表疼痛影响睡眠但仍可自然入睡，为中度疼痛；7 ~ 10 分为重度疼痛，说明疼痛严重影响睡眠，导致不能入睡或在睡眠中痛醒，只能依靠药物或其他方式帮助入眠（图 4 - 2）。

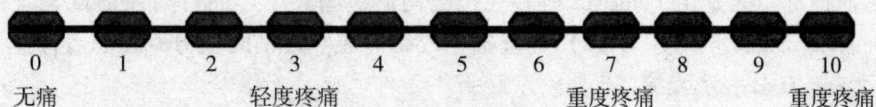

图 4 - 2　数字等级评分法（NRS）

与此类似的还有11点数字评分法（the 11 - point numeric rating scale，NRS - 11）和101点数字评分法（the 101 - point numeric rating scale，NRS - 101），在此不做过多介绍。

（二）视觉模拟评分法（visual analogue scale，VAS）

VAS是临床上常用的测痛方法，该方法应用"0~10"的标尺，0端代表无痛，10端代表最剧烈的疼痛，让患者根据疼痛强度标出相应的位置，医师读出相对应的疼痛评分。此方法一般应用于7岁以上人群，因其可以正确表达自身感受（图4-3）。

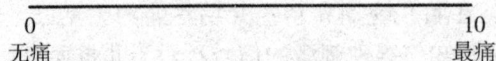

```
0                                          10
无痛                                        最痛
```

图4-3 视觉模拟评分法（VAS）

（三）语言等级描绘法（verbal rating scale，VRS）

通过文字描述，将疼痛的强度分为无痛、轻度、中度、重度和剧烈疼痛。

（四）长海痛尺

长海医院根据自己的临床经验及应用体会制定的一种疼痛量表，解决了NRS评估时随意性大和VRS评估时精确性差的问题（图4-4）。

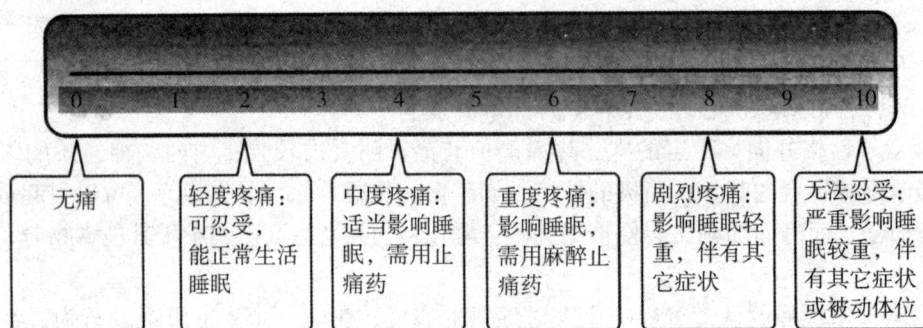

图4-4 长海痛尺

| 0 无痛 | 轻度疼痛：可忍受，能正常生活睡眠 | 中度疼痛：适当影响睡眠，需用止痛药 | 重度疼痛：影响睡眠，需用麻醉止痛药 | 剧烈疼痛：影响睡眠较重，伴有其它症状 | 无法忍受：严重影响睡眠较重，伴有其它症状或被动体位 |

（五）术后疼痛评分法（prince - henry评分法）

这是利用咳嗽和深呼吸的方式来评价疼痛的一种方法。具体分值代表：0分——咳嗽时无痛；1分——咳嗽时有疼痛，深呼吸时无痛；2分——深呼吸时疼痛，安静时无痛；3分——安静时微痛；4分——安静时剧痛。其优点是能评价从安静状态转至运动状态时的疼痛强度。

（六）wong - baker面部表情量表（wong - baker faces pain rating scale）

由6张从微笑或幸福直至流泪的不同表情的面部象形图组成。这种方法适用于交流困难，如儿童（3~5岁）、老年人、意识不清或不能用言语准确表达的患者（图4-5）。

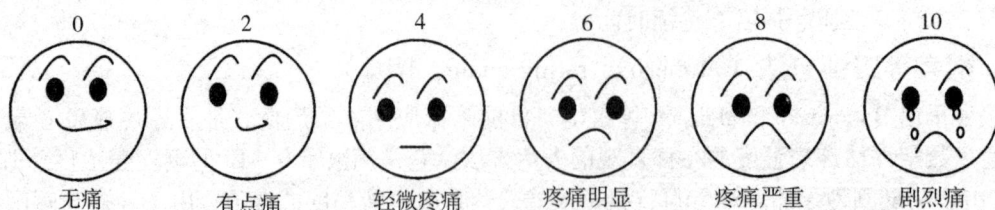

图4-5 Wong - Baker面部表情量表

（七）非言语性疼痛指标量表（the checklist of nonverbal pain indicators，CNPI）

非言语性疼痛指标量表是由Feldt KS等在亚拉巴马伯明翰大学疼痛行为评估量表（the University of Alabama Pain Behavior Scale，UAB - PBS）的基础上改编而成。评估时应分别在患者休息和活动时进行，总分在0~6分之间，0分表示无痛，6分表示最痛。

该表由6个与疼痛相关的项目组成，包括：发声（如叹息、呻吟等）、疼痛面容（如皱眉、牙关及嘴唇紧闭等）、用手抓身边的设备或患处、按摩患处、烦躁不安（如不断地变换姿势或体位）、主诉（如主诉疼痛）。

（八）交流障碍患者疼痛评估工具（non – communicative patient's pain assessment instrument, NOP PAIN）

交流障碍患者疼痛评估工具包括 4 个主要部分：①观察护理操作过程中患者有无疼痛出现，包括穿衣、翻身等 9 个护理操作。②有无疼痛相关行为，包括主诉有关疼痛的词语、表情、在活动时借助家具或其他设备支撑、呻吟或哭泣、按摩患处、烦躁不安 6 个方面。③疼痛部位、范围。④评估疼痛强度。

（九）重症监护疼痛观察工具（CPOT）

重症监护疼痛观察工具（CPOT）是专门针对机械通气患者的疼痛观察工具（表 4 – 14）。其总分为 0 ~ 8 分，评分大于 3 分为判定疼痛的截止值。机械通气患者是疼痛的高危人群，由于气管插管不能有效表达，疼痛常被忽视。有研究显示，超过 82% 的患者在转出 ICU 后能回忆与气管插管相关的痛苦经历，但当时未被发现且做处理。而未被发现的主要原因则是缺乏与此相关的客观评估工具。CPOT 是目前为数不多的较为适合机械通气患者使用的疼痛评估工具。

表 4 – 14　重症监护疼痛观察工具（CPOT）

指标	描述	表现	分值
面部表情	无肌肉紧张表现	自然，放松	0
	皱眉，眼轮匝肌紧固	紧张	1
	皱眉，眼轮匝肌紧固，眼睑紧闭	扮怪相	2
肢体运动	不动（并不表示不存在疼痛）	无运动	0
	缓慢谨慎运动，触摸或摩擦痛点，通过运动寻求关注	保护性体动	1
	拉拽管道，试图坐起，运动肢体/猛烈摆动，不遵从指令，攻击工作人员，试图下床	烦躁不安	2
肌肉紧张度	对被动运动无抵抗	放松	0
（通过被动弯曲和	对被动运动有抵抗	紧张，肌肉僵硬	1
伸展上肢来评估）	对被动运动做剧烈抵抗并不能将其完成	非常紧张僵硬	2
机械通气的	无报警发生，舒适接受机械通气	可耐受呼吸机或机械通气	0
顺应性	报警自动停止	呛咳，但可耐受	1
	与呼吸机不同步，机械通气被阻断，频繁报警	对抗呼吸机	2
语言发声	言语正常或不发声	言语正常或不发声	0
（拔管患者）	叹息呻吟	叹息呻吟	1
	喊叫，哭泣	喊叫，哭泣	2

（十）CRIES 量表

CRIES 量表（表 4 – 15）用于孕 32 周以上新生儿的术后疼痛评估。它包括 5 个指标：哭闹（cry）、吸氧使氧合达 95%（requirements of oxygen）、生命体征改变（increasing of vital signs）、表情（expression）、睡眠障碍（sleepless）。在评估时，生命体征测量在其他四项之后进行，以免惊醒患儿；睡眠障碍则是基于记录 1h 前的观察结果。

表 4 – 15　CRIES 量表

项目	0 分	1 分	2 分
哭闹	无	高调哭	高调哭但不可安抚
$SpO_2 > 95\%$ 所需氧浓度	无	$FiO_2 < 30\%$	$FiO_2 > 30\%$
生命体征的变化	HR 和 BP < 术前值	HR 或 BP 升高 < 术前值的 20%	HR 或 BP 升高 > 术前值的 20%

续　表

项目	0分	1分	2分
面部表情	无	愁眉苦脸	愁眉苦脸、呻吟
睡眠障碍	无	经常醒	一直清醒

（十一）FLACC 评分

FLACC（face legs activity cry consolability，FLACC）量表（表4-16）是一种主要用于2个月到7岁小儿术后疼痛评估的有效方法。FLACC总评最高分数为10分，每一项内容按0~2评分。使用此法评估时，需对小儿观察1~15min，若评分超过3分时应给予镇痛处理。

表4-16　FLACC 评分

项目	0	1	2
面部表情	微笑	偶尔皱眉、面部歪扭、淡漠	常下颚颤抖或紧咬
腿	放松体位	紧张、不安静	腿踢动
活动	静卧或活动自如	来回动	身体屈曲、僵直或急扭
哭	无	呻吟、呜咽、偶诉	持续哭、哭声大
安慰	无须安慰	轻拍可安慰	很难抚慰

四、疼痛评估的实施

定时疼痛评估，应作为术后镇痛治疗的一项常规工作，对患者的疼痛过程及时记录，便于对患者给予治疗和处理。一般对术后患者进行疼痛评估，要注意以下几点：

（1）对突发的剧烈疼痛，并伴有生命体征明显改变的，应立即评估。

（2）根据评估结果采取相应止痛措施。

（3）对每次药物治疗或干预方法后的效果再次评估；在疼痛未稳定得到控制时，应反复评估、治疗、再评估。

（4）原则上静脉给药后5~15min，口服给药后1h应再评估治疗效果。

（5）对于疼痛和治疗带来的不良反应应及时进行记录。

（沈　雯）

第五节　躁动评估

全麻苏醒期躁动（emergence agitation，EA），是指患者在全身麻醉苏醒期，出现以自限性激烈对抗为特征的持续精神障碍。表现为不按指令行动，发生程度不同的不自主运动，是手术麻醉后较为常见的一种临床现象。全麻苏醒期躁动危害较大，可引起患者心率增快、血压升高、手术创面及薄弱的脑血管破裂出血，也可发生因躁动而引起的安全事件，如非计划性拔管、坠床等。

因此，要对患者全麻苏醒期躁动进行预见性评估，分析原因，及时做出处理，防止意外伤害的发生。

一、引起全麻苏醒期躁动的相关因素

目前，对于全麻苏醒期躁动的病理生理机制和病因尚不清楚。但通过资料分析，一般认为主要由以下原因造成：

（一）药物影响

术前使用的东莨菪碱、阿托品，可导致患者出现术后定向障碍、躁动、谵妄；使用静脉麻醉诱导药物，如氯胺酮、依托咪酯、硫喷妥钠等，术后躁动发生率均较高；同时，吸入麻醉药物，如地氟醚、七氟醚、异氟醚、安氟醚和氟烷等，肌松药的残留作用，大剂量的催醒拮抗药物均易使患者出现躁动。

（二）年龄因素

全麻苏醒期躁动在小儿及年轻患者中发生率较高。

（三）手术部位、体位

行胸部及上腹部手术的患者可能因呼吸引起切口的剧烈疼痛，而出现全麻苏醒期躁动概率较高；颅脑手术后，出现短暂脑功能障碍，也可导致患者发生全麻苏醒期躁动。

肥胖或存在阻塞性通气功能障碍的术后患者，会因平躺感觉不适，为改变平卧的姿势，发生全麻苏醒期躁动。

（四）术后不良刺激

研究表明，疼痛是引起术后患者发生全麻苏醒期躁动的主要原因。其次，气管导管的刺激、各种引流管、导尿管引起的不适以及不适当的约束，也是诱因之一。患者的焦虑、不安更会加重躁动。

（五）生理功能紊乱

当任何原因导致患者出现血压过低、中度缺氧、高碳酸血症时，可产生意识模糊、定向障碍及躁动不安。

二、全麻苏醒期躁动的评估方法

为预防患者发生全麻苏醒期躁动，可及时采用有效的评估工具进行评估，并开展干预措施，防止不良安全事件的发生。

（一）镇静－躁动评分（sedation－agitation scale，SAS）

SAS 是目前评估成年患者镇静质量和深度最为有效和可靠的工具（表 4－17），同时也十分适合用于减少患者非计划性拔管的发生。该评分工具根据患者七项不同的行为对其意识和躁动程度进行评分，得分在 5~7 的患者，可判断为躁动患者。

表 4－17　Ricker 镇静－躁动评分（SAS）

分值	描述	定义
7	危险躁动	拉拽气管内插管，试图拔除各种导管，翻越窗栏，攻击医护人员，在床上辗转挣扎
6	非常躁动	需要保护性束缚并反复语言提示劝阻，咬气管插管
5	躁动	焦虑或身体躁动，经言语提示劝阻可安静
4	安静合作	安静，容易唤醒，服从指令
3	镇静	嗜睡，语言刺激或轻轻摇动可唤醒并能服从简单指令，但又迅速入睡
2	非常镇静	对躯体刺激有反应，不能交流及服从指令，有自主运动
1	不能唤醒	对恶性刺激无或仅有轻微反应，不能交流及服从指令

注：恶性刺激，指吸痰或用力按压眼眶、胸骨或甲床 5 秒钟。

（二）Richmond 躁动镇静评分（richmond agitation－sedation Scale，RASS）

依据患者临床行为进行评分，评分达到 +2 分即为躁动（表 4－18）。

表 4－18　RASS 躁动镇静评分表

分值	描述	定义
+4	有攻击性	有暴力行为
+3	非常躁动	试着拔出气管导管、胃管或静脉输液。
+2	躁动焦虑	身体激烈移动，无法配合呼吸机
+1	不安焦虑	焦虑紧张但身体只能轻微移动

分值	描述	定义
0	清醒平静	清醒自然状态
-1	昏昏欲睡	没有完全清醒，但可保持清醒超过十秒
-2	轻度镇静	无法维持清醒超过十秒
-3	中度镇静	对声音有反应
-4	重度镇静	对身体刺激有反应
-5	昏迷	对声音及身体刺激都无反应

（三）肌肉运动评分法（MAAS）

自 SAS 演化而来，通过 7 项指标来描述患者对刺激的行为反应，对危重症患者也有很好的可靠性和安全性（表 4 - 19）。

表 4 - 19　MAAS 评分表

分值	定义	描述
6	危险躁动	无外界刺激就有活动，不配合，拉扯气管插管及各种导管，在床上翻来覆去，攻击医务人员，试图翻越床栏，不能按要求安静下来
5	躁动	无外界刺激就有活动，试图坐起或将肢体伸出床沿，不能始终服从指令（如能按要求躺下，但很快又坐起来或将肢体伸出床沿）
4	烦躁但能配合	无外界刺激就有活动，摆弄床单或插管，不能盖好被子，能服从指令
3	安静、配合	无外界刺激就有活动，有目的地整理床单或衣服，能服从指令
2	触摸、叫姓名有反应	可睁眼、抬眉、向刺激方向转头，触摸或大声叫名字时有肢体运动
1	仅对恶性刺激有反应	可睁眼、抬眉、向刺激方向转头，恶性刺激时有肢体运动
0	无反应	恶性刺激时无运动

（四）躁动分级

躁动分级将躁动程度分为轻、中、重三个等级，具体临床指征见表 4 - 20。

表 4 - 20　躁动分级表

分级	指征
轻度	拔管前、后在吸痰等强刺激下发生躁动，一旦刺激停止或拔管后，言语安慰躁动即停止
中度	拔管前无刺激情况下发生躁动，拔管后意识欠清，言语安慰不能主动配合需制动
重度	需药物和物理方法制动

（五）儿童躁动分级

儿童躁动评估应与成人进行区别，主要通过哭闹予以判断，详见表 4 - 21。

表 4 - 21　儿童躁动分级表

分值	临床表现
1	睡眠
2	清醒，安静
3	激惹、哭闹
4	无法安慰、无法停止哭闹
5	严重躁动，定向障碍

全身麻醉手术后患者发生全麻苏醒期躁动只是暂时的，当出现不明原因的躁动时，不应该随意使用镇静剂。对于大多数患者，发生这种现象，是可以通过纠正内环境紊乱、恢复呼吸循环稳定和进行镇痛

治疗，而达到缓解躁动的效果的。另外，在等待患者完全清醒之前，可通过做好合理的约束工作，以保障患者安全。

（沈　雯）

第六节　麻醉复苏室压疮风险评估

压疮（pressure sore，pressure ulcer）也称压力性溃疡，是身体局部组织长期受压，血液循环障碍，组织营养缺乏，致使皮肤失去正常功能而引起的组织破损和坏死。临床上，对长期卧床患者压疮的研究比较深入和广泛，发展较为成熟。目前，越来越多的专家将目光投入到防治术中压疮（intraoperatively acquired pressure ulcer，IAPU）的对策研究中。麻醉复苏室作为手术室与病房的重要衔接枢纽，对术中压疮的早期发现、早期预防，对返回病房后对术中压疮的早期治疗，起着重要作用。

一、术中压疮的定义

术中压疮（intraoperatively acquired pressure ulcer，IAPU）是指在手术过程中发生的皮肤损伤，为急性压疮，是以压力为主、多种危险因素综合作用的结果。

手术创伤患者是急性压疮发生的高危人群。一般认为患者在术中受压部位于术后几个小时至6d内发生的组织损伤表现为压疮，而且以术后1~3d最为多见。也有观点认为术中急性压疮是指手术结束时立即发生的皮肤损伤。

目前关于术中压疮发病率的报道数据有：全科手术9.5%、俯卧位手术9.28%、心脏直视手术17.27%、肝移植手术15.1%；其他手术即使在前期进行了干预措施，其术中压疮的发生还是占有一定比率，如骨科大手术11.82%、妇科腔镜截石位16.67%、股骨近端髓内钉（PFN）70.0%、耳部手术3.1%等。

二、术中压疮的特点及好发部位

对术中压疮的发生有着不同的报道。部分压疮在术后立即出现，可在数小时内由Ⅰ期、Ⅱ期压疮迅速发展成Ⅲ期、Ⅳ期压疮；但部分压疮在术后1d内消退，未消退的压疮在观察期内虽仍存在，但未进行性发展。

多数术中压疮表现为受压部位在术后1~2d出现红斑，如未及时进行干预，可由红斑迅速转变为瘀斑，类似皮肤青紫或深色皮肤变色。随着组织损伤发展至Ⅱ期，可出现水疱或皮肤剥脱，在初期组织损伤后2~6d，发生组织坏死。

数据显示，所有压疮均在术后5d内出现，有18.9%~31%的患者术后可立即观察到皮肤压红，其中30%~50%发展成为压疮；所有Ⅱ期及以上的压疮均由Ⅰ期压疮发展而来；60.0%~70.6%的压疮患者术后当天能观察到皮肤异常，22%~25%的患者则是在术后第1d出现。

压疮的发生部位以骶尾部及术中体位的身体受压点为高发部位。

三、术中压疮的形成因素

压力、摩擦力和剪切力仍是术中压疮的形成原因，但其他危险因素也有重要作用。

（一）术前营养状况

调查发现，术前营养状况与术后压疮的发生关系密切。综合多篇报道得出有统计学意义的指标为：年龄、体重、BMI、血清总蛋白、血清白蛋白、血红蛋白、淋巴细胞总数、血糖浓度、尿素氮等。

（二）既往史

资料显示，术前有糖尿病史、吸烟史、压疮史、服用大剂量消炎药等因素均与压疮发生有密切关联。

（三）术中影响因素

术中影响因素可能包括手术类型，手术时间，体位，定位器、牵引器的使用，手术床垫，术中加温，皮肤潮湿，术中用药，血流动力学改变等；手术和麻醉持续时间的不同对患者压疮发生率的差异有统计学意义。数据显示，手术时间大于 2.5h 是压疮危险指数；手术时间大于 4h，每延长 30min 会使压疮发生率增加 33%。术中低氧、低血压、低体温、出血等也是导致术中压疮发生的重要影响因素。

（四）术后影响因素

术后体温升高会使机体代谢增加，降低缺血损伤组织的耐受力。首次下床时间也十分关键，越晚下床活动，压疮发生率越高。另外，术后患者意识情况、生命体征变化、血管活性药物的应用、患者心理因素等也与压疮的发生有关。

四、术中压疮的评估

对手术患者进行压疮评估是预防术中压疮发生的重要步骤，应用工具为压疮危险因素评估量表（risk assessment scale，RAS）。

目前，广泛被应用的 RAS 主要有四种：Norton 评分表、Braden 和 Braden 修订版评分表、Waterlow 危险因素评估表、Anderson 危险指标记分法。除 Waterlow 危险因素评估表中涉及手术时间、大手术（腰以下创伤、脊柱创伤）两个手术要素外，其他评估表都是主要用于评估住院卧床患者、老年人的，因此，不能较好地评估手术患者压疮风险。

现阶段，一些自行设计的急性压疮危险因素评估量表被报道，在此略做介绍，仅供参考。

（一）急性压疮危险因素评估量表

吴勤等自行设计的急性压疮危险因素评估量表，根据严重创伤后病情的特点，综合国内外各家观点，以 APACHE Ⅱ 评分系统为基础，将急性压疮危险因素评估量表制定出 11 项指标，每项指标分分 5 个等级，分值累计越高，急性压疮发生危险越大。各项相关因素评估分值累计大于等于 14 分时，视该患者为急性压疮发生的高危人群。应用该量表对 110 例体外循环下心脏直视手术患者进行压疮风险预测，并进行相关性分析。结果显示，量表中 11 个因素均与急性压疮发生有密切关系，说明对预测心脏直视手术患者术中急性压疮发生风险有应用价值。详见表 4-22。

表 4-22　急性压疮相关因素评估标准

生理学参数	评估得分标准（分）				
	0	1	2	3	4
年龄（岁）	-	<20	20~30	30~40	>40
体型	正常	-	肥胖	消瘦	恶病质状
营养状态	良好	-	轻度不良	中度不良	重度不良
意识状态	清醒	-	嗜睡	昏睡	昏迷
肛温（℃）	36.0~38.4	34.0~35.9	32.0~33.9	30.0~31.9	≤29.9
	-	38.5~38.9		39.0~40.9	≥41.0
心率（次/分）	70~109		55~69	40~54	≤39
			110~139	140~179	≥180
呼吸频率（次/分）	12~24	10~11	6~9	35~49	≤5
	-	25~34			≥50
平均动脉压（kPa）	9.3~14.5		6.7~9.2	17.3~21.1	≤6.5
	-		14.7~17.2		≥21.3
动脉氧分压（kPa）	>9.3	8.1~9.3	-	7.3~8.0	<7.3

续 表

生理学参数	评估得分标准（分）				
	0	1	2	3	4
血管活性药 [μg/（kg·min）]	–	1～2	2～10	11～29	≥30
红细胞压积（%）	30.0～45.9	46.0～49.9	20.0～29.9	–	<20.0
			50.0～59.9		≥60.0

（二）3S 术中压疮高危因素评估表

马琼、高兴莲等设计的 3S 术中压疮高危因素评估表，取义为 shou（手）、shu（术）、shi（室）的字头和 strict、safe、satisfactory 组合。结合术中患者存在的客观问题，从 10 个维度、4 个等级进行评估。通过对 186 例患者的对照研究，得出该表可以有效降低术中压疮发生率的结论。详见表 4－23。

表 4－23 3S 术中压疮高危因素评估表

项目	评价得分（分）			
	4	3	2	1
麻醉方式	局部麻醉	神经阻滞麻醉	椎管内麻醉	全身麻醉
预估手术时间	<1 小时	1～3 小时	3～5 小时	>5 小时
手术体位	仰卧位	侧卧位	截石位	俯卧位
年龄	7～50 岁	50～65 岁	65～80 岁	≤6 岁或≥80 岁
身高体重比	标准	偏重/瘦	肥胖/消瘦	过于肥胖/消瘦
全身皮肤情况	好	一般	较差	很差
全身皮肤弹性	弹性好	轻度水肿	中度水肿	重度水肿
易受压部位皮肤情况	完好	红斑和（或）潮湿	瘀斑和（或）水疱	破损
体温	36.6～37.2℃	37.2～37.7℃	37.7～38.3℃	>38.3℃或<36.6℃
预计术中将施加摩擦力和剪切力	无	无明显问题	有潜在风险	有

对术中压疮的评估，目前仍未得出权威结论，需要进一步对大样本的数据进行收集和分析，并通过长期、广泛的应用和验证后，总结出更加科学、准确、合理的评估工具。

五、常用压疮评估工具

除以上介绍的两种术中压疮评价工具外，下面对临床上使用的经典压疮评估工具进行说明。

（一）Norton 压疮危险因素评分表

Norton 压疮危险因素评分表（表 4－24）分 5 项指标，每项累计，得出总分。评分小于等于 14 分属于压疮高风险人群，应给与干预措施，随着分值降低危险性相应增加。评分小于 12 分为高危，3d 复评一次；12～14 分为中高危，7d 复评一次。此表特别适用于评估老年患者。5 个指标参数中以大小便失禁评分指标性最好。

表 4－24 Norton 压疮危险因素评分表

评估内容	分值			
	4	3	2	1
身体状况	好	一般	不好	极差
精神状况	思维敏捷	无动于衷	不合逻辑	昏迷
活动能力	可以走动	帮助下可以走动	坐轮椅	卧床

评估内容	分值			
	4	3	2	1
灵活程度	行动自如	轻微受限	非常受限	不能活动
失禁情况	无失禁	偶有失禁	常常失禁	完全大小便失禁

（二）Braden 预测压疮风险评分表

Braden 预测压疮风险评分表（表4-25）中6项指标，累计总分15~18分为低危人群；13~14分中危；10~12分高危；小于等于9分极高危。分值越低，说明病情越重，发生压疮危险因素越高。

表4-25 Braden 预测压疮风险评分表

项目	分值			
	4	3	2	1
活动	经常步行	偶尔步行	局限于床上	卧床不起
活动能力	不受限制	轻度受限	严重受限	完全不能
摩擦力剪切力	无	无明显问题	有潜在危险	无
感觉	未受损害	轻度丧失	严重丧失	完全丧失
潮湿	很少发生	偶尔发生	非常潮湿	持久潮湿
营养	良好	适当	不足	恶劣

（三）Waterlow 危险因素评估表

Waterlow 回顾分析了压疮发生的内在因素，这些因素与压疮病因学及发病机制有关。因此，Waterlow 危险因素评估表（表4-26）将诺顿评分中没有提到的、与重症患者相关的因素，如疼痛、营养、心排血量减少和麻醉等加入进来。Waterlow 危险因素评估表，如果评分大于等于10，则患者有发生压疮的危险，建议采用预防措施。

表4-26 Waterlow 危险因素评估表

指标	表现	得分
体型	低于中等	3
	肥胖	2
	超过中等	1
	中等	0
皮肤类型	破溃	3
	颜色异常	2
	薄如纸/干燥/水肿/潮湿	1
	健康	0
性别和年龄（岁）	>81	5
	75~80	4
	65~74	3
	女 50~64	2
	男 14~49	1
控便能力	大小便失禁	3
	大便失禁	2
	小便失禁	1
	完全控制/导尿	0

续　表

指标		表现	得分
	运动能力	无法动弹	5
		迟钝	4
		限制	3
		懒动	2
		烦躁	1
		自由活动	0
	食欲	禁食/厌食	3
		鼻胃管/流质	2
		差	1
		正常	0
	组织营养状况	恶病质	8
		心衰	5
		外周血管病	5
		贫血	2
		吸烟	1
特殊因素	神经系统缺陷	糖尿病/多发性硬化症	4~6
		运动/感觉神经障碍	4~6
		脑血管意外	4~6
		硬膜外麻醉/截瘫	4~6
	大手术或创伤	手术时间>6 小时	8
		手术时间>2 小时	5
		骨/脊柱手术	5
	药物	细胞毒性药物、长期大剂量类固醇、抗生素	4

　　压疮预防是一项重要的工作，选择正确的评估工具是采取下一步措施的先决条件。麻醉复苏室患者虽然在此期间停留时间短暂，但在预防压疮的问题上，应引起麻醉复苏室护士的足够重视。

（沈　雯）

第五章

妇科疾病护理

第一节　外阴炎

一、概述

外阴部皮肤或前庭部黏膜发炎，称为外阴炎。由于外阴部位暴露于外，又与尿道、肛门、阴道邻近，因此外阴较易发生炎症。外阴炎可发生于任何年龄的女性，多发生于大、小阴唇。外阴炎以非特异性外阴炎多见。

二、病因

（1）外阴与尿道、肛门临近，经常受到经血、阴道分泌物、尿液、粪便的刺激，若不注意皮肤清洁易引起外阴炎。

（2）糖尿病患者糖尿的刺激、粪瘘患者粪便的刺激以及尿瘘患者尿液的长期浸渍等。

（3）穿紧身化纤内裤，导致局部通透性差，局部潮湿以及经期使用卫生巾的刺激，均可引起非特异性外阴炎。

（4）营养不良可使皮肤抵抗力低下，易受细菌的侵袭，也可发生本病。

三、护理评估

1. 健康史　重点评估患者年龄；平时卫生习惯；内裤材质及松紧度；是否应用抗生素及雌激素治疗；是否患有糖尿病、老年性疾病或慢性病等；育龄妇女应了解其采用的避孕措施及此次疾病症状等。

2. 临床表现　外阴皮肤瘙痒、疼痛、烧灼感，于活动、性交、排尿、排便时加重。检查见局部充血、肿胀、糜烂，常有抓痕，严重者形成溃疡或湿疹。慢性炎症可使皮肤增厚、粗糙、皲裂，甚至苔藓样变。严重时腹股沟淋巴结肿大且有压痛，体温升高，白细胞数量增多。糖尿病性外阴炎常表现为皮肤变厚，色红或呈棕色，有抓痕，因为尿糖是良好的培养基而常并发假丝酵母菌感染。幼儿性外阴炎还可发生两侧小阴唇粘连，覆盖阴道口甚至尿道口。

3. 辅助检查　取外阴处分泌物做细菌培养，寻找致病菌。

4. 心理 - 社会评估　评估出现外阴瘙痒症状后对患者生活有无影响，以及影响程度；患者就医的情况及是否为此产生心理负担。

5. 治疗原则

（1）病因治疗：积极寻找病因，若发现糖尿病应积极治疗糖尿病，若有尿瘘、粪瘘，应及时行修补术。

（2）局部治疗：可用 1 ∶ 5 000 高锰酸钾液坐浴，每日 2 次，每次 15～20min。若有破溃涂抗生素软膏或局部涂擦 40% 紫草油。此外，可选用中药苦参、蛇床子、白癣皮、土茯苓、黄柏各 15g，川椒

6g，水煎熏洗外阴部，每日 1~2 次。急性期可选用微波或红外线局部物理治疗。

四、护理诊断和医护合作性问题

1. 皮肤黏膜完整性受损　与炎症引起的外阴皮肤黏膜充血，破损有关。
2. 舒适的改变　与皮肤瘙痒、烧灼感有关。
3. 知识缺乏　缺乏疾病及其防护知识。

五、计划与实施

1. 预期目标

（1）患者能正确使用药物，避免皮肤抓伤，皮损范围不增大。

（2）患者症状在最短时间内解除或减轻，舒适感增强。

（3）患者了解疾病有关的知识及防护措施。

2. 护理措施

（1）告知患者坐浴的方法：取高锰酸钾放入清洁容器内加温开水配成 1：5 000 的溶液，配制好的溶液呈淡玫瑰红色。每次坐浴 20min，每日 2 次。坐浴时，整个会阴部应全部浸入溶液中，月经期间停止坐浴。

（2）应积极协助医生寻找病因，进行外阴处分泌物检查，必要时进行血糖或尿糖检查。

（3）指导患者遵医嘱正确使用药物，将剂量、使用方法向患者解释清楚。

（4）告知患者按医生要求进行复诊，治疗期间如出现新的症状或症状加重应及时就诊。

3. 健康指导

（1）保持外阴部清洁干燥，严禁穿化纤及过紧内裤，穿纯棉内裤并每日更换。

（2）做好经期、孕期、分娩期及产褥期卫生护理。发现过敏性用物后立即停止使用。

（3）饮食注意勿饮酒或辛辣食物，增加新鲜蔬菜和水果的摄入。

（4）严禁搔抓局部，勿热水烫洗和用刺激性药物或肥皂擦洗外阴。

（5）配制高锰酸钾溶液时，浓度不可过高，防止灼伤局部皮肤。

六、护理评价

患者在治疗期间能够按医嘱使用药物，症状减轻。患者了解与外阴炎相关知识及防护措施。

（刘志勤）

第二节　阴道炎

一、滴虫阴道炎

（一）概述

滴虫阴道炎是由阴道毛滴虫感染而引起的阴道炎症，是临床上常见的阴道炎。

（二）病因

阴道毛滴虫适宜在温度为 25~40℃、pH 值为 5.2~6.6 的潮湿环境中生长，在 pH 5 以下或 7.5 以上的环境中不能生长。滴虫的生活史简单，只有滋养体而无包囊期，滋养体活力较强，能在 3~5℃的环境中生存 21d；在 46℃时生存 20~60min；在半干燥环境中约生存 10h；在普通肥皂水中也能生存 45~120min。阴道毛滴虫呈梨形，后端尖，大小为多核白细胞的 2~3 倍。虫体顶端有 4 根鞭毛，体部有波动膜，后端有轴柱凸出。活的滴虫透明无色，呈水滴状，诸鞭毛随波动膜的波动而摆动。

滴虫有嗜血及耐碱的特性。隐藏在腺体及阴道皱襞中的滴虫，在月经前、后，阴道 pH 发生变化时得以繁殖，引起炎症的发作。阴道毛滴虫能消耗或吞噬阴道上皮细胞内的糖原，阻碍乳酸生成，使阴道内 pH 值升高。滴虫不仅寄生于阴道，还常侵入尿道或尿道旁腺，甚至膀胱、肾盂以及男性的包皮皱褶、尿道或前列腺中。

临床上，滴虫阴道炎往往与其他阴道炎并存，多并发细菌性阴道病。

（三）发病机制与传染方式

1. 发病机制　滴虫主要是通过其表面的凝集素及半胱氨酸蛋白酶黏附于阴道上皮细胞，进而经阿米巴样运动的机械损伤以及分泌物的蛋白水解酶、蛋白溶解酶的细胞毒作用，共同损伤上皮细胞，并诱导炎症介质的产生，最后导致上皮细胞溶解、脱落，局部炎症发生。

2. 传染方式　①经性交直接传播：与女性患者有一次非保护性交后，约 70% 男性发生感染，通过性交男性传给女性的概率更高。由于男性感染后常无症状，因此易成为感染源。②经公共浴池、浴盆、浴巾、游泳池、坐式便器、衣物等间接传播。③医源性传播：通过污染的器械及敷料传播。

（四）护理评估

1. 健康史　询问患者的年龄，可能的发病原因。了解患者个人卫生及月经期卫生保健情况，以及症状与月经的关系。了解其性伙伴有无滴虫感染，发病前是否到公共浴池或游泳池等。

2. 临床表现

（1）潜伏期：4~28d。

（2）症状：有 25%~50% 患者在感染初期无症状，其中 1/3 在感染 6 个月内出现症状，症状的轻重取决于局部免疫因素、滴虫数量多少及毒力强弱。滴虫阴道炎的主要症状是阴道分泌物增加及外阴瘙痒，分泌物为稀薄的泡沫状，黄绿色有臭味。瘙痒部位主要为阴道口及外阴，间或有灼热、疼痛、性交痛等。若尿道口有感染，可有尿频、尿痛，有时可见血尿。阴道毛滴虫能吞噬精子，并能阻碍乳酸生成，影响精子在阴道内存活，可致不孕。

（3）体征：检查时见阴道黏膜充血，严重者有散在出血斑点，甚至宫颈有出血点，形成"草莓样"宫颈。后穹隆有大量白带，呈灰黄色、黄白色稀薄液体或黄绿色脓性分泌物，常呈泡沫状。带虫者阴道黏膜常无异常改变。

3. 辅助检查　在阴道分泌物中找到滴虫即可确诊。生理盐水悬滴法是进行阴道毛滴虫检查最简便的方法。具体方法是：在载玻片上加温生理盐水 1 小滴，于阴道后穹隆处取少许分泌物混于生理盐水中，立即在低倍光镜下寻找滴虫。显微镜下可见到波状运动的滴虫及增多的白细胞被推移。此方法敏感性为 60%~70%。对可疑但多次未能发现滴虫的患者，可取阴道分泌物进行培养，其准确率可达 98%。取阴道分泌物送检时应注意及时和保暖，并且在取分泌物前 24~48h 避免性交、阴道灌洗及局部用药，取分泌物时应注意不要使用润滑剂等。

目前，检查阴道毛滴虫还可用聚合酶链反应，其敏感性为 90%，特异性为 99.8%。

4. 社会-心理评估　评估患者的心理状况，了解患者是否会因害羞不愿到医院就诊。同时评估影响治疗效果的心理压力和反复发作造成的苦恼，以及家属对患者的理解和配合。

5. 治疗原则　由于阴道毛滴虫可同时感染尿道、尿道旁腺、前庭大腺，因此，滴虫阴道炎患者需要全身用药，主要治疗的药物为甲硝唑和替硝唑。

（1）全身用药方法：初次治疗可单次口服甲硝唑 2g 或替硝唑 2g。也可选用甲硝唑 400mg，每日 2 次，7d 为一个疗程；或用替硝唑 500mg，每日 2 次，7d 为一个疗程。女性患者口服药物治疗治愈率为 82%~89%，若性伴侣同时治疗，治愈率可达 95%。患者服药后偶见胃肠道反应，如食欲减退、恶心、呕吐。此外，偶见头痛、皮疹、白细胞数量减少等，一旦发现应停药。

（2）局部用药：不能耐受口服药物治疗的患者可以选用阴道局部用药。但单独阴道用药的效果不如全身用药好。局部可选用甲硝唑阴道泡腾片 200mg，每晚 1 次，连用 7d。局部用药的有效率低于 50%。局部用药前，可先用 1% 乳酸液或 0.1%~0.5% 醋酸液冲洗阴道，改善阴道内环境，以提高疗效。

（五）护理诊断和医护合作性问题

1. 舒适的改变 与阴部瘙痒及白带增多有关。

2. 自我形象紊乱 与阴道分泌物异味有关。

3. 排尿异常 与尿道口感染有关。

4. 性生活型态改变 与炎症引起性交痛，治疗期间禁性生活有关。

（六）计划与实施

1. 预期目标

（1）患者在最短时间内解除或减轻症状，舒适感增强。

（2）经过积极治疗和护理，患者阴道分泌物增多及有异味的症状减轻。

（3）患者能积极配合治疗，相应症状得到缓解。

（4）患者了解治疗期间禁性生活的重要性。

2. 护理措施

（1）指导患者注意个人卫生，保持外阴部清洁、干燥，尽量避免搔抓外阴部，以免局部皮肤损伤加重症状。

（2）向患者讲解易感因素和传播途径，特别是要到正规的浴池和游泳池等场所活动。

（3）治疗期间禁止性生活：服用甲硝唑或替硝唑期间及停药24h内要禁酒，因药物与乙醇结合可出现皮肤潮红、呕吐、腹痛、腹泻等反应。甲硝唑能通过乳汁排泄，因此，哺乳期妇女用药期间及用药后24h内不能哺乳。

（4）性伴侣治疗：滴虫阴道炎主要是由性交传播，性伴侣应同时治疗，治疗期间禁止性生活。

（5）观察用药反应：患者口服甲硝唑后如出现食欲减退、恶心、呕吐，以及头痛、皮疹、白细胞数量减少等，应及时告知医生并停药。

（6）留取阴道分泌物送检时，应注意及时和保暖：告知患者在取分泌物前24～48h避免性交、阴道灌洗及局部用药，取分泌物时应注意不要使用润滑剂等。

3. 健康指导

（1）预防措施：做好卫生宣传，积极开展普查普治工作，消灭传染源。严格管理制度，应禁止滴虫患者或带虫者进入游泳池。浴盆、浴巾等用具应消毒。医疗单位必须做好消毒隔离，防止交叉感染。

（2）治疗中注意事项：患病期间应每日更换内裤，内裤及洗涤用毛巾应用开水煮沸消毒5～10min，以消灭病原体。洗浴用具应注意专人使用，以免交叉感染。

（3）随访：部分滴虫阴道炎治疗后可发生再次感染或与月经后复发，治疗后应随访到症状消失。告知患者如治疗7d后症状仍持续存在应及时复诊。

（4）治愈标准：滴虫阴道炎常于月经后复发，应向患者解释检查治疗的重要性，防止复发。复查阴道分泌物时，应选择在月经干净后来院复诊。若经3次检查阴道分泌物为阴性时，为治愈。

（七）护理评价

患者了解滴虫阴道炎的相关知识及预防措施。治疗期间能够按医生的方案坚持用药，并按时复诊，使疾病得到彻底治愈。

二、外阴阴道假丝酵母菌病

（一）概述

外阴阴道假丝酵母菌病（VVC）由假丝酵母菌引起的一种常见的外阴阴道炎，曾被称为外阴阴道念珠菌病。外阴阴道假丝酵母菌病发病率较高，据资料显示，约75%的妇女一生中至少患过一次VVC，其中40%～50%的妇女经历过一次复发。

（二）病因

引起外阴阴道假丝酵母菌病的病原体80%～90%为白假丝酵母菌，10%～20%为光滑假丝酵母菌、近平滑假丝酵母菌及热带假丝酵母菌等。该菌对热的抵抗力不强，加热至60℃ 1h 即可死亡，但对干燥、日光、紫外线及化学制剂有较强的抵抗力。酸性环境适宜假丝酵母菌的生长，有假丝酵母菌感染的阴道 pH 值多在4.0~4.7之间，通常小于4.5。

白假丝酵母菌为条件致病菌，10%~20%的非孕妇女及30%孕妇阴道中有此菌寄生，但菌量很少，并不引起症状。但当全身及阴道局部免疫力下降，尤其是局部免疫力下降时，病原体大量繁殖而引发阴道炎。常见的诱发因素有妊娠、糖尿病、大量应用免疫抑制剂及广谱抗生素。妊娠时机体免疫力下降，雌激素水平高，阴道组织内糖原增加，酸度增高，有利于假丝酵母菌生长。此外，雌激素可与假丝酵母菌表面的激素受体结合，促进阴道黏附及假菌丝形成。糖尿病患者机体免疫力下降，阴道内糖原增加，适合假丝酵母菌繁殖。大量应用免疫抑制剂使机体抵抗力降低。长期应用广谱抗生素，改变了阴道内病原体的平衡，尤其是抑制了乳杆菌的生长。其他诱因有胃肠道假丝酵母菌、含高剂量雌激素的避孕药，另外，穿紧身化纤内裤及肥胖会使会阴局部温度及湿度增加，假丝酵母菌易于繁殖而引起感染发生。

（三）发病机制与传染方式

1. 发病机制　假丝酵母菌在阴道内寄居以致形成炎症，要经过黏附、形成菌丝、释放侵袭性酶类等过程。假丝酵母菌通过菌体表面的糖蛋白与阴道宿主细胞的糖蛋白受体结合，黏附宿主细胞，然后菌体出芽形成芽管和假菌丝，菌丝可穿透阴道鳞状上皮吸收营养，假丝酵母菌进而大量繁殖。假丝酵母菌生长过程中，分泌多种蛋白水解酶并可激活补体旁路途径，产生补体趋化因子和过敏毒素，导致局部血管扩张、通透性增强和炎性反应。

2. 传染方式　①内源性传染：假丝酵母菌除寄生阴道外，还可寄生于人的口腔、肠道，这三个部位的念珠菌可互相传染，当局部环境条件适合时易发病。②性交传染：少部分患者可通过性交直接传染。③间接传染：极少数患者是接触感染的衣物间接传染。

（四）护理评估

1. 健康史　评估患者有无诱发因素存在，如妊娠、糖尿病、长期应用激素或抗生素或免疫抑制剂等情况，以及发病后的治疗情况，是否为初次发病。

2. 临床表现　主要表现为外阴瘙痒、灼痛，严重时坐卧不宁，异常痛苦，还可伴有尿频、尿痛及性交痛。急性期白带增多，白带特征是白色稠厚呈凝乳或豆渣样。检查见外阴抓痕，小阴唇内侧及阴道黏膜附有白色膜状物，擦除后露出红肿黏膜面，急性期还可能见到糜烂及浅表溃疡。

由于患者的流行情况、临床表现轻重不一，感染的假丝酵母菌菌株、宿主情况不同，对治疗的反应有差别。为利于治疗及比较治疗效果，目前将外阴阴道假丝酵母菌病根据宿主情况、发生频率、临床表现及真菌种类不同分为单纯性外阴阴道假丝酵母菌病和复杂性外阴阴道假丝酵母菌病。具体分类方法如表5-1。

表5-1　外阴阴道假丝酵母菌病的临床分类

	单纯性 VVC	复杂性 VVC
发生频率	散发或非经常发生	复发性
临床表现	轻到中度	重度
真菌种类	白假丝酵母菌	非白假丝酵母菌
宿主情况	免疫功能正常	免疫力低下或应用免疫抑制剂或糖尿病、妊娠

3. 辅助检查

（1）悬滴法检查：将10%氢氧化钾或生理盐水1滴滴于玻片上，取少许阴道分泌物混于其中，混匀后在显微镜下寻找孢子和假菌丝。由于10%氢氧化钾可溶解其他细胞成分，假丝酵母菌检出率高于生理盐水，阳性率为70%~80%。

（2）培养法检查：若有症状而多次悬滴法检查均为阴性，可用培养法。将阴道分泌物少许放入培养管内培养，结果（＋）确诊。

（3）pH值测定：若pH<4.5，可能为单纯性假丝酵母菌感染，若pH>4.5，并且涂片中有大量白细胞，可能存在混合感染。

4. 心理－社会评估　外阴阴道假丝酵母菌病患者由于自觉症状较重，严重影响其日常生活和学习，特别是影响患者入睡，多会出现焦虑和烦躁情绪，因此，护理人员应着重评估患者的心理反应，了解其对于疾病和治疗有无顾虑，特别是需停用激素和抗生素的患者要做好解释工作，以便积极配合治疗。

5. 治疗原则

（1）消除诱因：若有糖尿病应积极治疗；及时停用广谱抗生素、雌激素、类固醇激素。

（2）局部用药：单纯性VVC可选用以下药物进行局部治疗：①咪康唑栓剂：每晚1粒（200mg），连用7d，或每晚1粒（400mg），连用3d。②克霉唑栓剂或片剂：每晚1粒（150mg）或1片（250mg），连用7d或每日早晚各1粒（150mg），连用3d，或1粒（500mg），单次用药。③制霉菌素栓剂：每晚1粒（10万U），连用10~14d。复杂性VVC局部用药选择与单纯性VVC基本相同，均可适当延长治疗时间。

（3）全身用药：单纯性VVC也可选用口服药物：①伊曲康唑每次200mg，每日1次口服，连用3~5d，或用1d疗法，口服400mg，分两次服用。②氟康唑150mg，顿服。复杂性VVC全身用药选择与单纯性VVC基本相同，均可适当延长治疗时间。

（4）复发性VVC的治疗：外阴阴道假丝酵母菌病治疗后容易在月经前复发，故治疗后应在月经前复查白带。VVC治疗后50%~10%复发。对复发病例应检查原因，如是否有糖尿病、应用抗生素、雌激素或类固醇激素、穿紧身化纤内裤、局部药物的刺激等，消除诱因。性伴侣应进行假丝酵母菌的检查及治疗。由于肠道及阴道深层假丝酵母菌是重复感染的重要来源，抗真菌剂以全身用药为主，可适当加大抗真菌剂的剂量及延长用药时间。

（五）护理诊断及医护合作性问题

1. 睡眠型态改变　与阴部奇痒、烧灼痛有关。
2. 焦虑　与疾病反复发作有关。
3. 知识缺乏　缺乏疾病及防护知识。
4. 皮肤黏膜完整性受损　与炎症引起的阴道黏膜充血、破损有关。

（六）计划与实施

1. 护理目标

（1）患者在最短时间内解除或减轻症状，睡眠恢复正常。

（2）患者紧张焦虑的心情恢复平静。

（3）患者能够掌握有关外阴阴道假丝酵母菌病的防护措施。

（4）患者能正确使用药物，皮肤破损范围不增大。

2. 护理措施

（1）心理护理：VVC患者多数有焦虑及烦躁心理，护理人员应耐心倾听其主诉，并安慰患者，向其讲清该病的治疗效果及效果显现时间，使其焦虑、烦躁情绪得到缓解和释放。还应告知患者按医生的用药和方案坚持治疗和按时复诊，不要随意中断，以免影响疗效。

（2）局部用药指导：局部用药前可用2%~4%碳酸氢钠液冲洗阴道，改变阴道酸碱度，不利于假丝酵母菌生长，可提高疗效。阴道上药时要尽量将药物放入阴道深处。

（3）保持外阴清洁和干燥，分泌物多时应勤换内裤，用过的内裤、盆及毛巾应用开水烫洗或煮沸消毒5~10min。

3. 健康指导

（1）注意个人卫生，勤换内裤，用过的内裤、盆及毛巾均应用开水烫洗，尽量不穿紧身及化纤材质内衣裤。

（2）讲解外阴阴道假丝酵母菌病的易感因素，强调外阴清洁的重要性，洗浴卫生用品专人使用，避免交叉感染，特别注意妊娠期和月经期卫生，出现外阴瘙痒等症状及时就医。

（3）尽量避免长时间应用广谱抗生素，如有糖尿病应及时、积极治疗。

（4）患病及治疗期间应注意休息，避免过度劳累。饮食上增加新鲜蔬菜和水果的摄入，禁食辛辣食物及饮酒。

（七）护理评价

患者了解外阴阴道假丝酵母菌病的相关知识及预防措施。治疗期间能够遵医嘱坚持用药，并按时复诊，使疾病得到彻底治愈。随着病情的恢复，患者焦虑及烦躁心理得到缓解。

三、细菌性阴道病

（一）概述

细菌性阴道病是阴道内正常菌群失调所致的一种混合感染。曾被命名为嗜血杆菌阴道炎、加德纳菌阴道炎、非特异性阴道炎、棒状杆菌阴道炎，目前被命名为细菌性阴道病。细菌性阴道病是临床及病理特征无炎症改变的阴道炎。

（二）病因

细菌性阴道病非单一致病菌所引起，而是多种致病菌共同作用的结果。

（三）病理生理

生理情况下，阴道内有各种厌氧菌及需氧菌，其中以产生过氧化氢的乳杆菌占优势。细菌性阴道病时，阴道内乳杆菌减少而其他细菌大量繁殖，主要有加德纳尔菌、动弯杆菌、类杆菌、消化链球菌等及其他厌氧菌，部分患者合并人型支原体，其中以厌氧菌居多。厌氧菌的浓度可以是正常妇女的 $100 \sim 1\,000$ 倍。厌氧菌繁殖的代谢产物使阴道分泌物的生化成分发生相应改变，pH 值升高，胺类物质、有机酸和一些酶类增加。胺类物质可使阴道分泌物增多并有臭味。酶和有机酸可破坏宿主的防御机制而引起炎症。

（四）护理评估

1. 健康史　了解患者阴道分泌物的形状，分泌物量是否增多和有臭味。

2. 临床表现　细菌性阴道病多发生在性活跃期妇女。10% ~40% 患者无临床症状，有症状者主要表现为阴道分泌物增多，有鱼腥臭味，于性交后加重。可伴有轻度外阴瘙痒或烧灼感。分泌物呈灰白色、均匀一致、稀薄，常黏附在阴道壁，其黏稠度低，容易将分泌物从阴道壁拭去。阴道黏膜无充血等炎症表现。

3. 辅助检查　细菌性阴道病临床诊断标准为下列检查中有 3 项阳性即可明确诊断。

（1）阴道分泌物为匀质、稀薄白色。

（2）阴道 pH >4.5 阴道分泌物 pH 值通常在 4.7 ~5.7 之间，多为 5.0 ~5.5。

（3）胺臭味试验阳性：取阴道分泌物少许放在玻片上，加入 10% 氢氧化钾 1 ~2 滴，产生一种烂鱼肉样腥臭气味即为阳性。

（4）线索细胞阳性：取少许分泌物放在玻片上，加一滴生理盐水混合，置于高倍显微镜下寻找线索细胞。线索细胞即阴道脱落的表层细胞，于细胞边缘黏附大量颗粒状物即各种厌氧菌，尤其是加德纳菌，细胞边缘不清。严重病例，线索细胞可达20% 以上，但几乎无白细胞。

（5）可参考革兰染色的诊断标准，其标准为每个高倍光镜下，形态典型的乳杆菌小于等于5，两种或两种以上其他形态细菌（小的革兰阴性杆菌、弧形杆菌或阳性球菌）大于等于6。

4. 心理－社会评估　了解患者对自身疾病的心理反应。一般情况下，患者会因为阴道分泌物的异味而难为情，有一定的心理负担。

5. 治疗原则　细菌性阴道病多选用抗厌氧菌药物，主要有甲硝唑、克林霉素。甲硝唑抑制厌氧菌生长，而不影响乳杆菌生长，是较理想的治疗药物，但对支原体效果差。

（1）全身用药：口服甲硝唑 400mg，每日 2～3 次，共 7d 或单次口服甲硝唑 2g，必要时 24～48h 重复给药 1 次。甲硝唑单次口服效果不如连服 7 日效果好。也可选用口服克林霉素 300mg，每日 2 次，连服 7d。

（2）局部用药：阴道内甲硝唑泡腾片 200mg，每晚 1 次，连用 7～14d。2% 克林霉素软膏涂阴道，每晚 1 次，每次 5g，连用 7d。局部用药与全身用药效果相似，治愈率可达 80%。

（五）护理诊断和医护合作性问题

1. 自我形象紊乱 与阴道分泌物异味有关。

2. 知识缺乏 缺乏疾病及防护知识。

（六）计划与实施

1. 护理目标

（1）帮助患者建立治疗信心，积极接受治疗，使症状及早缓解。

（2）患者能够掌握有关生殖系统炎症的防护措施。

2. 护理措施

（1）心理护理：向患者解释异味产生的原因，告知患者坚持用药和治疗，症状会缓解，使患者心理负担减轻。

（2）用药指导：向患者讲清口服药的用法、用量，阴道用药的方法及注意事项。

（3）协助医生进行阴道分泌物取材，注意取材时应取阴道侧壁的分泌物，不应取宫颈管或后穹隆处分泌物。

（4）阴道局部可用 1% 乳酸溶液或 0.5% 醋酸溶液冲洗阴道，改善阴道内环境以提高疗效。

3. 健康指导

（1）注意个人卫生，勤换内裤：平时尽量不穿紧身及化纤材质内衣裤。清洁会阴部用品要专人专用，避免交叉感染。

（2）阴道用药方法：阴道用药最好选在晚上睡前，先清洗会阴部，然后按医嘱放置药物，药物最好放置在阴道深部，可保证疗效。

（七）护理评价

患者阴道分泌物减少，异味消除，并了解细菌性阴道病的相关知识，掌握全身及局部用药方法。

四、萎缩性阴道炎

（一）概述

萎缩性阴道炎常见于自然绝经及卵巢去势后妇女，也可见于产后闭经或药物假绝经治疗的妇女。因卵巢功能衰退，雌激素水平降低，阴道壁萎缩，黏膜变薄，上皮细胞内糖原含量减少，阴道内 pH 值增高，局部抵抗力降低，致病菌容易入侵繁殖引起炎症。

（二）病因

由于卵巢功能衰退、雌激素水平降低、阴道壁萎缩、黏膜变薄，上皮细胞内糖原含量减少、阴道内 pH 值增高、局部抵抗力下降，致病菌容易侵入并繁殖，而引起炎症。

（三）护理评估

1. 健康史 了解患者的年龄、是否已经绝经、是否有卵巢手术史、盆腔放射治疗史或药物性闭经史、近期身体状况、有无其他慢性疾病等。

2. 临床表现 主要症状为阴道分泌物增多及外阴瘙痒、灼热感。阴道分泌物稀薄，呈淡黄色，严重者呈血样脓性白带，患者有性交痛。

阴道检查见阴道呈萎缩性改变，上皮萎缩、菲薄、皱襞消失，阴道黏膜充血，有小出血点，有时见浅表溃疡。若溃疡面与对侧粘连，阴道检查时粘连可被分开而引起出血，粘连严重时可造成阴道狭窄甚至闭锁，炎症分泌物引流不畅可形成阴道积脓或宫腔积脓。

3. 辅助检查

（1）阴道分泌物检查：取阴道分泌物在显微镜下可见大量基底层细胞及白细胞而无滴虫及假丝酵母菌。

（2）宫颈细胞学检查：有血性白带的患者应行宫颈细胞学检查，首先应排除子宫颈癌的可能。

（3）分段诊刮：有血性分泌物的患者，应根据其情况进行分段诊刮，以排除子宫恶性肿瘤。

4. 心理－社会评估　萎缩性阴道炎患者多数为绝经期妇女，由于绝经期症状已经给患者带来严重的心理负担，患者多表现出严重的负性心理情绪，如烦躁、焦虑、紧张等。护理人员应对患者各种情绪反应做出准确评估，同时了解家属是否存在不耐烦等不良情绪。

5. 治疗原则　萎缩性阴道炎的治疗原则是抑制细菌生长及增加阴道抵抗力，常用药物有以下几种。

（1）抑制细菌生长：用1%乳酸液或0.5%醋酸液冲洗阴道，每日1次，可增加阴道酸度，抑制细菌生长繁殖。阴道冲洗后，用甲硝唑200mg或氧氟沙星100mg，放于阴道深部，每日1次，7～10d为1疗程。

（2）增加阴道抵抗力：针对病因给雌激素治疗，可局部用药，也可全身用药。已烯雌酚0.125～0.25mg，每晚放入阴道深部1次，7d为一疗程或用0.5%已烯雌酚软膏涂局部涂抹。全身用药，可口服尼尔雌醇，首次4mg，以后每2～4周服1次，每次2mg，维持2～3个月。尼尔雌醇是雌三醇的衍生物，剂量小、作用时间长、对子宫内膜影响小，较安全。对应用性激素替代治疗的患者，可口服结合雌激素0.625mg或戊酸雌二醇1mg和甲羟孕酮2mg，每日1次。乳癌或子宫内膜癌患者慎用雌激素制剂。

（四）护理诊断和医护合作性问题

1. 皮肤黏膜完整性受损　与炎症引起的阴道黏膜充血、破损有关。
2. 舒适的改变　与皮肤瘙痒、烧灼感有关。
3. 知识缺乏　缺乏疾病及其防护知识。
4. 焦虑　与外阴瘙痒等症状有关。

（五）计划与实施

1. 预期目标

（1）患者能正确使用药物，避免皮肤抓伤，皮损范围不增大。

（2）患者在最短时间内解除或减轻症状，舒适感增强。

（3）患者了解疾病有关的知识及防护措施。

（4）患者焦虑感减轻，能够积极主动配合治疗。

2. 护理措施

（1）心理护理：认真倾听患者对疾病的主诉及其内心感受；耐心向患者讲解有关萎缩性阴道炎的相关知识、治疗方法及效果，帮助其树立治疗信心。同时，与其家属沟通，了解家属的态度与反应，积极做好家属工作，使其能够劝导患者，减轻焦虑及烦躁情绪。

（2）用药指导：嘱患者遵医嘱用药，年龄较大的患者，应教会家属用药，使家属能够监督或协助使用。

3. 健康指导

（1）注意个人卫生，勤换内裤：平时尽量不穿紧身及化纤材质内衣裤。

（2）阴道用药方法：阴道用药最好选在晚上睡前，先清洗会阴部，然后按医嘱放置药物，药物最好放置在阴道深部，以保证疗效。

（六）护理评价

患者阴道分泌物减少，外阴瘙痒症状减轻或消失。患者焦虑紧张情绪好转，其家属能够理解并帮助患者缓解情绪及治疗疾病。

（刘志勤）

第三节　子宫颈炎

宫颈炎症是妇科最常见的疾病之一，包括宫颈阴道部炎症及宫颈管黏膜炎症。临床上多见的宫颈炎是宫颈管黏膜炎。子宫颈炎又分为急性子宫颈炎和慢性子宫颈炎，临床上以慢性子宫颈炎多见。

一、急性子宫颈炎

（一）概述

急性子宫颈炎是病原体感染宫颈引起的急性炎症，其常与急性子宫内膜炎或急性阴道炎同时发生。

（二）病因

急性宫颈炎主要见于感染性流产、产褥期感染、宫颈损伤或阴道异物并发感染。常见的病原体为葡萄球菌、链球菌、肠球菌等。近年来随着性传播疾病的增加，急性宫颈炎病例也不断增多。病原体主要是淋病奈瑟菌、沙眼衣原体。淋病奈瑟菌及沙眼衣原体均感染宫颈管柱状上皮，沿黏膜面扩散引起浅层感染，病变以宫颈管明显，引起黏液脓性宫颈黏膜炎。除宫颈管柱状上皮外，淋病奈瑟菌还常侵袭尿道移行上皮、尿道旁腺及前庭大腺。沙眼衣原体感染只发生在宫颈管柱状上皮，不感染鳞状上皮，故不引起阴道炎，仅形成急性宫颈炎症。葡萄球菌、链球菌更易累及宫颈淋巴管，侵入宫颈间质深部。

（三）病理

肉眼见宫颈红肿，宫颈管黏膜充血、水肿，脓性分泌物可经宫颈外口流出。镜下见血管充血，宫颈黏膜及黏膜下组织、腺体周围大量中性粒细胞浸润，腺体内口可见脓性分泌物。

（四）护理评估

1. 健康史　了解患者近期有无妇科手术史、孕产史及性生活情况，评估患者的身体状况。

2. 临床表现　主要症状为阴道分泌物增多，呈黏液脓性，阴道分泌物的刺激可引起外阴瘙痒和灼热感，伴有腰酸及下腹部坠痛。此外，常有下泌尿道症状，如尿急、尿频、尿痛。沙眼衣原体感染还可出现经量增多、经间期出血、性交后出血等症状。

妇科检查见宫颈充血、水肿、黏膜外翻，有黏液脓性分泌物从宫颈管流出。衣原体宫颈炎可见宫颈红肿、黏膜外翻、宫颈触痛，且常有接触性出血。淋病奈瑟菌感染还可见到尿道口、阴道口黏膜充血、水肿以及多量脓性分泌物。

3. 辅助检查　宫颈分泌物涂片做革兰染色：先擦去宫颈表面分泌物后，用小棉拭子插入宫颈管内取出，肉眼看到拭子上有黄色或黄绿色黏液脓性分泌物，然后做革兰染色，若光镜下平均每个油镜视野有 10 个以上或每个高倍视野有 30 个以上中性粒细胞为阳性。

急性宫颈炎患者还应进行衣原体及淋病奈瑟菌的检查，包括宫颈分泌物涂片做革兰染色、分泌物培养、酶联免疫吸附试验及核酸检测。

4. 心理-社会评估　急性宫颈炎一般起病急，症状重，患者多会表现出紧张及焦虑的情绪，特别是有不洁性生活史的患者，担心自己患有性传播疾病，严重者可出现恐惧心理。护理人员应仔细评估患者患病后的内心感受，发现其不良情绪并进行合理的心理疏导。

5. 治疗原则　主要针对病原体治疗，应做到及时、足量、规范、彻底治疗，如急性淋病奈瑟菌性宫颈炎，性伴侣需同时治疗。

（1）单纯急性淋菌性宫颈炎应大剂量、单次给药，常用第三代头孢菌素及大观霉素。

（2）衣原体性宫颈炎治疗常用的药物有四环素类、红霉素类及喹诺酮类。

（五）护理诊断和医护合作性问题

1. 舒适的改变　与阴道分泌物增多、腰骶部疼痛及下腹部坠痛有关。

2. 焦虑　与对疾病诊断的担心有关。

3. 排尿型态改变　与炎症刺激产生尿频、尿急、尿痛症状有关。

4. 知识缺乏　缺乏急性宫颈炎病因、治疗及预防等相关知识。

（六）计划与实施

1. 预期目标

（1）经治疗后患者在最短时间内解除或减轻症状，舒适感增强。

（2）患者紧张焦虑的心情得到缓解。

（3）患者治疗后排尿型态恢复正常。

（4）患者了解急性宫颈炎的病因及治疗方法，掌握了预防措施。

2. 护理措施

（1）患者出现症状后及时到医院急诊，使疾病能够得到及时诊断、正确治疗，并指导患者按医嘱使用抗生素。

（2）对症处理：急性期应卧床休息。出现高热患者在遵医嘱用药的同时可给予物理降温、酒精或温水擦浴，也可用冰袋降温，并定时监测体温、脉搏、血压。有严重腰骶部疼痛的患者可遵医嘱服用镇痛药。有尿道刺激症状者应多饮水，以减轻症状。

（3）心理护理：耐心倾听患者的主诉，了解和评估患者的心理状态。向患者介绍急性宫颈炎的发病原因及引起感染的病原菌，特别是要强调急性宫颈炎的治疗效果和意义，增强患者治疗疾病的信心，鼓励其坚持并严格按医嘱服药。

3. 健康指导

（1）指导患者做好经期、孕期及产褥期的卫生；指导患者保持性生活卫生，以减少和避免性传播疾病。

（2）指导患者定期进行妇科检查，发现宫颈炎症积极予以治疗。

（七）护理评价

患者症状减轻或消失，焦虑紧张的情绪有所缓解，并随着症状的消失进一步好转并恢复正常。患者了解急性宫颈炎的相关知识，并掌握了预防措施。

二、慢性宫颈炎

（一）概述

慢性宫颈炎多由急性宫颈炎转变而来，常因急性宫颈炎未治疗或治疗不彻底，病原体隐藏于宫颈黏膜内形成慢性炎症。

（二）病因

慢性宫颈炎多由于分娩、流产或手术损伤宫颈后，病原体侵入而引起感染。也有的患者无急性宫颈炎症状，直接发生慢性宫颈炎。慢性宫颈炎的病原体主要为葡萄球菌、链球菌、大肠杆菌及厌氧菌，其次为性传播疾病的病原体，如淋病奈瑟菌及沙眼衣原体。

目前沙眼衣原体及淋病奈瑟菌感染引起的慢性宫颈炎亦日益增多。此外，单纯疱疹病毒也可能与慢性宫颈炎有关。病原体侵入宫颈黏膜，并在此处潜藏，由于宫颈黏膜皱襞多，感染不易彻底清除，往往形成慢性宫颈炎。

（三）病理

慢性宫颈炎根据病理组织形态临床上分为以下几种。

1. 宫颈糜烂样改变　以往称为"宫颈糜烂"，并认为是慢性宫颈炎常见的一种病理改变。随着阴道镜的发展以及对宫颈病理生理认识的提高，"宫颈糜烂"这一术语在西方国家的妇产科教材中已被废弃。宫颈外口处的宫颈阴道部外观呈细颗粒状的红色区，称宫颈糜烂样改变。糜烂面边界与正常宫颈上皮界限清楚、糜烂面为完整的单层宫颈管柱状上皮所覆盖，由于宫颈管柱状上皮抵抗力低，病原体易侵入发生炎症。在炎症初期，糜烂面仅为单层柱状上皮所覆盖，表面平坦，称单纯性糜烂，随后由于腺上皮过度增生并伴有间质增生，糜烂面凹凸不平呈颗粒状，称颗粒型糜烂。当间质增生显著，表面不平现象更加明显呈乳突状，称乳突型糜烂。幼女或未婚妇女，有时见宫颈呈红色，细颗粒状，形似糜烂，但事实上并无明显炎症，是宫颈管柱状上皮外移所致，不属于病理性宫颈糜烂。

2. 宫颈肥大　由于慢性炎症的长期刺激，宫颈组织充血、水肿，腺体和间质增生，还可能在腺体深部有黏液潴留形成囊肿，使宫颈呈不同程度的肥大，但表面多光滑，有时可见到宫颈腺囊肿突起。由于纤维结缔组织增生，使宫颈硬度增加。

3. 宫颈息肉　宫颈管黏膜增生，局部形成突起病灶称为宫颈息肉。慢性炎症长期刺激使宫颈管局部黏膜增生，子宫有排除异物的倾向，使增生的黏膜逐渐自基底部向宫颈外口突出而形成息肉（图5 - 1），一个或多个不等，直径一般约1cm，色红、呈舌形、质软而脆，易出血，蒂细长，根部多附着于宫颈管外口，少数在宫颈管壁。光镜下见息肉中心为结缔组织伴有充血、水肿及炎性细胞浸润，表面覆盖单层高柱状上皮，与宫颈管上皮相同。宫颈息肉极少恶变，恶变率小于1%，但临床上应注意子宫恶性肿瘤可呈息肉样突出于宫颈口，应予以鉴别。

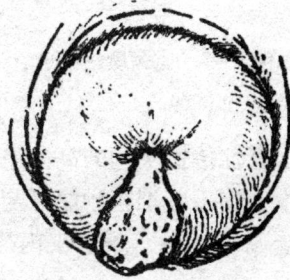

图5 - 1　宫颈息肉

4. 宫颈腺囊肿　在宫颈转化区中，鳞状上皮取代柱状上皮过程中，新生的鳞状上皮覆盖宫颈腺管口或伸入腺管，将腺管口阻塞。腺管周围的结缔组织增生或瘢痕形成，压迫腺管，使腺管变窄甚至阻塞，腺体分泌物引流受阻，潴留形成囊肿（图5 - 2）。检查时见宫颈表面突出多个青白色小囊泡，内含无色黏液。若囊肿感染，则外观呈白色或无组织，宫颈阴道部外观很光滑，仅见宫颈外口有脓性分泌物堵塞，有时宫颈管黏膜增生向外口突出，可见宫颈口充血发红。

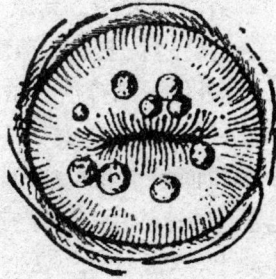

图5 - 2　宫颈腺囊肿

5. 宫颈黏膜炎　病变局限于宫颈管黏膜及黏膜下组织，宫颈阴道部外观光滑，宫颈外口可见有脓性分泌物，有时宫颈管黏膜增生向外突出，可见宫颈口充血、发红。由于宫颈管黏膜及黏膜下组织充血、水肿、炎性细胞浸润和结缔组织增生，可使宫颈肥大。

（四）护理评估

1. 健康史　了解和评估患者的一般情况、现身体状况、婚姻状况及孕产史。

2. 临床表现

（1）症状及体征：慢性宫颈炎的主要症状是阴道分泌物增多。由于病原体、炎症的范围及程度不同，分泌物的量、性质、颜色及气味也不同。阴道分泌物多呈乳白色黏液状，有时呈淡黄色脓性，伴有息肉形成时易有血性白带或性交后出血。当炎症沿宫骶韧带扩散到盆腔时，可有腰骶部疼痛、盆腔部下坠痛等。当炎症涉及膀胱下结缔组织时，可出现尿急、尿频等症状。宫颈黏稠脓性分泌物不利于精子穿过，可造成不孕。

妇科检查时可见宫颈有不同程度糜烂、肥大，有时质较硬，有时可见息肉、裂伤、外翻及宫颈腺囊肿。

（2）宫颈糜烂的分度：根据糜烂面积大小将宫颈糜烂分为3度（图5-3）。轻度指糜烂面小于整个宫颈面积的1/3；中度指糜烂面占整个宫颈面积的1/3~2/3；重度指糜烂面占整个宫颈面积的2/3以上。根据糜烂的深浅程度可分为单纯型、颗粒型和乳突型3型。诊断宫颈糜烂应同时表示糜烂的面积和深浅。

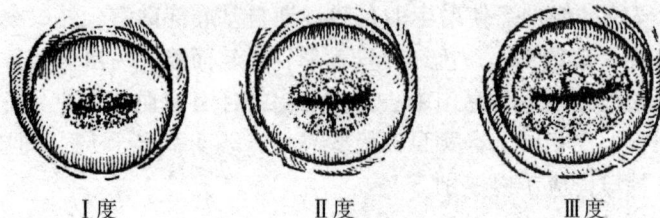

| Ⅰ度 | Ⅱ度 | Ⅲ度 |

图5-3 宫颈糜烂分度

3. 辅助检查

（1）淋病奈瑟菌及衣原体检查：用于有性传播疾病的高危患者。

（2）宫颈刮片、宫颈管吸片检查：主要用于鉴别宫颈糜烂与宫颈上皮内瘤样病变或早期宫颈癌。

（3）阴道镜检查及活体组织检查：当高度怀疑宫颈上皮内瘤样病变或早期宫颈癌时，进行该项检查以明确诊断。

4. 心理-社会评估 慢性宫颈炎一般药物治疗效果欠佳，且临床症状出现时间较长，症状虽不重但影响其日常生活和工作，另外慢性宫颈炎还有可能癌变，上述因素使患者思想压力大，易产生烦躁和不安。家属也会因为患者的情绪及病情而产生焦虑和紧张的负性情绪。

5. 治疗原则 慢性宫颈炎以局部治疗为主，可采用物理治疗、药物治疗及手术治疗，其中以物理治疗最常用。

1）宫颈糜烂的治疗

（1）物理治疗：物理治疗是最常用的有效治疗方法，其原理是以各种物理方法将宫颈糜烂面单层柱状上皮破坏，使其坏死脱落后，为新生的复层鳞状上皮覆盖。创面愈合需3~4周，病变较深者需6~8周。常用方法有激光治疗、冷冻治疗、红外线凝结疗法及微波法等。宫颈物理治疗有出血、宫颈管狭窄、不孕、感染的可能。

（2）药物治疗：局部药物治疗适用于糜烂面积小和炎症浸润较浅的病例，过去局部涂硝酸银或铬酸腐蚀，现已少用。中药有许多验方、配方，临床应用有一定疗效。如子宫颈粉，内含黄矾、金银花各9d，五倍子30d，甘草6d。将药粉洒在棉球上，敷塞于子宫颈，24h后取出。月经后上药，每周2次，4次为一疗程。已知宫颈糜烂与若干病毒及沙眼衣原体感染有关，也是诱发宫颈癌因素。干扰素是细胞受病毒感染后释放出的免疫物质，为病毒诱导白细胞产生的干扰素。重组人 α2a 干扰素具有抗病毒、抗肿瘤及免疫调节活性，睡前1粒塞入阴道深部，贴近宫颈部位，隔日1次，7次为一疗程，可以重复应用。若为宫颈管炎，其宫颈外观光滑，宫颈管内有脓性排液，此处炎症局部用药疗效差，需行全身治疗。取宫颈管分泌物做培养及药敏试验，同时查找淋病奈瑟菌及沙眼衣原体，根据检测结果采用相应的抗感染药物。

2）宫颈息肉治疗：宫颈息肉一般行息肉摘除术，术后将切除的组织送病理组织学检查。

3）宫颈管黏膜炎治疗：宫颈管黏膜炎需进行全身治疗，局部治疗效果差。根据宫颈管分泌物培养及药敏试验结果，选用相应的抗生素进行全身抗感染治疗。

4）宫颈腺囊肿：对小的宫颈腺囊肿，无任何临床症状的可不进行处理，若囊肿较大或并发感染者，可选用微波治疗或用激光治疗。

（五）护理诊断和医护合作性问题

1. 舒适的改变　与阴道分泌物增多、腰骶部疼痛及下腹部坠痛有关。

2. 焦虑　与接触性出血、不孕及该病有癌变可能有关。

3. 有感染的可能　与物理治疗创面有关。

4. 知识缺乏　缺乏慢性宫颈炎治疗、治疗前后注意事项及预防措施等相关知识。

（六）计划与实施

1. 预期目标

（1）患者在最短时间内解除或减轻症状，舒适感增强。

（2）患者紧张焦虑的心情恢复平静。

（3）物理治疗期间未发生感染。

（4）患者能够了解治疗方法并掌握慢性宫颈炎治疗前后注意事项及预防措施。

2. 护理措施

1）心理护理：了解患者的心理状态及负性情绪表现程度，并进行心理疏导。帮助患者建立治疗的信心，并能够坚持治疗。同时应与家属沟通，评估家属对患者疾病的态度及看法，帮助其了解该病相关知识，使其能够主动关心和照顾患者。

2）物理治疗的护理

（1）治疗前护理：治疗前应配合医生做好宫颈刮片检查，有急性生殖器炎症的患者应暂缓此项检查先进行急性炎症的治疗，物理治疗应选择在月经干净后3～7d内进行。

（2）治疗后护理：宫颈物理治疗后均有阴道分泌物增加，甚至有大量水样排液，此时患者应保持外阴部清洁，必要时垫会阴垫并及时更换，以防感染发生。一般术后1～2周脱痂时有少许出血属正常现象，如患者阴道流血量多于月经量应及时到医院就诊。在创面尚未完全愈合期间（4～8周）禁盆浴、性交和阴道冲洗，以免发生大出血和感染。治疗后须定期检查，第一次检查时间是术后2个月月经干净后，复查内容有观察创面愈合情况及有无颈管狭窄等。

3）用药指导：向患者解释药物的用法及使用注意事项。

3. 健康指导

（1）预防措施：积极治疗急性宫颈炎；定期作妇科检查，发现宫颈炎症予积极治疗；避免分娩时或器械损伤宫颈；产后发现宫颈裂伤应及时缝合。

（2）物理治疗后，患者应禁性生活和盆浴2个月。保持外阴的清洁和干燥，每日用温开水清洗会阴并更换内裤及会阴垫。

（3）患者应遵医嘱定期进行随诊。

（七）护理评价

患者接受护理人员的指导后焦虑紧张的情绪有所缓解，其家属能够主动关心和帮助患者治疗疾病。物理治疗期间未发生感染，了解了慢性宫颈炎的相关知识，并掌握了物理治疗的注意事项及预防措施。

（刘志勤）

第四节　盆腔炎性疾病

一、盆腔炎性疾病

（一）概述

盆腔炎性疾病是指女性上生殖道的一组感染性疾病，主要包括子宫内膜炎、输卵管炎、输卵管卵巢脓肿、盆腔腹膜炎。炎症可局限于一个部位，也可同时累及几个部位，最常见的是输卵管炎及输卵管卵巢炎，单纯的子宫内膜炎或卵巢炎较少见。盆腔炎性疾病大多发生在性活跃期有月经的妇女。初潮前、绝经后或未婚者很少发生盆腔炎性疾病，若发生盆腔炎性疾病也往往是由于邻近器官炎症的扩散。

（二）病因

引起盆腔炎性疾病的病原体有两个来源，即内源性和外源性，两种病原体可单独存在，也可混合感染，临床上通常为混合感染。

1. 内源性病原体　来自原寄居于阴道内的菌群，包括厌氧菌和需氧菌。厌氧菌及需氧菌都可单独感染，但通常是混合感染。常见的为大肠杆菌、溶血性链球菌、金黄色葡萄球菌、脆弱类杆菌、消化球菌、消化链球菌。

2. 外源性病原体　主要为性传播疾病的病原体，如沙眼衣原体、淋病奈瑟菌、支原体等。

（三）感染途径

1. 经淋巴系统蔓延　细菌经外阴、阴道、宫颈及宫体创伤处的淋巴管侵入盆腔结缔组织及内生殖器其他部分，是产褥感染、流产后感染及放置宫内节育器后感染的主要传播途径，多见于链球菌、大肠杆菌、厌氧菌引起的感染。

2. 沿生殖器黏膜上行蔓延　病原体侵入外阴、阴道后或阴道内的菌群沿黏膜面经宫颈、子宫内膜、输卵管黏膜蔓延至卵巢及腹腔，是非妊娠期、非产褥期盆腔炎性疾病的主要感染途径。淋病奈瑟菌、沙眼衣原体及葡萄球菌等常沿此途径扩散。

3. 经血循环传播　病原体先侵入人体的其他系统，再经血循环感染生殖器，为结核菌感染的主要途径。

4. 直接蔓延　腹腔其他脏器感染后，直接蔓延到内生殖器，如阑尾炎可引起右侧输卵管炎。

（四）病理

1. 急性子宫内膜炎及子宫肌炎　子宫内膜充血、水肿，有炎性渗出物，严重者内膜坏死、脱落形成溃疡。镜下见大量白细胞浸润，炎症向深部侵入形成子宫肌炎。

2. 急性输卵管炎、输卵管积脓、输卵管卵巢脓肿　急性输卵管炎主要由化脓菌引起，根据不同的传播途径而有不同的病变特点。病变以输卵管间质炎为主。轻者输卵管仅有轻度充血、肿胀、略增粗；重者输卵管明显增粗、弯曲，纤维素性脓性渗出物多或与周围组织粘连。

若炎症经子宫内膜向上蔓延，首先引起输卵管黏膜炎，输卵管黏膜肿胀、间质水肿、充血及大量中性粒细胞浸润，引起输卵管黏膜粘连，导致输卵管管腔及伞端闭锁，若有脓液积聚于管腔内则形成输卵管积脓。

卵巢很少单独发生炎症，白膜是良好的防御屏障。卵巢常与发生炎症的输卵管伞粘连而发生卵巢周围炎，称输卵管卵巢炎，习称附件炎。炎症可通过卵巢排卵的破孔侵入卵巢实质形成卵巢脓肿，脓肿壁与输卵管积脓粘连并穿通，形成输卵管卵巢脓肿。脓肿多位于子宫后方或子宫、阔韧带后叶及肠管间粘连处，可破入直肠或阴道，若破入腹腔则引起弥漫性腹膜炎。

3. 急性盆腔结缔组织炎　内生殖器急性炎症时或阴道、宫颈有创伤时，病原体经淋巴管进入盆腔结缔组织而引起结缔组织充血、水肿及中性粒细胞浸润，以宫旁结缔组织炎最常见，首先表现为局部增厚、质地较软、边界不清，然后向两侧盆壁呈扇形浸润，若组织化脓则形成盆腔腹膜外脓肿，可自发破入直肠或阴道。

4. 急性盆腔腹膜炎　盆腔内器官发生严重感染时，往往蔓延到盆腔腹膜，发生炎症的腹膜充血、水肿，并有少量含纤维素的渗出液，形成盆腔脏器粘连。当有大量脓性渗出液积聚于粘连的间隙内，可形成散在小脓肿；积聚于直肠子宫陷凹处则形成盆腔脓肿，较多见。脓肿的前方为子宫，后方为直肠，顶部为粘连的肠管及大网膜，脓肿可破入直肠而使症状突然减轻，也可破入腹腔引起弥漫性腹膜炎。

5. 败血症及脓毒血症　当病原体毒性强，数量多，患者抵抗力降低时，常发生败血症。多见于严重的产褥感染、感染流产，近年也有报道放置宫内节育器、输卵管结扎手术损伤器官引起的败血症，若不及时控制，往往很快出现感染性休克，甚至死亡。发生感染后，若身体其他部位发现多处炎症病灶或脓肿，应考虑有脓毒血症存在，但需经血培养证实。

6. Fitz – Hugh – Curtis 综合征　指肝包膜炎症而无肝实质损害的肝周围炎，淋病奈瑟菌及衣原体感染均可引起，5% ~10% 输卵管炎可出现此综合征。

（五）护理评估

1. 健康史　评估和了解患者的年龄、职业、近期身体状况等，特别要了解患者有无不洁性生活史，及目前表现出的各种症状。

2. 临床表现　可因炎症轻重及范围大小而有不同的临床表现，轻者无症状或症状轻微。

1）症状

（1）常见症状：盆腔炎性疾病常见症状包括下腹痛、发热、阴道分泌物增加。月经期发病可出现月经量增加，经期延长。

（2）下腹痛：腹痛为持续性，活动后或性交后加重。

（3）重症症状：病情严重的可有寒战、高热、头痛、食欲缺乏。

（4）其他：若出现腹膜炎，可有消化系统症状如恶心、呕吐、腹胀、腹泻等。若有脓肿形成，可有下腹包块及局部压迫刺激症状；包块位于子宫前方可出现膀胱刺激症状；包块位于子宫后方可有直肠刺激症状；若在腹膜外可致腹泻、里急后重感和排便困难。

2）体征

（1）盆腔炎性疾病的患者体征差异较大，轻者无明显异常表现或妇科检查仅发现宫颈举痛或宫体压痛或附件区压痛。

（2）严重患者全身检查时，表现为急性病容，体温升高、心率加快，下腹部有压痛、反跳痛及肌紧张，叩诊鼓音明显，肠鸣音减弱或消失。

（3）盆腔检查：①阴道可见大量脓性分泌物，并有臭味。②宫颈充血、水肿、宫颈举痛，当宫颈管黏膜或宫腔有急性炎症时，将宫颈表面分泌物拭净，可见脓性分泌物从宫颈口流出。③宫体稍大，有压痛，活动受限。④子宫两侧压痛明显，若为单纯输卵管炎，可触及增粗的输卵管，有压痛。⑤若为输卵管积脓或输卵管卵巢脓肿，可触及包块且压痛明显，不活动。⑥宫旁结缔组织炎时，可扪到宫旁一侧或两侧有片状增厚或两侧宫骶韧带高度水肿、增粗，压痛明显。⑦若有盆腔脓肿形成且位置较低时，可扪及后穹隆或侧穹隆有肿块且有波动感，三合诊常能协助进一步了解盆腔情况。

3. 辅助检查　临床诊断盆腔炎性疾病需同时具备下列 3 项：①下腹压痛伴或不伴反跳痛。②宫颈或宫体举痛或摇摆痛。③附件区压痛。以下标准可增加诊断的特异性。

（1）宫颈分泌物培养或革兰染色涂片：淋病奈瑟菌阳性或沙眼衣原体阳性。

（2）血常规检查：WBC 计数 $>10 \times 10^9/L$。

（3）后穹隆穿刺：抽出脓性液体。

（4）双合诊、B 超或腹腔镜检查检查：发现盆腔脓肿或炎性包块。腹腔镜检查能提高确诊率。其肉眼诊断标准有：①输卵管表面明显充血。②输卵管壁水肿。③输卵管伞端或浆膜面有脓性渗出物。

（5）分泌物做细菌培养及药物敏感试验：在做出急性盆腔炎的诊断后，要明确感染的病原体，通过剖腹探查或腹腔镜直接采取感染部位的分泌物做细菌培养及药物敏感试验结果最准确，但临床应用有一定的局限性。宫颈管分泌物及后穹隆穿刺液的涂片、培养及免疫荧光检测虽不如直接采取感染部位的分泌物做培养及药物敏感试验准确，但对明确病原体有帮助，涂片可做革兰染色，若找到淋病奈瑟菌可确诊，除查找淋病奈瑟菌外，可以根据细菌形态及革兰染色，为选用抗生素及时提供线索，培养阳性率高，可明确病原体。

（6）免疫荧光：主要用于衣原体检查。

4. 心理 - 社会评估　盆腔炎性疾病症状明显且较严重，特别是治疗不及时或未能使用恰当的抗生素时，患者往往会出现焦虑、甚至是恐惧心理。此时护理人员应重点了解患者的心理状态，评估因症状而造成的焦虑、恐惧的程度。同时，了解家属的态度。

5. 治疗原则　主要为抗生素药物治疗，必要时手术治疗。

1）药物治疗：应用抗生素的原则：经验性、广谱、及时及个体化。根据细菌培养及药物敏感试验合理选用抗生素治疗。盆腔炎性疾病经抗生素积极治疗，绝大多数能彻底治愈。

由于急性盆腔炎的病原体多为需氧菌、厌氧菌及衣原体的，混合感染，需氧菌及厌氧菌又有革兰阴性及革兰阳性之分，因此，在抗生素的选择上多采用联合用药。常用的抗生素有第二代头孢菌素、第三代头孢菌素、氨基糖苷类、喹诺酮类及甲硝唑等。

2）手术治疗：可根据情况选择开腹手术或腹腔镜手术。手术范围原则上以切除病灶为主，下列情况为手术指征。

（1）药物治疗无效：盆腔脓肿形成，经药物治疗48～72h，体温持续不降，患者中毒症状加重或包块增大者，应及时手术，以免发生脓肿破裂。

（2）输卵管积脓或输卵管卵巢脓肿：经药物治疗病情有好转，继续控制炎症数日，肿块仍未消失但已局限化，应行手术切除，以免日后再次急性发作。

（3）脓肿破裂：突然腹痛加剧，寒战、高热、恶心、呕吐、腹胀，检查腹部拒按或有中毒性休克表现，均应怀疑为脓肿破裂，需立即剖腹探查。

（3）支持疗法：患者应卧床休息。取半卧位，此卧位利用脓液积聚于直肠子宫陷凹而使炎症局限。高热量、高蛋白、高维生素流食或半流食饮食，注意补充水分，保持水电解质平衡，高热时可给予物理降温。

（4）中药治疗：主要为活血化瘀、清热解毒药物，如银翘解毒汤、安宫牛黄丸及紫血丹等。

（六）护理诊断和医护合作性问题

1. 高热　与盆腔感染引起体温升高有关。
2. 下腹痛　与盆腔感染引起生殖器脓肿形成有关。
3. 营养失调：低于机体需要量　与高热、食欲缺乏、恶心、呕吐等症状有关。
4. 潜在的并发症：感染性休克　与未能及时应用有效抗生素致病情加重有关。
5. 知识缺乏　缺乏盆腔炎性疾病的相关知识及预防措施。
6. 恐惧　与盆腔炎性疾病症状重、持续时间长有关。

（七）计划与实施

1. 预期目标
（1）患者体温升高时得到及时处理。
（2）经治疗患者下腹痛症状减轻甚至消失。
（3）患者体液平衡，未发生水、电解质紊乱。
（4）经积极抗感染治疗，患者未出现感染性休克等并发症。
（5）患者了解盆腔炎性疾病的相关知识，并掌握该病的预防措施。
（6）患者恐惧感消失，能够积极配合治疗。

2. 护理措施
（1）一般护理：卧床休息，半卧位有利于脓液积聚于直肠子宫陷凹而使炎症局限。给予高热量、高蛋白、高维生素流食或半流食，补充液体，注意纠正电解质紊乱及酸碱失衡，必要时少量输血，以增加身体抵抗力。尽量避免不必要的妇科检查，禁用阴道灌洗，以免引起炎症扩散，若有腹胀应行胃肠减压或肛管排气。腹痛时遵医嘱使用镇痛药。

（2）高热的护理：应每4小时测体温、脉搏、呼吸1次，体温超过39℃时应首先采用物理降温。根据患者全身状况，给予酒精或温水擦浴，也可用冰袋降温，若体温下降不明显，可按医嘱给药降温，如吲哚美辛（消炎痛）等。在降温过程中，患者大量出汗，可出现血压下降、脉快、四肢厥冷等虚脱症状，故应密切观察体温、脉搏、呼吸、血压，每0.5～1.0h监测1次，同时应及时配合医生给予静脉输液或加快液体速度，必要时吸氧。应及时为患者更换被褥及衣物，鼓励其多饮水。

（3）使用抗生素期间，注意观察患者有无过敏反应或药物毒性反应，严格执行药物输入时间，以确保体内的药物浓度，维持药效。

（4）严格掌握产科、妇科手术指征，做好术前准备。进行妇科手术时严格无菌操作，术后做好护理，预防感染。

3. 健康宣教

（1）治疗盆腔炎性疾病时，患者应积极配合医生，按时按量应用抗生素药物，并注意用药后的反应，观察症状是否有减轻。

（2）治疗期间应停止工作和学习，卧床休息，并取半坐卧位，这样有利于健康的恢复。

（3）饮食上应高热量、高蛋白、高维生素流食或半流食，注意多喝水，特别是高热的患者应用退热药后，需及时补充水分和盐分，可口服淡盐水，以保持水电解质平衡。

（4）教会患者或家属进行物理降温的方法和注意事项。

（5）平时注意性生活卫生，减少性传播疾病，经期禁止性交。做好经期、孕期及产褥期的卫生。

（6）保持良好的心态，树立战胜疾病的信心，以积极的态度坚持治疗。

（八）护理评价

患者全身、局部症状及阳性体征消失，身体康复，并了解盆腔炎性疾病的相关知识，并掌握防护措施，有良好的卫生习惯。在治疗期间，患者能够按时按量服用药物，未发生水电解质平衡紊乱及感染性休克等并发症。患者的心情恢复平静，能积极配合治疗，其家属在精神上能主动关心患者，生活上仔细照顾患者。

二、盆腔炎性疾病后遗症

（一）概述

盆腔炎性后遗症是指盆腔炎性疾病的遗留病变，主要改变为组织破坏、广泛粘连、增生及瘢痕形成。

（二）病理

输卵管卵巢炎及输卵管炎的遗留改变可造成输卵管阻塞及增粗；输卵管卵巢粘连形成输卵管卵巢肿块；输卵管伞端闭锁、浆液性渗出物聚集形成输卵管积水；输卵管积脓或输卵管卵巢脓肿的脓液吸收，被浆液性渗出物代替形成输卵管积水或输卵管卵巢囊肿。积水输卵管表面光滑，管壁甚薄，由于输卵管系膜不能随积水输卵管囊壁的增长扩大而相应延长，故积水输卵管向系膜侧弯曲，形似腊肠或呈曲颈的蒸馏瓶状，卷曲向后，可游离或与周围组织有膜样粘连。

盆腔结缔组织炎的改变为主韧带、骶韧带增生、变厚，若病变广泛，可使子宫固定。

（三）护理评估

1. 健康史　了解患者患盆腔炎性疾病的时间、过程、治疗情况，以及近期的身体状况。

2. 临床表现

（1）慢性盆腔痛：盆腔炎性疾病后慢性炎症形成的粘连、瘢痕以及盆腔充血，常引起下腹部坠胀、疼痛及腰骶部酸痛，常在疲劳、性交后及月经前后加重。

（2）盆腔炎反复发作：由于盆腔炎性疾病后遗症造成的输卵管组织结构的破坏，局部防御功能减退，若患者仍有高危因素，可造成盆腔炎性疾病再次感染导致反复发作。

（3）不孕输卵管粘连阻塞可致患者不孕。盆腔炎性疾病后出现不孕发生率为20%～30%。不孕的发生率与发作的次数有关，随着发作次数的增加，不孕的可能性增大。

（4）异位妊娠：盆腔炎后异位妊娠的发生率是正常女性的8～10倍，发生率随盆腔炎发作次数的增加而增大。

（5）体征：若为盆腔结缔组织病变，子宫常呈后倾后屈，活动受限或粘连固定，子宫一侧或两侧有片状增厚、压痛，宫骶韧带常增粗、变硬，有触痛。若为输卵管炎，则在子宫一侧或两侧触到呈索条状的增粗输卵管,并有轻度压痛。若为输卵管积水或输卵管卵巢囊肿,则在盆腔一侧或两侧触及囊性肿物,活动多受限。

3. 辅助检查 盆腔炎性疾病后遗症可进行腹腔镜及 B 超检查协助诊断。

4. 心理-社会评估 盆腔炎性疾病后遗症的患者往往精神负担较重,护理人员应重点关注患者对疾病的认识及态度,是否有消极情绪,特别是有无悲观失望的表现。还应了解家属和亲友对患者的态度,以帮助患者寻求支持。

5. 治疗原则 对盆腔炎性疾病后遗症尚无有效的治疗方法,重在预防。一般采用综合治疗,可缓解症状,增加受孕机会。

(1) 物理疗法:温热能促进盆腔局部血液循环,改善组织营养状态,提高新陈代谢,以利炎症吸收和消退。常用的有短波、超短波、微波、激光、离子透入(可加入各种药物如青霉素、链霉素)等。

(2) 中药治疗:慢性盆腔炎以湿热型居多,治疗以清热利湿,活血化瘀为主,方剂为丹参18g、赤芍15g、木香12g、桃仁9g、金银花30g、蒲公英30g、茯苓12g、丹皮9g、生地9g,剧痛时加延胡索9g。有些患者为寒凝气滞型,治则为温经散寒、行气活血,常用桂枝茯苓汤加减,气虚者加党参15g、白术9g、黄芪15g,中药可口服或灌肠。

(3) 其他药物治疗:应用抗炎药物的同时,也可采用糜蛋白酶5mg或透明质酸酶1 500U肌内注射,隔日1次,7~10次为一疗程,以利粘连分解和炎症的吸收。个别患者局部或全身出现过敏反应时应停药。在某些情况下,抗生素与地塞米松同时应用,口服地塞米松0.75mg,每日3次,停药前注意地塞米松应逐渐减量。

(4) 手术治疗:有肿块如输卵管积水或输卵管卵巢囊肿应行手术治疗;存在小感染灶,反复引起炎症急性发作者也应手术治疗。手术以彻底治愈为原则,避免遗留病灶有再复发的机会,行单侧附件切除术或全子宫切除术加双侧附件切除术。对年轻妇女应尽量保留卵巢功能。

(四) 护理诊断和医护合作性问题

1. 舒适的改变 与腰骶部疼痛及下坠感有关。
2. 焦虑 与病程长,治疗效果不明显有关。
3. 知识缺乏 缺乏盆腔炎性疾病后遗症的相关知识。

(五) 计划与实施

1. 预期目标
(1) 经治疗护理患者症状解除或减轻,舒适感增强。
(2) 患者紧张焦虑的情绪得到缓解,树立了治疗疾病的信心。
(3) 患者能够掌握有关治疗及防护措施。

2. 护理措施
(1) 心理护理:对患者的心理问题进行疏导,解除患者思想顾虑,增强治疗的信心。
(2) 指导患者适当加强锻炼,注意劳逸结合,提高机体抗病能力。
(3) 指导患者按医嘱正确服药。

3. 健康指导 注意加强营养及饮食搭配,增加蛋白质及维生素的摄入,增加体力。其他见盆腔炎性疾病的相关内容。

(六) 护理评价

见盆腔炎性疾病的相关内容。

(王景娟)

第五节　生殖器结核

一、概述

由结核杆菌引起的女性生殖器炎症称为生殖器结核，又称结核性盆腔炎，是由结核杆菌侵入人体引起的输卵管、子宫内膜、卵巢、盆腔腹膜及子宫颈等女性生殖器官的炎性病变。多发现于 20～40 岁妇女，也可见于绝经后的老年妇女。在生殖器结核中以输卵管结核最常见，约占女性生殖器结核的 90%以上，其次为子宫内膜结核，其他类型发病较少。绝大多数生殖器结核为继发感染，常继发于肺结核、肠结核、腹膜结核、肠系膜淋巴结的结核病灶也可继发于骨结核或泌尿系统结核。原发女性生殖系统结核罕见。近年由于耐药结核、艾滋病的增加以及对结核病控制的松懈，生殖器结核的发病率有升高的趋势。

二、传染方式

生殖器结核是全身结核的一个表现，常继发于身体其他部位结核如肺结核、肠结核、腹膜结核、肠系膜淋巴结的结核病灶，亦可继发于淋巴结核、骨结核或泌尿系统结核。生殖器结核常见的传播途径有以下几种。

1. 血行传播　为最主要的传播途径。青春期正值生殖器官发育，血供丰富，结核分枝杆菌易借血行传播。结核分枝杆菌感染肺部后，大约 1 年内可感染内生殖器官，由于输卵管黏膜有利于结核分枝杆菌的潜伏感染，因此，其首先侵犯输卵管，然后依次扩散到子宫内膜及卵巢，侵犯宫颈、阴道或外阴者较少见。

2. 直接蔓延　腹膜结核、肠结核可直接蔓延到内生殖器官，引起生殖器结核。

3. 淋巴传播　较少见。消化道结核可通过淋巴管逆行传播感染内生殖器官。

4. 性交　极罕见。男性患泌尿道结核，通过性交传播，上行感染。

三、病理

1. 输卵管结核　约占女性生殖器结核的 90%以上，多为双侧性，但双侧的病变程度有可能不同。输卵管增粗肥大，其伞端外翻如烟斗嘴状是输卵管结核的特有表现，也可表现为伞端封闭，管腔内充满干酪样物质，有的输卵管增粗，管壁内有结核结节，有的输卵管僵直变粗，峡部有多个结节隆起。输卵管管腔内发现干酪样物质，有助于与非结核性炎症鉴别。输卵管浆膜面可见粟粒结节，盆腔腹膜、肠管表面及卵巢表面也布满类似结节或并发腹水型结核性腹膜炎，输卵管常与其邻近器官如卵巢、子宫、肠管粘连。

2. 子宫内膜结核　常由输卵管结核蔓延而来，占生殖器结核的 50%～80%。半数输卵管结核患者同时有子宫内膜结核。早期结核病变出现在宫腔两侧角，子宫大小、形状无明显变化，随着病情进展，子宫内膜受到不同程度的破坏，最后代以瘢痕组织，可使宫腔粘连、变形、缩小。

3. 宫颈结核　较少见，常由子宫内膜结核蔓延而来或经淋巴或血循环传播，占生殖器结核的 10%～20%。病变可表现为乳头状增生或溃疡，这时外观不易与宫颈癌区别。

4. 卵巢结核　亦由输卵管结核蔓延而来，占生殖器结核的 20%～30%。由于卵巢有白膜包围，通常仅有卵巢周围炎，侵犯卵巢深层组织较少。但少部分卵巢结核由血循环传播的感染，可在卵巢深部形成结节及干酪样坏死性脓肿。

5. 盆腔腹膜结核　盆腔腹膜结核多合并输卵管结核。根据病变特征不同分为两型渗出型和粘连型。渗出型腹膜炎以渗出为主，特点为腹膜及盆腔脏器浆膜面布满无数大小不等的散在的灰黄色结节，渗出物为浆液性草黄色澄清液体，积聚于盆腔，有时因粘连可形成多个包裹性囊肿；粘连型腹膜炎以粘连为主，特点为腹膜增厚，与邻近脏器之间发生紧密粘连，粘连间的组织常发生干酪样坏死，易形成瘘管。

四、护理评估

（一）健康史

了解患者既往有无肺结核病史，有无腹痛、腹泻等肠结核病史，有无低热、盗汗、乏力等结核病症状。同时应详细了解患者婚育情况，是否有月经稀少或闭经。

（二）临床表现

生殖器结核的临床表现很不一致，不少患者可无症状，有的患者则症状较重。

1. 月经失调　早期因子宫内膜充血及溃疡，可有月经过多，晚期因子宫内膜因遭受不同程度破坏，可表现为月经稀少或闭经，多数患者就诊时已是晚期。

2. 下腹坠痛　由于盆腔炎症和粘连，可有不同程度的下腹坠痛，经期加重。

3. 全身症状　若为活动期，可有结核病的一般症状，如发热、盗汗、乏力、食欲缺乏、体重减轻等，有时仅有经期发热。但症状较重的患者，可表现为高热等全身中毒症状。

4. 不孕　由于输卵管黏膜破坏与粘连，常使管腔阻塞或由于输卵管周围粘连，有时管腔尚保持部分通畅，但黏膜纤毛被破坏，输卵管僵硬、蠕动受限，丧失其运输功能，也不能受孕，故临床上多数患者因不孕就诊。在原发性不孕患者中生殖器结核常为主要原因之一。

5. 全身及妇科检查　由于病变程度与范围不同而有较大差异，较多患者因不孕行诊断性刮宫、腹腔镜等检查时才发现患有生殖器结核，而无明显体征和其他自觉症状。较严重患者若有腹膜结核，检查时腹部有柔韧感或腹水征，形成包裹性积液时，可触及囊性肿块，边界不清，不活动，表面因有肠管粘连，叩诊空响。子宫一般发育较差，往往因周围有粘连使活动受限。若附件受累，在子宫两侧可触及大小不等及形状不规则的肿块，质硬、表面不平、呈结节或乳头状突起或可触及钙化结节。

（三）辅助检查

1. 子宫内膜病理检查　子宫内膜病理检查是诊断子宫内膜结核最可靠的依据。由于月经前子宫内膜较厚，此时适于进行内膜病理检查。应于经前 1 周或月经来潮 6h 内做刮宫术。在行刮宫术前 3d 及术后 4d 应每日肌注链霉素 0.75g 及口服异烟肼 0.3g，以预防刮宫引起结核病灶扩散。由于子宫内膜结核多由输卵管蔓延而来，故刮宫时应注意刮取子宫角部内膜，并将全部刮出物送病理检查，在病理切片上找到典型结核结节，诊断即可成立，但阴性结果并不能排除结核的可能。如有条件时，可将刮出的组织或分泌物做结核菌培养。遇有子宫腔小而坚硬，无组织物刮出，结合临床病史及症状，也应考虑子宫内膜结核，并做进一步检查。若宫颈有结核可疑，做活组织检查，可明确诊断。

2. X 线检查

（1）胸部 X 线拍片，必要时作消化道或泌尿系统 X 线检查，以便发现原发病灶。

（2）盆腔 X 线平片，发现孤立的钙化点，提示曾有盆腔淋巴结核病灶。

（3）子宫输卵管碘油造影：可出现下列特征：①子宫腔呈不同形态和不同程度狭窄或畸形，边缘呈锯齿状。②输卵管腔有多个狭窄部分，呈典型串珠状或显示管腔细小而僵直。③在相当于盆腔淋巴结、输卵管、卵巢的部位有钙化灶。④若碘油进入子宫一侧或两侧的静脉丛，应考虑有子宫内膜结核的可能。子宫输卵管碘油造影对生殖器结核的诊断帮助较大，但也有可能将输卵管腔中的干酪样物质及结核菌带到腹腔，故造影前、后应使用链霉素及异烟肼等抗结核药物。

3. 腹腔镜检查　腹腔镜能直接观察盆腔情况，并可取腹腔液作结核菌培养或在病变处作活检。

4. 结核菌检查　若有条件，将月经血、刮出的子宫内膜或腹腔液作结核菌检查。可进行结核菌培养、抗酸染色找结核菌、动物接种或分子生物学方法，以确诊。

5. 结核菌试验　结核菌素试验阳性说明体内曾有结核分枝杆菌感染，若为强阳性说明目前仍有活动性病灶，但不能确定病灶部位，若为阴性一般情况下表示未有过结核分枝杆菌感染。

6. 其他　白细胞计数不高，分类中淋巴细胞可能增多，不同于一般化脓性盆腔炎，活动期血沉增快，但血沉正常不能除外结核病变。旧结核菌素试验若为阳性说明体内曾有结核感染；若为强阳性说明目前仍有活动性病灶，但不能说明病灶部位；若为阴性表示未有过结核感染。这些化验检查均非特异性，只能作为诊断的参考。

（四）心理-社会评估

生殖器结核患者多无自觉症状，常因不孕来医院进行检查，最终发现患生殖器结核。因此，护理人员应特别要注意了解患者有无因不孕引起的悲观情绪。孕育新的生命对一个家庭来说是至关重要的事情，因此对生殖器结核患者来说，护理人员特别要评估和关注其家庭成员的情绪表现及态度。

（五）治疗原则

采用抗结核药物治疗为主，休息营养为辅的治疗原则。

1. 抗结核药物治疗　抗结核治疗对女性生殖器结核的有效率达90%。药物治疗应遵循早期、联合、规律、适量、全程的原则。既往将链霉素、异烟肼、对氨基水杨酸钠作为一线基本药物，疗程长，需要1.5～2.0年。有的患者症状好转或消失即不愿再坚持而使治疗中断，复发时再行治疗往往产生耐药而影响疗效，近年采用利福平、异烟肼、乙胺丁醇、链霉素等抗结核药物联合治疗，可将疗程缩短为6～9个月，取得良好疗效。常用的抗结核药物有：利福平、异烟肼、链霉素、乙胺丁醇、吡嗪酰胺等。

2. 支持疗法　急性患者至少要休息3个月，慢性患者可从事学习和工作，但要注意劳逸结合，避免劳累，加强营养，适当参加锻炼，增强体质。

3. 手术治疗　生殖器结核也可用手术治疗。但为避免手术时感染扩散，手术前后应进行抗结核药物治疗。手术方法应根据患者病情、年龄、是否需要保留生育功能等因素决定。可考虑手术治疗的情况有：

（1）盆腔包块经药物治疗后缩小，但不能完全消退时，可手术治疗。

（2）抗结核药物治疗无效或治疗后反复复发的患者。

（3）盆腔结核形成较大的包块或较大的包裹性积液者。

（4）子宫内膜结核严重，内膜破坏广泛，药物治疗无效者。

五、护理诊断和医护合作性问题

1. 舒适的改变　与下腹坠痛及盗汗、乏力、发热等症状有关。

2. 焦虑　与不孕有关。

3. 知识缺乏　缺乏生殖器结核检查、预后、治疗方法及注意事项等相关知识。

六、计划与实施

（一）预期目标

（1）经抗结核治疗患者下腹坠痛及结核感染相关症状减轻症状，舒适感增强。

（2）患者紧张焦虑的心情减轻。

（3）患者了解生殖器结核相关检查项目及治疗方法，并能够掌握用药方法及注意事项。

（二）护理措施

1. 心理护理　生殖器结核的治疗是一个相对漫长的过程，尤其是合并不孕的患者，其同时需要进行多方面的检查，在这过程中患者往往表现出烦躁、失望、焦虑等多种负面情绪交织在一起的情况，特别是由于不孕而失去爱人关心和支持的女性，会出现重度的消极悲观情绪，此时护理人员一方面要鼓励患者倾诉自己的不良情绪，另一方面要积极向患者讲解与疾病及治疗相关的知识，帮助其树立治疗信心。同时作家属的工作，指导其关心和帮助患者的方法，共同争取早日痊愈。

2. 药物治疗的护理　抗结核药物治疗虽已缩短了疗程，但仍需要6～9个月的治疗，同时其应用的药物种类多，方法也各异。护理人员应根据患者用药的种类，讲清用药的名称、服用方法及时间、服药期间的注意事项。告知患者应严格按医嘱服药，不能擅自停药，同时注意药物不良反应，如应用链霉素的患者应注意有无眩晕、口麻、四肢麻木感、耳鸣等症状出现，如有应及时到医院就诊。

3. 日常护理 生殖器结核患者急性期至少应卧床休息 3 个月，每日保证 8～12h 睡眠。慢性患者可以从事较轻的工作和学习任务，但要注意劳逸结合，适当参加体育锻炼，增强体质。

（三）健康指导

1. 用药指导 认真仔细向患者讲解其所用药物的服药方法、时间、剂量及注意事项。

2. 饮食指导 宜食用营养丰富的高蛋白、高热量、含维生素饮食。结核患者膳食中还应特别注意钙和铁的补充。应多吃瘦肉、鱼、虾、蛋类及豆制品等。新鲜的蔬菜、水果、鱼虾、动物内脏和蛋类含有丰富的维生素，应搭配食用。总之，提倡食物多样，荤素搭配，做到色、香、味俱全，营养全面。

3. 预防措施 平时应注意锻炼身体，增强体质。按要求做好卡介苗的接种，积极防治肺结核、淋巴结结核和肠结核等。

七、护理评价

患者完成了各项检查并经正规的药物治疗后症状逐渐减轻。患者了解了生殖器结核的检查和治疗方法及预防措施，并掌握自己所用药物的名称、服药方法及时间，特别是掌握了服药的注意事项。

（王景娟）

第六节　子宫肌瘤

一、概述

子宫肌瘤是子宫平滑肌组织增生而形成的良性肿瘤，其中含有少量的纤维结缔组织，又称为纤维肌瘤、子宫纤维瘤。子宫肌瘤是人体最常见的肿瘤之一，也是女性生殖器最常见的良性肿瘤，多见于 30～50 岁妇女，20 岁以下少见。据统计，至少 20% 育龄妇女患有子宫肌瘤，因肌瘤多无或很少有症状，临床报道发病率远低于肌瘤真实发病率。

二、发病相关因素

确切病因尚未明了。根据肌瘤好发于生育年龄妇女，青春期前少见，绝经后停止生长，甚至萎缩或消失，提示子宫肌瘤的发生可能与女性性激素有关。

三、病理

（一）分类

1. 按肌瘤生长部位 分为宫体肌瘤（90%）和宫颈肌瘤（10%）。

2. 按肌瘤与子宫肌壁的关系 肌瘤原发于子宫肌层，随之向不同方向生长。子宫肌瘤根据肌瘤发展过程与子宫肌壁的关系而分为三类（图 5-4）。

（1）肌壁间肌瘤：占 60%～70%，肌瘤位于子宫肌壁间，周围被肌层包围。

（2）浆膜下肌瘤：约占 20%，肌瘤向子宫浆膜面生长，突起在子宫表面。肌瘤表面仅由子宫浆膜层覆盖。当瘤体继续向浆膜面生长，仅有一蒂与子宫相连，则为带蒂的浆膜下肌瘤，营养由蒂部血管供应，若血液供应不足肌瘤可变性坏死。若蒂扭转断裂，肌瘤脱落形成游离性肌瘤。若肌瘤位于宫体侧壁向宫旁生长，突出于阔韧带两叶之间，称为阔韧带肌瘤。

（3）黏膜下肌瘤：占 10%～15%，肌瘤向宫腔方向生长，突出于子宫腔，表面仅由黏膜层覆盖。黏膜下肌瘤易形成蒂，在宫腔内生长犹如异物，常引起子宫收缩，肌瘤可被挤出宫颈外口而突入阴道。

子宫肌瘤常为多发性，各种类型的肌瘤可发生在同一子宫，称为多发性子宫肌瘤。

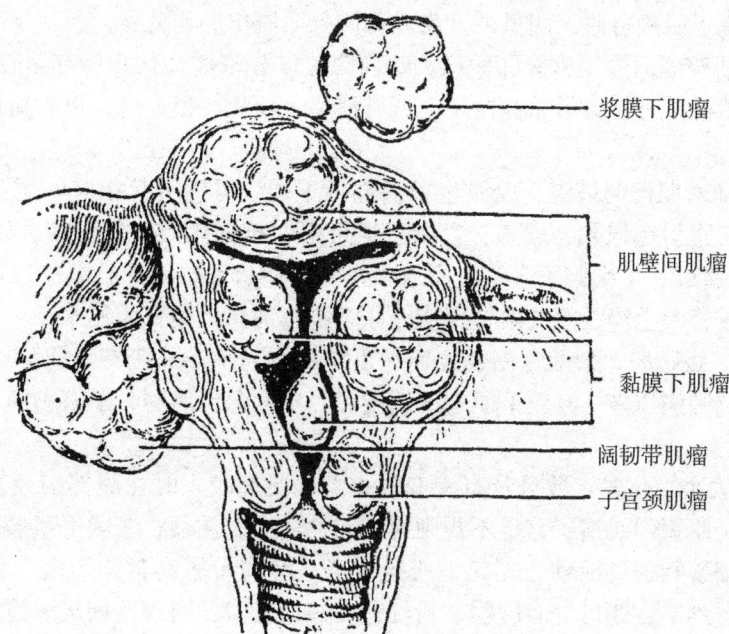

浆膜下肌瘤

肌壁间肌瘤

黏膜下肌瘤

阔韧带肌瘤

子宫颈肌瘤

图 5-4 各型子宫肌瘤示意图

（二）病理变化

1. 巨检 肌瘤为实质性球形包块，表面光滑，质地较子宫肌层硬，压迫周围肌壁纤维形成假包膜，肌瘤与假包膜间有一层疏松网状间隙，切开假包膜后肿瘤会跃出，手术时容易剥出。肌瘤长大或多个相融合时，呈不规则状。肌瘤切面呈白色，可见漩涡状或编织状结构。肌瘤颜色与硬度因纤维组织多少而变化，含平滑肌多，色略红、质较软，纤维组织多则色较白，质较硬。

2. 镜检 肌瘤主要由梭形平滑肌细胞和不等量纤维结缔组织构成。肌细胞大小均匀，排列成漩涡状或棚状，核为杆状。

（三）肌瘤变性

肌瘤变性是肌瘤失去原有的典型结构。常见肌瘤变性为玻璃样变、囊性变、红色样变、肉瘤样变和钙化。红色样变多见于妊娠期或产褥期，为肌瘤的一种特殊类型坏死。患者可有剧烈腹痛伴恶心呕吐、发热，白细胞计数升高，检查发现肌瘤迅速增大压痛。仅 0.4% ~ 0.8% 肌瘤恶变为肉瘤，多见于年龄较大妇女。因无明显症状，易被忽视。肌瘤在短期内迅速增大或伴不规则阴道流血者，应考虑有肉瘤样变可能，若绝经后妇女肌瘤增大，更应警惕发生恶变。

四、护理评估

（一）健康史

多数患者无明显症状，仅在盆腔检查时偶被发现，应注意询问月经史、生育史，是否长期使用雌激素如避孕药，发病后月经变化及以后由于肌瘤压迫所伴随的其他症状。

（二）临床表现

1. 症状 与肌瘤的部位、生长速度及肌瘤有无变性等关系密切，而与肌瘤大小，数目多少关系不大，常见的主要症状有以下几种：

（1）经量增多及经期延长：多见于大的肌壁间肌瘤及黏膜下肌瘤，肌瘤使宫腔增大，子宫内膜面积增加并影响子宫收缩，此外肌瘤可使肿瘤附近的静脉受挤压，导致子宫内膜静脉丛充血及扩张，从而引起经量增多、经期延长。黏膜下肌瘤伴有坏死感染时，可有不规则阴道流血或血样脓性排液。长期经量增多可继发贫血，出现乏力、心悸等症状。

（2）下腹包块：肌瘤较小时在腹部摸不到包块，当肌瘤逐渐增大使子宫超过 3 个月妊娠大时可从腹部触及。巨大的黏膜下肌瘤可脱出阴道外，患者可因外阴脱出肿物就诊。

（3）白带增多：肌壁间肌瘤是宫腔面积增大，内膜腺体分泌增多，并伴有盆腔充血致使白带增多；子宫黏膜下肌瘤一旦感染，可有大量脓样白带。若有溃烂、坏死、出血时，可有血性和脓血性、有恶臭的阴道溢液。

（4）压迫症状：随着肌瘤的增大，以及生长的部位不同，可以引起相应的压迫症状。如生长于子宫前壁的肌瘤可压迫膀胱引起尿频、尿急；宫颈肌瘤可引起排尿困难、尿潴留；子宫后壁的肌瘤（峡部或后壁），由于压迫直肠，可引起下腹坠胀不适、便秘等症状；阔韧带肌瘤或宫颈巨型肌瘤向侧方发展，嵌入盆腔压迫输尿管使上泌尿路受阻，形成输尿管扩张甚至发生肾盂积水。

（5）其他：常见下腹坠胀、腰酸背痛，经期加重，可引起不孕或流产。肌瘤红色样变时有急性下腹痛，伴呕吐、发热及肿瘤压痛。浆膜下肌瘤蒂扭转时可出现急性腹痛，子宫黏膜下肌瘤由宫腔向外排出时也可引起腹痛。

2. 体征　与肌瘤大小、位置、数目及有无变性相关。肌瘤较大时在腹部扪及质硬、不规则、结节状块物。妇科检查时，肌壁间肌瘤子宫呈不规则或均匀性增大，质硬；浆膜下肌瘤可扪及子宫表面有质硬的球状物与子宫有细蒂相连可活动。黏膜下肌瘤位于宫腔内者子宫常均匀增大，脱出于子宫颈外口者，阴道窥器检查可看到子宫颈口处有肿物、粉红色、表面光滑、宫颈四周边缘清楚。若伴有感染时可有坏死、出血及脓性分泌物。

（三）辅助检查

对于子宫肌瘤来讲，通过较准确的盆腔检查即可明确诊断。

1. B超检查　B超检查对于子宫肌瘤的诊断十分有效，在大多数情况下，通过本检查即可诊断，很多患者就是在体检时进行B超检查而得以诊断。

2. 子宫碘油造影　有黏膜下肌瘤时可自X线片上发现充盈缺损。

3. 宫腔镜检查　对于有些诊断较困难的病例，有时可以通过宫腔镜检查明确黏膜下肌瘤的诊断。

（四）心理－社会评估

当患者得知患子宫肌瘤时，首先担心是否为恶性肿瘤，随后对选择治疗方案显得无助。即将准备手术时，患者存在不同程度的焦虑和恐惧。

（五）治疗原则

对于子宫肌瘤的处理应根据患者年龄、对生育的要求，症状及肌瘤大小、生长部位、数目等方面综合考虑。若患者年近绝经期，子宫小于3个月妊娠大小，无月经过多等症状，可暂保守治疗或观察，不予处理；若保守治疗无效或子宫肌瘤较大、症状明显、年纪较轻者可考虑手术治疗，手术方式根据有无生育要求选择。

1. 保守治疗

（1）定期复查：无症状肌瘤一般不需治疗，特别是近绝经期妇女。绝经后肌瘤多可萎缩或逐渐消失。每3~6个月检查一次，若发现肌瘤增大或症状明显时，再考虑进一步治疗。

（2）药物治疗：适用于症状轻、近绝经年龄或全身情况不宜手术者。可使用促性腺激素释放激素类似物（GnRH-a）、米非司酮。

2. 手术治疗　手术适应证：①月经过多致继发贫血，药物治疗无效。②严重腹痛、性交痛或慢性腹痛、有蒂肌瘤扭转引起的急性腹痛。③有膀胱、直肠压迫症状。④能确定肌瘤是不孕或反复流产的唯一原因。⑤肌瘤生长较快，怀疑有恶变。手术可经腹、经阴道或宫腔镜及腹腔镜下手术。手术方式有以下几种。

（1）肌瘤切除术：适用于保留生育功能的患者。可经腹或腹腔镜下切除。黏膜下肌瘤可经阴道或宫腔镜下切除。术后有50%复发机会，约1/3患者需再次手术。

（2）子宫切除术：不要求保留生育功能或疑有恶变者，可行子宫切除术。术前应行宫颈刮片细胞学检查，排除宫颈恶性病变。

（六）子宫肌瘤合并妊娠

子宫肌瘤合并妊娠的发病率占肌瘤患者的 0.5% ~ 1.0% ，占妊娠的 0.3% ~ 0.5% 。肌瘤合并妊娠的实际发病率远较上述数字高，因肌瘤小又无症状，在妊娠分娩过程中易被忽略。

肌瘤对妊娠及分娩的影响与肌瘤大小及生长部位有关。黏膜下肌瘤阻碍可影响受精卵着床，导致早期流产，较大肌壁间肌瘤可使宫腔变形或内膜供血不足导致流产。肌瘤可妨碍胎先露部下降，使妊娠后期及分娩时胎位异常，胎盘低置或前置、产道梗阻等。胎儿娩出后易因胎盘粘连、附着面大或排出困难及子宫收缩不良而致产后出血。妊娠期及产褥期肌瘤易发生红色样变，采用保守治疗通常能缓解。妊娠合并肌瘤者多能自然分娩，不需急于干预，但应预防产后出血。若肌瘤阻碍胎儿下降可做剖宫产。剖宫产时是否同时切除肌瘤或切除子宫，需根据肌瘤大小、部位和患者情况决定。

五、护理诊断和医护合作性问题

1. 焦虑　与未明确诊断，担心恶性肿瘤有关。
2. 知识缺乏　缺乏有关疾病和手术的相关知识。
3. 个人应对无效　与选择子宫肌瘤治疗方案的无助感有关。
4. 体液不足　与长期出血导致贫血有关。

六、计划与实施

（一）预期目标

（1）患者能找出引起焦虑的因素并演示减轻焦虑的方法。
（2）患者自诉疾病的情况及术前术后注意事项。
（3）患者能列举可利用的资源及支持系统。
（4）患者贫血得到纠正。

（二）护理措施

1. 术前心理支持　手术对所有的患者都是一种应激，患者存在恐惧焦虑心理，子宫切除术对妇女而言意味失去生育能力，但许多妇女错误地认为，子宫是产生性感和保持女性特征的重要器官，切除子宫会引起早衰，影响夫妻生活；另一些患者担心手术疼痛、术中出血，甚至担心手术会夺去生命。

对于接受子宫切除术的患者，护士有必要了解患者目前所承受的心理压力，向她们讲解生殖系统的解剖生理知识，可以采用集体讲课、分发宣传手册、个别指导等方式，使患者明确子宫切除，包括同时切除子宫颈或一侧附件，会引起停经，丧失生育能力，还可能产生一些生理或心理的变化，但不会影响性生活或改变妇女形态。另外，还需讲明手术不可能导致死亡，即使产生某些症状也是暂时的。家属的支持是十分必要的，因此，护士应与家属（尤其患者配偶）取得密切联系，共同帮助患者度过心理关。

2. 提供信息，增强信心　详细评估患者所具备的子宫肌瘤相关知识及错误概念，通过连续性护理活动与患者建立良好的护患关系，讲解有关疾病知识，纠正错误认识。帮助患者分析住院期间及出院后可被利用的资源及支持系统，减轻无助感。

3. 鼓励患者参与决策过程　根据患者实际情况提供疾病的治疗信息，与护理对象讨论可利用的资源和支持系统。允许患者参与决定自己的护理和治疗方案，并帮助其接受目前的健康状况，充分利用既往解决困难的有效方法，由本人评价自己的行为，认识自己的能力。

4. 严密观察病情

（1）子宫肌瘤出血多、贫血患者应先住院或在门诊治疗后再准备手术，按医嘱给予止血药和子宫收缩剂，必要时输血、补液、抗感染治疗或准备刮宫术止血。维持正常血压并纠正贫血状态。

（2）肌瘤巨大出现压迫症状，如排尿排便困难时，应予导尿，或用缓泻剂软化粪便，改善尿潴留、便秘症状。

（3）黏膜下肌瘤脱出阴道内者，应注意观察阴道流血的量、性质、颜色，应保持局部清洁，防止感染。

（4）浆膜下肌瘤应注意观察有无腹痛，警惕肌瘤蒂扭转。

（5）妊娠合并肌瘤者应定期接受产前检查，多能自然分娩，不需干预，但应积极预防产后出血。若肌瘤阻碍胎儿下降，或致产程延长发生难产时，应按医嘱做好剖宫产术前准备及术后护理。

5. 提供随访及出院指导

（1）随访观察者应 3 ~ 6 个月定期复查，及时修改治疗方案。

（2）进行保守治疗时，应向接受患者讲明药物名称、用药目的、剂量、方法、可能出现的不良反应及应对措施，选用雄激素治疗者，每月总剂量应控制在 300mg 以内。

（3）对手术患者，应告知术后 1 个月返院检查，若出院后出现不适或异常症状，需及时随诊。

七、护理评价

患者自述焦虑减轻，自述疾病的情况及术前术后注意事项，能列举可利用的资源及支持系统，患者出院时面色红润，血红蛋白在正常范围。

（王景娟）

第七节　子宫颈癌

一、概述

子宫颈癌是妇女最常见的恶性肿瘤之一，位居三大妇科恶性肿瘤之首，患者以 40 ~ 49 岁多见。本病的发病率有明显地理差异，世界范围内发病率最高的是哥伦比亚卡利，最低为以色列。我国宫颈癌的地理分布特点是高发区连接成片，从内蒙古、山西、陕西经湖北、湖南到江南，形成一个高发地带，山区发病率高于平原。近 40 年来国内外都以普遍应用阴道脱落细胞防癌涂片检查，子宫颈癌的发病率、死亡率已明显下降。

二、病因

本病发病原因目前尚无定论，认为是多种因素协同作用的结果。大量的资料表明其发病和早婚、性生活紊乱、早育、多育有着密切关系。高危男子是宫颈癌发病因素的论点已被重视，凡配偶有阴茎癌、前列腺癌或前妻患子宫颈癌者均为高危男子，与高危男子有过接触的妇女，易患子宫颈癌。根据目前的研究材料，子宫颈癌的发生、发展和病毒感染有关，如人乳头瘤病毒，单纯疱疹病毒Ⅱ型、人类巨细胞病毒感染等。

三、病理变化

（一）宫颈癌变的形成过程

宫颈上皮是由宫颈阴道部的鳞状上皮与宫颈管柱状上皮共同组成，两者的交接部位在宫颈外口，称为原始鳞－柱交接部或鳞柱交界。此交接部可随体内雌激素水平变化而移位，称为生理性鳞－柱交接部。在原始鳞－柱交接部和生理性鳞－柱交接部间所形成的区域称为移行带区。在移行带区形成过程中，其表面被覆的柱状上皮逐渐被鳞状上皮所替代。替代机制包括鳞状上皮化生和鳞状上皮化。

当宫颈上皮化生过度活跃，伴外来致癌物质刺激或多次妊娠使宫颈移行带反复移动，以及分娩引起宫颈撕裂、糜烂等变化时，移行带区活跃的未成熟细胞或增生的鳞状上皮可表现为细胞分化不良、排列紊乱、细胞核深染、核异型、核分裂象，这就是鳞状上皮不典型增生。当诱发不典型增生的病因继续存在时，这些病变可继续发展为原位癌，最后形成鳞状细胞浸润癌。

（二）病理分型

1. 鳞状细胞癌　子宫颈癌以鳞状上皮细胞癌为主，占 90% ~ 95%，腺癌仅占 5% ~ 10%。子宫颈原位癌、早期浸润癌和浸润癌系指鳞状上皮细胞癌的不同病变，但鳞癌与腺癌在外观上并无特殊差别，且两者均可发生在宫颈阴道部或颈管内。

1）巨检：在发展为浸润癌前，肉眼观察无特殊异常或类似一般宫颈糜烂。随着浸润癌的出现，宫颈可表现以下四种不同类型。

（1）外生型：最常见，又称增生型或菜花型。癌组织向外生长，最初呈息肉样或乳头状隆起，继而发展为向阴道内突出的不等大小菜花状赘生物，质脆易出血。

（2）内生型：又称浸润型。癌组织向宫颈深部组织浸润，宫颈肥大而硬，甚至整个宫颈段膨大似桶状，但宫颈表面尚光滑或仅有浅表溃疡。

（3）溃疡型：不论外生型或内生型进一步发展时，肿瘤组织坏死脱落，可形成凹陷性溃疡。有时整个子宫颈为空洞所代替，形如火山口。

2）镜检

（1）不典型增生：不典型增生表现为底层细胞增生，即从正常仅1、2层底层细胞增至多层，甚至可占据上皮的大部分，且有细胞排列紊乱及细胞核增大、浓染、染色质分布不均等核异质改变。

不典型增生可分为轻、中、重三度。轻度为异型上皮占据上皮层的下 1/3，异型性较轻，细胞排列稍紊乱；中度为异型上皮占据上皮层的下 2/3，异型性明显，细胞排列紊乱；重度为异型细胞超过上皮层的下 2/3，但部分表层细胞分化尚正常，由于细胞显著异型，且极性接近完全消失，故不易与原位癌鉴别（图5-5）。

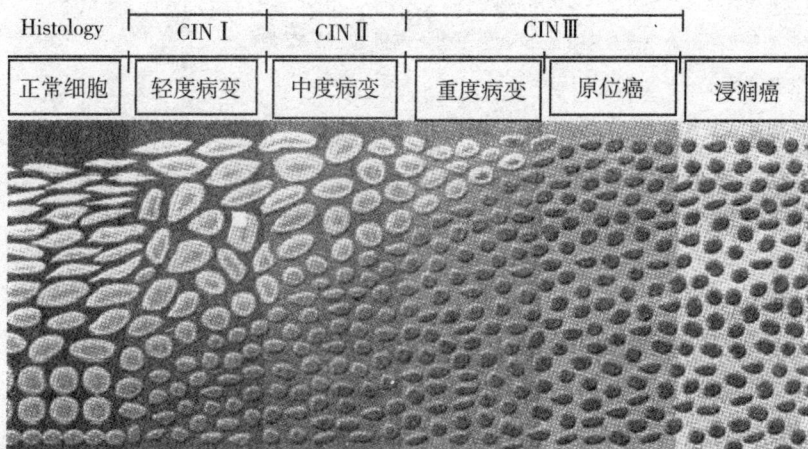

图5-5　宫颈上皮内瘤变分级示意图

（2）原位癌：原位癌又称上皮内癌。上皮全层极性消失，细胞显著异型，核大、深染、染色质分布不均，有核分裂象。但病变仍尚限于上皮层内，但未穿透基底膜，无间质浸润。不典型增生和宫颈原位癌又统称为宫颈上皮内瘤样病变（CIN）是宫颈癌的癌前病变。宫颈上皮内瘤样病变根据细胞异常的程度分为 CIN Ⅰ级：指轻度宫颈不典型增生；CIN Ⅱ级：指中度宫颈不典型增生；CIN Ⅲ级：指重度宫颈不典型增生及宫颈原位癌。

（3）镜下早期浸润癌：在原位癌基础上，如在镜下发现有癌细胞穿透基底膜，且浸润深度不超过 5mm，宽度不超过 7mm。

（4）鳞状上皮浸润癌：当癌细胞穿透上皮基底膜，侵犯间质深度超过 5mm，称为鳞状上皮浸润癌。在间质内可出现树枝状、条索状、弥漫状或团块状癌巢。

2. 腺癌　来源于被覆宫颈管表面和颈管内腺体的柱状上皮。镜检时，可见到腺体结构，甚至腺腔内有乳头状突起。腺上皮增生为多层，细胞低矮，异型性明显，可见核分裂象。如癌细胞充满腺腔，以致找不到原有腺体结构时，往往很难将腺癌与分化不良的鳞癌相区别。腺癌较鳞癌的恶性程度高，转移早，预后多不佳。

（三）扩散途径

子宫颈癌以直接侵犯邻近组织和淋巴转移为主，血行转移极少。

1. 直接蔓延　最常见向下沿阴道黏膜蔓延，向上至子宫下段肌壁（尤以来自颈管内肿瘤）；向两旁至主韧带、阴道旁组织，甚至延伸到骨盆壁，晚期可导致输尿管阻塞；向前、后可侵犯膀胱或直肠，甚至出现膀胱阴道瘘或直肠阴道瘘。

2. 淋巴转移　子宫颈癌局部浸润后，即侵入淋巴管，形成瘤栓，随淋巴液引流到达局部淋巴结，然后在淋巴管内扩散。淋巴结转移的发生率与临床期别直接有关。期别越早，淋巴转移率就越低，期别越晚，淋巴转移率就越高。

3. 血行转移　发生在晚期，癌组织破坏小静脉后，可经体循环转移至肺、肾或脊柱等。

（四）临床分期

目前广泛采用的分期体系是国际妇产科联盟（FIGO）2009年的分期（表5-2，图5-6）。

表5-2　宫颈癌的临床分期（FIGO，2009年）

期别	肿瘤范围
I 期	癌灶局限在宫颈（包括累及宫体）
I A	肉眼未见癌灶，仅在显微镜下可见浸润癌
I A1	间质浸润深度≤3mm，宽度≤7mm
I A2	间质浸润深度3~5mm，宽度≤7mm
I B	肉眼可见癌灶局限于宫颈，或显微镜下病灶范围超过 I A2 期
I B1	肉眼可见癌灶最大直径≤4cm
I B2	肉眼可见癌灶最大直径>4cm
II 期	癌灶已超出宫颈，但未达盆壁。癌累及阴道，但未达阴道下1/3
II A	无宫旁浸润
II A1	肉眼可见癌灶最大径线≤4cm
II A2	肉眼可见癌灶最大径线>4cm
II B	有宫旁浸润
III 期	癌肿扩展至盆壁和（或）累及阴道下1/3，导致肾盂积水或无功能肾
III A	癌累及阴道下1/3，但未达盆壁
III B	癌已达盆壁，或有肾盂积水或无功能肾
IV A	癌播散超出真骨盆或癌浸润膀胱黏膜或直肠黏膜
IV B	远处转移

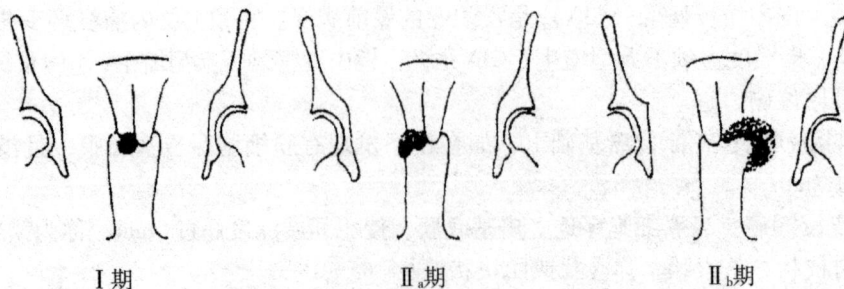

　　　　I 期　　　　　　　　　II_a期　　　　　　　　　II_b期

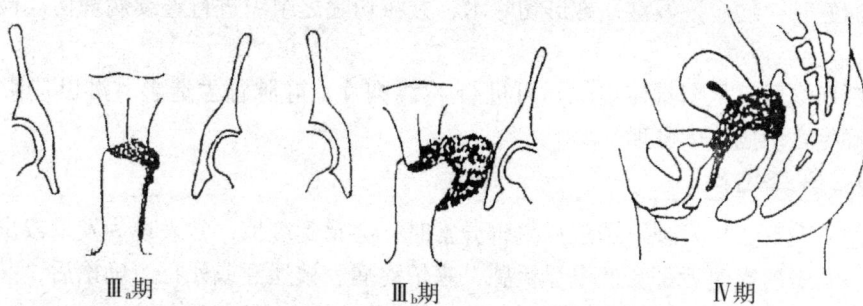

Ⅲₐ期　　　　Ⅲᵦ期　　　　Ⅳ期

图 5 - 6　子宫颈癌的临床分期示意图

四、护理评估

（一）健康史

所有妇女都有发生宫颈癌的危险，在询问时应注意婚育史、性生活史，特别是与高危男子性接触史。

（二）临床表现

ⅠA 期的宫颈癌一般无自觉症状，ⅠB 期和以后各期的癌其主要症状有阴道出血，排液和疼痛。

1. 阴道出血　当癌肿侵及间质内血管时开始出现流血。最早表现为性交后或双合诊后有少量出血，称为接触性出血。以后则可能有经间期或绝经后少量断续不规则出血，晚期流血增多，甚至因较大血管被侵蚀而引起致命的大出血。一般外生型癌出血较早，血量也多，内生型癌出血较晚。

2. 阴道排液　一般多发生在阴道出血之后，最初量不多，无臭。随着癌组织溃破，可产生浆液性分泌物，晚期癌组织坏死，感染则出现大量脓性或米汤样恶臭白带。

3. 疼痛　为晚期癌症状，当宫颈旁组织明显浸润，并已累及盆壁、闭孔神经、腰骶神经等，可以出现严重的腰骶部或坐骨神经痛。盆腔病变严重时，可以导致下肢静脉回流受阻引起下肢肿胀和疼痛。

（三）辅助检查方法

一般来讲，子宫颈癌的诊断主要依靠临床资料，但是，最终的定性诊断仍然以病理诊断为准，它是确诊的重要方法。

1. 子宫颈刮片细胞学检查　是发现宫颈癌前期病变和早期宫颈癌的普查方法。必须在宫颈移行带处刮片检查。防癌涂片用巴氏染色，结果分为 5 级：Ⅰ级正常；Ⅱ级炎症引起；Ⅲ级可疑；Ⅳ级可疑阳性；Ⅴ级阳性。Ⅲ、Ⅳ、Ⅴ级涂片必须进一步检查明确诊断，Ⅱ级涂片需先按炎症处理后重复涂片进一步检查。

2. 碘试验　正常宫颈或阴道鳞状上皮含有丰富糖原，可被碘液染为棕色，而宫颈管柱状上皮、宫颈糜烂及异常鳞状上皮区（包括鳞状上皮化生、不典型增生、原位癌及浸润癌区）均无糖原存在，故不着色。临床上用阴道窥器暴露宫颈后，擦去其表面黏液，以碘液涂抹宫颈及穹隆部，称为碘试验。在碘试验不着色区进行宫颈活组织检查，既可提高宫颈癌前期病变和宫颈癌的诊断准确率，还可了解癌肿蔓延至穹隆部的范围。

3. 阴道镜检查　可协助诊断早期宫颈癌。凡宫颈刮片细胞学检查Ⅲ级或Ⅲ级以上者，应在阴道镜检查下，观察宫颈表面有无异型上皮或早期癌变，并选择病变部位进行活检，以便提高诊断的正确率。

4. 宫颈和宫颈管活体组织检查　是确诊宫颈癌前期病变和宫颈癌的最可靠和不可缺少的方法。一般应在宫颈鳞柱交界部的 3、6、9、12 点处取四点活检或在碘试验不着色区、阴道镜指导下或肉眼观察到的可疑癌变部位，取多处组织，并进行切片检查。

5. 宫颈锥形切除术　当宫颈刮片细胞学多次检查为阳性，而宫颈活检为阴性或活检为原位癌，但不能完全排除浸润癌时，均应该做宫颈锥形切除术，并将切除之组织进行连续病理切片检查以明确诊断和病变范围。

当宫颈癌诊断确立后，根据具体情况，可进行 X 线胸片、静脉肾盂造影、淋巴造影、膀胱镜、直肠镜检查等，以确定宫颈癌临床分期。

（四）心理－社会评估

早期宫颈癌患者在普查中发现宫颈刮片报告异常时，会感到震惊，常表现为发呆或出现一些令人费解的自发性行为，几乎所有患者都会产生恐惧感，害怕疼痛、被遗弃或死亡。确诊后，又要面临手术和放疗，患者可能沮丧、绝望、担心丈夫和孩子。

（五）治疗原则

1）凡经宫颈刮片发现≥Ⅲ级者，应重复刮片并行宫颈活检，根据其结果决定处理，宫颈上皮内瘤样病变，如确诊为 CIN Ⅰ级，可暂按炎症处理，每 3～6 月随访刮片，必要时再次活检，病变持续不变者可继续观察，确诊为 CIN Ⅱ级的患者，应选用激光、电熨、冷冻宫颈锥切术进行治疗，术后 3～6 个月随访。确诊为 CIN Ⅲ级患者一般主张行全子宫切除，但是如果患者有生育要求，应该先行宫颈锥形切除术，术后密切定期随访。这种治疗既可以除外浸润癌的可能，本身又是治疗，待完成生育后，根据具体情况再定是否行子宫切除。

2）镜下早期浸润癌：对于Ⅰ A1 期癌，多主张行扩大子宫全切术，即切除全子宫及 1～2cm 阴道组织，对Ⅰ A2 期癌做扩大子宫全切或子宫次根治术。

3）浸润癌：目前对于宫颈癌的治疗主要有手术、放射、放射合并手术等治疗方法。

（1）手术治疗：仅适用于Ⅰ B 期和Ⅱ A 期患者，对于这类患者采用子宫根治术（包括子宫、输卵管、阴道上段、主韧带、宫骶韧带、阴道旁组织）及盆腔淋巴结切除术，宫颈癌转移卵巢的机会较少，卵巢无病变的年轻患者可以保留双侧或单侧的卵巢。

（2）放射治疗：一般来讲，放射治疗是宫颈癌的首选治疗方法，适用于各期。放射治疗的方法主要有两种，即腔内治疗（后装治疗）和体外照射，目前对于宫颈癌的治疗主要采用内、外照射结合的方法，多数患者可以获得较好的疗效，但是对于非常晚期的患者，本疗法应属姑息治疗的范畴。

（3）手术及放疗综合治疗：适用于宫颈较大病灶。术前先行放疗，待癌灶缩小后再行手术，或术后证实淋巴结或宫旁组织有转移或切除残段有癌细胞残留，放疗做为手术后的补充治疗。

（4）放射治疗合并化疗：放疗合并化疗是目前世界范围内宫颈癌治疗的主要手段，与单纯放疗相比，生存率明显得到延长，可以使单纯放疗的死亡率减少将近一半。现在较流行的方法是在原有放疗的同时，给予顺铂和 5－FU 为主的化疗，经过大量的研究这种治疗方法是可以耐受的，预后良好。

（5）化疗：化疗在宫颈癌的治疗中，主要属于姑息治疗的范畴，但是，近年来的大量研究证实化疗的作用不再是传统的姑息治疗，而逐渐成为宫颈癌治疗的主要手段之一。

五、护理诊断和医护合作性问题

1. 知识缺乏　缺乏疾病治疗的知识。
2. 焦虑　与恶性肿瘤的诊断有关。
3. 疼痛　与手术后组织损伤有关。
4. 排尿异常　与宫颈癌根治术后影响膀胱正常张力有关。
5. 潜在的性功能改变　与手术造成性器官缺失有关。

六、计划与实施

（一）预期目标

（1）患者对现患疾病，拟行治疗理解。

（2）患者对诊断治疗的担忧减轻。

（3）患者能用语言表达疼痛的性质，促成因素并列举缓解疼痛的有效措施。

（4）患者恢复或接近健康时的排尿状态，能获得排尿后的轻松满足感。

（5）患者与丈夫对性生活满意。

（二）护理措施

1. 心理护理　经常与患者沟通，通过交流了解不同患者所处不同时期的心理特点，与患者一起寻找引起不良心理反应的原因。告诉患者宫颈癌发生、发展的过程及预后，并强调早发现、早治疗的好处。

2. 鼓励患者摄入足够的营养　评估患者对摄入足够营养的认知水平、目前的营养状况及摄入营养物的习惯。协助患者及家属计划合理食谱，以满足患者需要，维持体重不继续下降。

3. 指导患者维持个人卫生　为患者提供安全、隐蔽的环境，协助患者勤擦身、更衣，保持床单位清洁，注意室内空气流通，促进舒适。指导患者勤换会阴垫，冲洗会阴 2 次/d，便后及时冲洗外阴并更换会阴垫。

4. 手术护理　同腹部手术前后护理，特殊护理如下。

（1）晚期患者由于癌组织坏死感染，可能出现大量米汤样或脓性恶臭白带，术前每日冲洗外阴 1~2 次，保持外阴清洁。

（2）晚期患者可出现下腹，腹股沟，大腿及骶部疼痛，当癌瘤侵及膀胱时可出现泌尿道症状，需对症处理。

（3）对菜花型宫颈癌，应注意预防发生阴道大出血，一旦出血应立即用纱条填塞。

（4）手术范围大、时间长、出血多，故术后 12h 内每 0.5~1h 测量血压、脉搏、呼吸 1 次，平稳后每 4h 测量 1 次。

（5）手术创面大，广泛的宫旁组织盆腔淋巴结被切除，术后阴道放置引流管，注意观察引流液的性状及量，并保持会阴部清洁。

（6）术后留置尿管 7~10d，加强尿管的护理，拔管前 3d 开始训练膀胱功能。

（三）健康指导

大力宣传与宫颈癌发病的高危因素，常规进行宫颈刮片细胞学检查以早期筛查，积极治疗宫颈炎。治疗后认真随诊：手术后 1 个月首次复查，术后 2 年内每 3 个月复查 1 次，术后 3~5 年内每 6 个月一次，第 6 年开始每年 1 次，如出现症状应及时随访。根据患者恢复情况给予性生活指导。

七、护理评价

患者能陈述病情及所期待的治疗效果；对宫颈癌的诊断及治疗表示接受与配合；术后使用镇痛药少于 3 次；恢复或接近健康时的排尿状态；患者与丈夫性生活满意。

（刘宇霞）

第八节　子宫内膜癌

一、概述

子宫内膜癌是发生于子宫内膜的一组上皮性恶性肿瘤，又称宫体癌，多见于老年妇女。子宫内膜癌为女性生殖器官三大恶性肿瘤之一，占女性全身恶性肿瘤的 7%，占女性生殖道恶性肿瘤的 20%~30%，但近年发病率在世界范围内呈上升趋势。

二、发病相关因素

病因不十分清楚，目前认为子宫内膜癌可能有两种发病类型。

1. 雌激素依赖型　其可能是在无孕激素拮抗的雌激素长期作用下，发生子宫内膜增生症（单纯型或复杂型，伴或不伴不典型增生），甚至癌变。临床上常见于无排卵性疾病（无排卵性功血，多囊卵巢综合征）、分泌雌激素的卵巢肿瘤（颗粒细胞瘤、卵泡膜细胞瘤）、长期服用雌激素的绝经后妇女以及长期服用他莫昔芬的妇女。这种类型占子宫内膜癌的大多数，均为子宫内膜样腺癌，肿瘤分化较好，雌孕激素受体阳性率高，预后好。患者较年轻，常伴有肥胖、高血压、糖尿病、不孕或不育及绝经延迟，约20%内膜癌患者有家族史。

2. 非雌激素依赖型　发病与雌激素无明确关系。这类子宫内膜癌的病理形态属少见类型，如子宫内膜浆液性乳头状癌、透明细胞癌、腺鳞癌、黏液腺癌等。多见于老年体瘦妇女，在癌灶周围可以是萎缩的子宫内膜，肿瘤恶性度高，分化差，雌孕激素受体多呈阴性，预后不良。

三、病理

（一）病理变化

1. 巨检　病变多发生在子宫底部的内膜，以子宫两角附近为多见，其次为子宫后壁。就病变的形态和范围而言，可分为两种。

（1）弥漫型：起病时子宫内膜大部分或全部为癌组织侵犯，肿瘤组织表现为不规则菜花样物，充满宫腔，甚至脱出于子宫颈口外。组织呈灰白色或淡黄色，表面有出血、坏死，有时形成溃疡。累及内膜广泛，但一般浸润肌层较少。

（2）局灶型：癌灶局限于宫腔的一小部分，多见于子宫底部或宫角部，呈息肉或小菜花状，表面有溃疡，易出血。极早期病例病变很小，诊刮时即可将癌灶刮净。但本型易侵犯肌层。

2. 镜下所见　显微镜下可见以下几种常见的类型。

（1）内膜样腺癌：占80%～90%，镜下见内膜腺体异常增生，上皮复层，并形成筛孔状结构。癌细胞异型明显，核大、不规则、深染、核分裂活跃。分化差的腺癌则腺体少，结构消失，成为实性癌块。按腺癌分化程度分为3级：Ⅰ级为高度分化腺癌，Ⅱ级为中度分化腺癌，Ⅲ级为低度分化或未分化腺癌。分级越高，恶性程度越高。

（2）腺癌伴鳞状上皮分化：腺癌组织中有时含有鳞状上皮成分，伴化生鳞状上皮成分者称棘腺癌（腺角化癌）；伴鳞癌者称为鳞腺癌；介于两者之间称腺癌伴鳞状上皮不典型增生。

（3）浆液性腺癌：又称子宫乳头状浆液性腺癌（UPSC），占1%～9%，恶性程度很高。

（4）子宫内膜透明细胞癌：占子宫内膜癌的2%～5%，其病变在形态上类似于卵巢和阴道的透明细胞癌，除病变局限于内膜时预后与子宫内膜样癌相仿外，其余期别均较内膜样癌严重。

（二）扩散途径

子宫内膜癌的早期病变局限于子宫内膜，肿瘤生长缓慢，病变局限于子宫腔内的时间较长，也有极少数发展较快。主要扩散途径有3种，以直接蔓延和淋巴转移为主，血行转移较少见。

1. 直接蔓延　病灶沿子宫内膜生长扩散并向基层浸润，经子宫浆肌层蔓延至输卵管、卵巢，并可广泛种植于盆腔腹膜、直肠子宫陷凹及大网膜。也可直接向下侵犯子宫颈及阴道。

2. 淋巴转移　是子宫内膜癌的主要转移途径（图5-7）。当癌肿累及宫颈、深肌层或癌组织分化不良时，易发生早期淋巴转移。转移途径与癌肿生长部位有关，按癌灶部位可分别转移至腹股沟的浅、深淋巴结，髂淋巴结及腹主淋巴结，有的可达卵巢，也可通过淋巴逆流至阴道及尿道周围淋巴结。

3. 血行转移　晚期患者经血行转移至全身各器官，常见部位为肺、肝、骨等处。

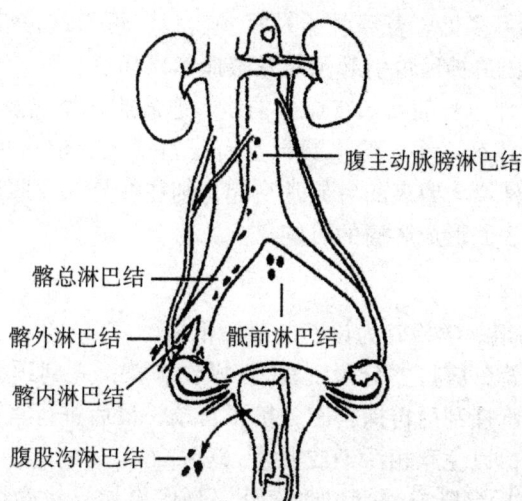

图 5-7 子宫内膜癌淋巴转移示意图

（三）临床分期

目前采用的分期是国际妇产科联盟（FIGO）2009 年制订的手术 - 病理分期（表 5-3）。

表 5-3 子宫内膜癌的手术 - 病理分期（FIGO，2009 年）

期别	肿瘤范围
Ⅰ 期	癌局限于子宫体
Ⅰ A	无或 <1/2 肌层浸润
Ⅰ B	≥1/2 肌层浸润
Ⅱ 期	肿瘤累及宫颈间质，未超出子宫
Ⅲ 期	肿瘤局部播散
Ⅲ A	肿瘤累及子宫浆膜和（或）附件
Ⅲ B	阴道和（或）宫旁受累
Ⅲ C	盆腔和（或）腹主动脉旁淋巴结转移
Ⅲ C1	盆腔淋巴结转移
Ⅲ C2	腹主动脉旁淋巴结转移
Ⅳ 期	膀胱和（或）直肠转移，和（或）远处转移
Ⅳ A	膀胱和（或）直肠转移
Ⅳ B	远处转移，包括腹腔内转移和（或）腹股沟淋巴结转移

四、护理评估

（一）健康史

内膜癌虽可发生于任何年龄，但基本上是一种老年妇女患者的肿瘤。一般认为，内膜癌之好发年龄约比子宫颈癌推迟 10 年，平均年龄在 55 岁。应高度重视患者的高危因素，高度警惕激素使用史。

（二）临床表现

极早期无明显症状，仅在普查或因其他原因检查时偶然发现，一旦出现症状则多表现如下。

1. 阴道出血 是本病最突出的症状，由于 50% ~70% 患者发病于绝经之后，故绝经后出血就成为患者最重要的主诉之一。表现为不规则阴道流血，量一般不多，大出血者少见。未绝经者表现为月经增多、经期延长或紊乱。

2. 阴道排液 阴道异常分泌常为瘤体渗出或继发感染的结果，可表现为血性液体或浆液性分泌物，有时可有恶臭，但远不如宫颈癌显著。

3. 疼痛 在内膜癌患者并不多见。若癌肿累及宫颈内口，可引起宫腔积脓，出现下腹胀痛及痉挛性疼痛。晚期浸润周围组织或压迫神经可引起下腹及腰骶部疼痛。

4. 全身症状 晚期患者常伴全身症状如贫血、消瘦、恶病质、发热及全身衰竭等。

5. 盆腔检查 内膜癌阳性体征不多，约半数以上有子宫增大，但这种增大多属轻度，宫体一般稍软而均匀，如检查发现子宫特殊增大或表面有异常突起，则往往是并发肌瘤或肌腺瘤的表现，但必须考虑到癌组织穿出浆膜，在子宫表面形成肿瘤的可能。

（三）辅助检查

1. 子宫内膜检查 内膜的组织学检查为诊断的最后依据。

为了弄清病变是否累及颈管，应行"分段刮宫"。操作步骤：先刮颈管，颈管深度应根据患者是否绝经及子宫大小进行估计，颈管搔刮后再探宫腔，扩张宫颈，最后进行宫体及宫底的刮宫。刮出的组织应注明部位，分别送病理检查，以免互相污染或混淆。

2. 细胞学检查 仅从阴道后穹隆或颈管口收集分泌物作涂片寻找癌细胞，阳性率不高，若用特制的宫腔吸管或宫腔刷放入宫腔，吸取分泌物找癌细胞，阳性率为90%。这种办法作为普查的手段，最后确诊需根据病理检查结果。

3. 宫腔镜检查 可直视宫腔，若有癌灶生长，能直接观察病灶大小、生长部位、形态，并可取活组织送病理检查。

4. 阴道B超检查 经阴道B超检查可了解子宫大小、宫腔形状、宫腔内有无赘生物、子宫内膜厚度、肌层内有无浸润及深度，为临床诊断及处理提供参考。子宫内膜癌超声图像为子宫增大，宫腔内有实质不均回声区，或宫腔线消失，肌层内有不规则回声紊乱区等表现。

（四）心理－社会评估

多数患者在普查或其他原因作妇科检查时偶然发现，绝经后阴道出血常为患者所警觉。患者发现肿瘤，突然面对各项检查，内心充满恐惧与焦虑，当确诊为子宫内膜癌时，常常难以接受，担心失去生命和家庭。

（五）治疗

目前，对于子宫内膜癌的临床处理原则是以手术治疗为主，辅以放疗、化疗和激素等综合治疗，并结合患者的年龄、全身状况和有无内科合并症等综合评价，选择和制定治疗方案。早期患者以手术为主，按手术—病理分期的结果及存在的复发高危因素选择辅助治疗，晚期则采用手术、放疗、化疗、激素等综合治疗。

1. 手术治疗 为首选的治疗方法，尤其对早期病例。一般Ⅰ期患者行筋膜外全子宫全切术及双侧附件切除术，Ⅱ期应行全子宫或广泛子宫切除及双侧附件切除术，同时行盆腔及腹主动脉旁淋巴结切除。Ⅲ期和Ⅳ期的晚期患者手术范围也与卵巢癌相同，应行肿瘤细胞减灭术。

2. 放射治疗 是治疗子宫内膜癌的有效方法之一，主要有腔内和体外照射两种方法。根据放疗时间分为单纯放疗、术前放疗和术后放疗。单纯放疗仅用于有手术禁忌证或无法手术切除的晚期内膜癌患者。对于Ⅱ、Ⅲ期患者根据病灶大小，可在术前加用腔内或体外放疗，放疗结束后1~2周进行手术。术后放疗是内膜癌最主要的术后辅助治疗，可明显降低局部复发，提高生存率，对已有深肌层浸润、淋巴结转移、盆腔及阴道残留病灶的患者术后均需加用放射治疗。

3. 孕激素治疗 主要用于晚期或复发癌患者。其机制可能是孕激素作用于癌细胞并与孕激素受体结合形成复合物进入细胞核，延缓DNA和RNA复制，抑制癌细胞生长。孕激素以高效、大剂量、长期应用为宜，至少应用12周以上方可评定疗效。

4. 抗雌激素治疗 适应证与孕激素相同。他莫昔芬为非甾体类抗雌激素药物既有弱雌激素作用。他莫昔芬与雌激素竞争受体，抑制雌激素对内膜增生作用，并提高孕激素受体水平，大剂量可抑制癌细胞有丝分裂。可先用他莫昔芬2周使孕激素受体含量上升后再用孕激素治疗或与孕激素同时应用。

5. 化疗 为晚期或复发子宫内膜癌的综合治疗措施之一，也可用于术后有复发高危因素患者的治疗以期减少盆腔外的远处转移。常用的化疗药物有顺铂、5－氟尿嘧啶（5－FU）、环磷酰胺（CTX）、丝裂霉素（MMC）等。可以单独应用，也可联合应用，还可与孕激素合并使用。

五、护理诊断和医护合作性问题

1. 知识缺乏 缺乏疾病治疗的知识。
2. 焦虑 与恶性肿瘤的诊断有关。
3. 睡眠型态紊乱 与环境改变有关。

六、计划与实施

（一）预期目标

（1）患者住院期间口头表达对所患疾病、拟行治疗的理解。
（2）手术前，患者主诉焦虑减轻。
（3）患者能叙述妨碍睡眠的因素，并列举应对措施。

（二）计划与实施

1. 普及防癌知识 大力宣传定期进行防癌检查的重要性，中年妇女每年接受一次妇科检查，注意子宫内膜癌的高危因素和人群。严格掌握雌激素的用药指征，加强用药期间的监护，随访措施。督促更年期、月经紊乱及绝经后出现不规则阴道流血者，进行必要检查以排除子宫内膜癌的可能，并接受正规治疗。

2. 提供疾病知识，缓解焦虑 评估患者对疾病及有关诊治过程的认知程度，鼓励患者及其家属讨论有关疾病及治疗的疑虑，耐心解答。针对个案需求及学习能力，采用有效形式向护理对象介绍住院环境、诊断性检查、治疗过程，可能出现的不适以求得主动配合。为患者提供安静、舒适的睡眠环境，减少夜间不必要的治疗程序。努力使患者确信子宫内膜癌的病程发展缓慢，是女性生殖器官恶性肿瘤中预后较好的一种，缓解其焦虑程度，增强治疗疾病信心。

3. 手术护理 应告诉患者手术是首选的治疗方法，尤其对早期病例，只要患者全身情况能耐受，无手术禁忌证，均应做剖腹探查。按照妇科经腹手术前后护理。为患者讲解有关疾病及治疗的相关知识，努力使患者相信经过手术能治愈相当一部分子宫内膜癌，减轻患者的焦虑程度。

4. 放疗护理 Ⅰ期患者腹水中找到癌细胞或深肌层已有浸润，淋巴结可疑或已有转移，手术后均需加放疗。Ⅱ期、Ⅲ期根据病灶大小，可在术前加用内或外照射，放疗结束后1~2周内手术。年老或有严重合并症，不能耐受手术，Ⅲ期、Ⅳ期病例不宜手术者均可放疗，包括腔内和体外放疗。

5. 激素及其他药物治疗

（1）对于晚期癌、癌复发者，不能手术切除或年轻、早期癌患者要求保留生育能力者，均可考虑孕激素治疗：一般用药剂量要大，如醋酸甲羟孕酮每日200~400mg，己酸孕酮每日500mg，至少10~12周才能初步评价有无疗效。在治疗过程中需注意观察副反应，一般副反应较轻，可引起水钠潴留、水肿、药物性肝炎，停药后会逐渐好转。

（2）对于雌激素依赖型内膜癌，可进行激素治疗：他莫昔芬是一种非甾体的抗雌激素药物，一般剂量为每日20~40mg口服。可长期应用或分疗程应用。对三苯氧胺治疗的患者，应注意观察药物的副反应（潮热、畏寒等类似更年期综合征的反应以及骨髓抑制反应）。少数患者可出现阴道流血、恶心、呕吐，如出现副反应应及时通知医生。

七、护理评价

患者住院数日后能陈述病情及所期待的治疗效果，主诉焦虑减轻，睡眠质量满意。

（刘宇霞）

第九节　卵巢肿瘤

一、概述

卵巢肿瘤是女性生殖器常见的肿瘤，可发生于任何年龄，但肿瘤的组织学类型会有所不同。卵巢上皮性肿瘤好发于 50~60 岁的妇女，而卵巢生殖细胞肿瘤多见于 30 岁以下的年轻妇女。卵巢恶性肿瘤是女性生殖器三大恶性肿瘤之一。卵巢组织复杂，各种肿瘤均可发生，是全身各脏器肿瘤类型最多的部位，同时卵巢位于盆腔深部，不像宫颈、宫体、外阴及阴道等与体表相连，易于扪及或查到。卵巢肿瘤早期无症状，又缺乏完善的早期诊断方法，患者发觉再就医，常常已属晚期。晚期病例疗效不佳，故卵巢恶性肿瘤的存活率仍较低，为 30%~40%，死亡率居妇科恶性肿瘤首位。随着子宫颈癌及子宫内膜癌诊断和治疗的进展，卵巢癌已成为当今妇科肿瘤中威胁最大的疾病。

二、病因

卵巢上皮性癌的发病原因不清楚，相关的高危因素有如下。

1. 遗传因素　5%~10% 的卵巢上皮性癌具有遗传性。

2. 持续排卵　持续排卵使卵巢表面上皮不断损伤与修复，增加了上皮细胞突变的可能。减少或抑制排卵可减少卵巢上皮由排卵引起的损伤，可能降低卵巢癌发病危险。流行病学调查发现卵巢癌危险因素有未产、不孕，而多次妊娠、哺乳和口服避孕药有保护作用，应用促排卵药可增加发生卵巢肿瘤的危险性。

3. 环境及其他因素　工业发达国家卵巢癌发病率高，提示工业的各种物理或化学产物可能与卵巢癌的发病有关。卵巢癌的发病是否与饮食习惯或饮食成分（胆固醇含量高）相关，目前还无定论。

三、病理

（一）组织学分类

其分类方法很多，目前普遍采用的是世界卫生组织（WHO，2003）制定的卵巢肿瘤的组织学分类法（表 5-4）。

（二）常见卵巢肿瘤及病理特点

1. 卵巢上皮性肿瘤　占原发性卵巢肿瘤的 50%~70%，其恶性类型占卵巢 85%~90%，发病年龄为 30~60 岁，有良性、恶性、交界性之分。

1）浆液性肿瘤

（1）浆液性囊腺瘤：约占卵巢良性肿瘤的 25%，肿瘤多为单侧，圆球形、大小不等、表面光滑、囊性、壁薄，囊内充满淡黄色清澈液体，分单纯性、乳头状囊腺瘤两种。单纯性常为单房，囊壁光滑、囊内液稀薄无色或浅黄色浆液；乳头状常为多房，囊壁内可见多处乳头样突起（或镜下乳头），若外生乳头可有盆腹腔转移并伴腹水。

（2）交界性浆液性囊腺瘤：多数为中等大、双侧性、乳头状生长局限在囊内者较少，多数向囊外生长。

（3）浆液性囊腺癌：为卵巢恶性肿瘤中最常见者，占卵巢恶性肿瘤的 40%~50%，多为双侧、体积较大、半实质性、结节状或分叶状、表面光滑、灰白色或有乳头状增生，切面为多房，腔内充满乳头，质脆、出血坏死、囊液混浊。

表5-4　卵巢肿瘤组织学分类（WHO, 2003年，部分内容）

一、上皮性肿瘤
1. 浆液性肿瘤
2. 黏液性肿瘤，宫颈样型及肠型
3. 子宫内膜样肿瘤，包括变异型及鳞状分化
4. 透明细胞肿瘤
5. 移行细胞肿瘤
6. 鳞状细胞肿瘤
7. 混合性上皮性肿瘤（注明各成分）
8. 未分化和未分类肿瘤
} 良性、交界性、恶性

二、性索-间质肿瘤
1. 颗粒细胞-间质细胞肿瘤 { 颗粒细胞瘤 ; 卵泡膜细胞瘤-纤维瘤 { 卵泡膜细胞瘤 ; 纤维瘤 }
2. 支持细胞-间质细胞肿瘤（睾丸母细胞瘤）
3. 混合性或未分类的性索-间质肿瘤
4. 类固醇细胞肿瘤

三、生殖细胞肿瘤
1. 无性细胞瘤
2. 卵黄囊瘤
3. 胚胎性癌
4. 多胎瘤
5. 非妊娠性绒毛膜癌
6. 畸胎瘤 { 未成熟型 ; 成熟型 { 实性 ; 囊性 { 皮样囊肿 ; 皮样囊肿恶变 } ; 单胚性和高度特异性（卵巢甲状腺肿和类癌）}
7. 混合型

四、转移性肿瘤

2）黏液性肿瘤

（1）黏液性囊腺瘤：占卵巢良性肿瘤的20%，常见为多房单侧性，圆形或卵圆形，表面光滑，灰白色，囊内含胶冻状黏液，有时囊内有乳头生长。偶可自行破裂，瘤细胞种植在腹膜上继续生长并分泌黏液，在腹膜表面形成胶冻样黏液块团，极似卵巢癌转移，称腹膜黏液瘤。

（2）交界性黏液性囊腺瘤：一般较大，少数为双侧，表面光滑，常为多房，切面见囊壁增厚，实质区和乳头形成，乳头细小，质软。

（3）黏液性囊腺癌：占卵巢恶性肿瘤的10%，单侧多见，瘤体较大，囊壁可见乳头或实质区，切面半囊半实，囊液混浊或有血性。

2. 卵巢生殖细胞肿瘤　为来源于原始生殖细胞的一组卵巢肿瘤，其发生率仅次于上皮性肿瘤，多发于年轻的妇女及幼女。

（1）畸胎瘤：由多胚层组织构成，偶见含一个胚层成分，肿瘤组织多数成熟，少数未成熟者。无论肿瘤质地呈囊性或实质性，其恶性程度均取决于组织分化程度。

成熟畸胎瘤：又称皮样囊肿，属良性肿瘤，是最常见的卵巢肿瘤，占卵巢肿瘤的10%～20%，占生殖细胞肿瘤的85%～97%，占畸胎瘤的95%以上，可发生于任何年龄，以20～40岁居多。多为单侧、单房、中等大小、呈圆形或卵圆形、表面光滑、壁薄质韧，腔内充满油脂和毛发，有时见牙齿或骨质，恶变率为2%～4%，多发生于绝经后妇女。

未成熟畸胎瘤：属恶性肿瘤，含2～3个胚层，占卵巢畸胎瘤的1%～3%。多见于年轻患者，平均年龄11～19岁。肿瘤多为实性，其中可有囊性区域，其转移及复发率均高，5年存活率约20%。

（2）无性细胞瘤：为中等恶性的实性肿瘤，占卵巢恶性肿瘤的5%。好发于青春期及生育期妇女。多为单侧、右侧多于左侧、中等大小、圆形或椭圆形、触之如橡皮样、表面光滑，对放疗特别敏感，纯无性细胞瘤的5年存活率可达90%。混合型（含绒癌，内胚窦成分）预后差。

（3）卵黄囊瘤：又名内胚窦瘤，属高度恶性肿瘤，多见于儿童及青少年，多为单侧，肿瘤较大、易破裂、瘤细胞能产生甲胎蛋白（AFP），故测定患者血清中AFP浓度可作为诊断和治疗监护时的重要指标。内胚窦瘤生长迅速，易早期转移，预后差，既往平均生存期仅1年，现经手术及联合化疗后，生存期明显延长。

3. 卵巢性索间质肿瘤 来源于原始性腺中的性索及间质组织，占卵巢肿瘤的4.3%~6%。

（1）颗粒细胞瘤：为低度恶性肿瘤，发生于任何年龄，高峰为45~55岁，肿瘤能分泌雌激素，故有女性化作用。青春期前患者可出现假性性早熟，生育年龄患者出现月经紊乱，绝经后患者则有不规则阴道流血，常合并子宫内膜增生过长，甚至发生腺癌，肿瘤表面光滑，圆形或椭圆形，多为单侧性，大小不一。

（2）卵泡膜细胞瘤：为有内分泌功能的卵巢实性肿瘤。因能分泌雌激素故有女性化作用。常与颗粒细胞瘤合并存在。为良性肿瘤，多为单侧，大小不一。圆形或卵圆形，也有分叶状，表面被覆有光泽、薄的纤维包膜，切面实性，灰白色。

（3）纤维瘤：为较常见的良性卵巢肿瘤，占卵巢肿瘤的2%~5%。多见于中年妇女，单侧居多，中等大小，表面光滑或结节状，切面灰白色，实性、坚硬，偶见患者伴有腹水或胸水，称梅格斯综合征，手术切除肿瘤后，胸腔积液、腹水自行消失。

（4）支持细胞-间质细胞瘤：又称睾丸母细胞瘤，罕见。多发生在40岁以下妇女。单侧居多，较小、实性、表面光滑、湿润，有时呈分叶状，多为良性，具有男性化作用，少数无内分泌功能或呈现女性化，雌激素可由瘤细胞直接分泌或由雄激素转化而来。

4. 卵巢转移性肿瘤 体内任何部位的原发性癌均可能转移到卵巢。常见的原发性癌有乳腺、肠、胃、生殖器、泌尿道以及其他脏器等，占卵巢肿瘤的5%~10%，库肯勃瘤是一种特殊的转移性腺癌，原发部位为胃肠道，肿瘤为双侧性，中等大小，多保持卵巢原状或肾形，一般无粘连，切面实性，胶质样，多伴腹水。

（三）转移途径

卵巢恶性肿瘤的转移特点是：外观局限的肿瘤，可在腹膜、大网膜、腹膜后淋巴结、横膈等部位有亚临床转移等。其转移途径主要通过直接蔓延及腹腔种植。瘤细胞可直接侵犯包膜，累及邻近器官，并广泛种植于腹膜及大网膜、横膈、肝表面，淋巴道也是重要的转移途径。

（四）临床分期

现多采用FIGO 2006年制订的手术-病理分期（表5-5），用以估计预后和比较疗效。

表5-5 原发性卵巢恶性肿瘤的手术-病理分期（FIGO，2006）

期别	肿瘤范围
I 期	肿瘤局限于卵巢
I A	肿瘤局限于一侧卵巢，包膜完整，卵巢表面无肿瘤，腹腔积液中未找到恶性细胞
I B	肿瘤局限于双侧卵巢，包膜完整，卵巢表面无肿瘤，腹腔积液中未找到恶性细胞
I C	肿瘤局限于单侧或双侧卵巢并伴有以下任何一项：包膜破裂、卵巢表面有肿瘤、腹腔积液或冲洗液中有恶性细胞
II 期	肿瘤累及一侧或双侧卵巢，伴盆腔内扩散
II A	扩散和（或）转移到子宫和（或）输卵管
II B	扩散到其他盆腔组织
II C	II A或II B，伴有卵巢表面肿瘤、包膜破裂、腹腔积液或腹腔冲洗液中有恶性细胞

续 表

期别	肿瘤范围
Ⅲ期	肿瘤侵犯一侧或双侧卵巢，并有组织学证实的盆腔外腹膜种植和（或）局部淋巴结转移、肝表面转移、肿瘤局限于真骨盆，但组织学证实肿瘤细胞已扩散至小肠或大网膜
ⅢA	肉眼见肿瘤局限于真骨盆，淋巴结阴性，但组织学证实腹腔腹膜表面存在镜下转移，或组织学证实肿瘤细胞已扩散至小肠或大网膜
ⅢB	一侧或双侧卵巢肿瘤，并有组织学证实的腹腔腹膜表面肿瘤种植，但直径≤2cm，淋巴结阴性
ⅢC	盆腔外腹膜转移灶直径>2cm和（或）区域淋巴结阳性
Ⅳ期	肿瘤侵犯一侧或双侧卵巢，伴有远处转移。有胸腔积液且胸腔肿瘤细胞阳性为Ⅳ期；肝实质转移Ⅳ期

四、护理评估

（一）健康史

卵巢肿瘤种类繁多，可发生于任何年龄妇女，早期常无症状，往往于妇科普查中发现盆腔肿块或恶性肿瘤晚期出现腹水症状才就医。

（二）临床表现

卵巢良性肿瘤发展缓慢，早期肿瘤较小，多无症状，常在妇科检查时偶然发现。肿瘤增至中等大时，常感腹胀不适或腹部可扪及肿块，边界清楚。妇科检查在子宫一侧或双侧触及球形肿块，多为囊性，表面光滑、活动，与子宫无粘连。若肿瘤长大充满盆、腹腔即出现压迫症状如尿频、便秘、气急、心悸等。腹部膨隆，包块活动度差，叩诊呈实音，无移动性浊音。

卵巢恶性肿瘤出现症状时往往已达晚期。由于肿瘤生长迅速，短期内可出现腹胀，腹部肿块及腹水，症状轻重取决于肿瘤大小、位置、侵犯邻近器官的程度、有无并发症及组织学类型等，若肿瘤向周围组织浸润或压迫神经则可引起腹痛、腰痛或下肢疼痛，若压迫盆腔静脉，可出现下肢水肿。若为功能性肿瘤，可产生相应的雌激素或雄激素过多的症状。晚期表现消瘦、严重贫血等恶病质征象。三合诊检查在阴道后穹隆触及盆腔内硬结节，肿块多为双侧，实性或半实性，表面凹凸不平，不活动，常伴腹腔积液。有时在腹股沟、腋下或锁骨上可触及肿大的淋巴结。

（三）辅助检查

1. B超检查 能测知肿块的部位、大小、形态及性质，从而对肿块的来源做出定位，如是否来自卵巢，又可提示肿瘤的性质，囊性或实性，囊内有无乳头及鉴别卵巢肿瘤、腹腔积液和结核性包裹性积液。

2. 放射学检查 腹部平片协助诊断卵巢畸胎瘤，可显示牙齿及骨质，囊壁为密度增高的钙化层，囊腔呈放射透明阴影。静脉肾盂造影可辨认盆腔、肾、输尿管阻塞或移位。CT检查可清晰显示肿块的图像，良性肿瘤多呈均匀性吸收，囊壁薄、光滑，恶性肿瘤轮廓不规则、向周围浸润或伴腹水，CT还可显示有无肝、肺结节及腹膜后淋巴结转移。

3. 腹腔镜检查 可直视肿块的大体情况，并可对整个盆、腹腔及横膈部位进行观察，在可疑部位进行多点活检，抽吸腹腔液进行细胞学检查。

4. 细胞学检查 在腹水或腹腔冲洗液中找癌细胞进行检查。

5. 肿瘤标志物 80%卵巢上皮性癌患者血清中癌抗原CA125浓度升高（正常值小于35IU/ml）。AFP对卵巢内胚窦瘤有特异性价值。

（四）心理-社会评估

卵巢肿瘤未确诊前患者对良恶性担忧，希望得到确切的诊断结果。恶性肿瘤症状出现迅速，确诊后患者的心理上多表现对肿瘤的否认，悲观厌世、罪恶感、并担心术后家庭生活，年轻患者考虑最多的是生育问题。

（五）治疗原则

1. 良性肿瘤　若卵巢肿块直径小于5cm，疑为卵巢瘤样病变，可做短期观察。一旦确诊为卵巢良性肿瘤，即应手术治疗，对患者年轻、单侧良性肿瘤应行患侧附件或卵巢切除术或卵巢肿瘤剥出术，保留对侧正常卵巢，即使双侧肿瘤，也应争取行卵巢肿瘤摘除或剥出术，以保留部分正常卵巢组织，围绝经期妇女可行单侧附件切除或全子宫及双侧附件切除术。

2. 恶性肿瘤　治疗原则是以手术为主，加用化疗、放疗的综合治疗。

（1）手术：原则上ⅠA、ⅠB期应作全子宫及双侧附件切除术；ⅠC期及其以上同时行大网膜切除术，对晚期患者应行肿瘤细胞减灭术，切除原发瘤、全子宫、双附件、大网膜、阑尾、卵巢动静脉高位结扎、腹膜后淋巴结清扫。

（2）化学治疗：卵巢恶性肿瘤对化疗较敏感，既可用于预防复发，也可用于手术未能全部切除者或已无法施行手术的晚期患者，化疗可使肿瘤缩小，为以后手术创造条件。常用化疗药物有顺铂、卡铂、紫杉醇、环磷酰胺等。根据病情可采用静脉化疗或静脉腹腔联合化疗。

（3）放射治疗：因肿瘤类型不同，对放疗敏感性不同如无性细胞瘤最敏感。上皮性癌也有一定敏感性，放疗主要应用^{60}Co做外照射，可用于锁骨上和腹股沟淋巴结转移灶和部分紧靠盆壁局限性病灶的局部治疗。

（4）免疫治疗：为综合治疗之一。目前应用较多的是细胞因子治疗，如白介素2、干扰素、胸腺肽等，可作为辅助治疗。

五、护理诊断和医护合作性问题

1. 焦虑　与发现盆腔包块有关。
2. 营养失调：低于机体需要量　与癌症、化疗药物的治疗反应等有关。
3. 预感性悲哀　与切除子宫、卵巢有关。
4. 疼痛　与卵巢肿瘤并发症、瘤蒂扭转有关。

六、计划与实施

（一）预期目标

（1）患者入院24h内能自诉焦虑程度减轻。
（2）患者能说出影响营养摄取的原因，并列举应对措施。
（3）患者能用语言表达对丧失子宫及附件的看法，并积极接受治疗过程。
（4）患者在主诉疼痛发作1h内疼痛缓解。

（二）计划与实施

1. 心理支持　针对不同年龄、不同类型肿瘤给予相应的心理支持，评估患者的焦虑程度，耐心解答患者的问题并讲解病情及治疗方法，安排患者与康复中的病友交谈，分享感受，增强治愈信心。

2. 饮食护理　恶性肿瘤病程长，长期消耗，患者营养状况极差，给予高蛋白、高维生素饮食。并注意患者的进食情况，进食不足或全身营养状况极差者应给予静脉补液。

3. 肿瘤过大或腹部过度膨隆的患者　不能平卧，应给予半卧位，注意观察血压、脉搏、呼吸的变化。需放腹腔积液者，备好腹腔穿刺包，并协助医生操作。在放腹水过程中，密切观察血压、脉搏、呼吸变化及腹水性状。根据患者情况，可放3 000ml左右，不宜过多，以免发生虚脱，速度不宜过快，放后腹部用腹带包扎，并记录腹水量，观察有无不良反应。

4. 手术护理　除按妇科腹部手术护理外，特殊护理如下：

（1）术前肠道准备：恶性卵巢肿瘤可能发生肠道转移，为方便术中及时切除转移灶并行肠吻合术，肠道准备要充分。术前4d开始限制饮食，半流食2d，流食1d，术前1d禁食，静脉补液。术前3d开始口服肠道杀菌剂，术前两日口服缓泻剂，术前1d清洁灌肠。

（2）术前阴道准备：术前 1d 冲洗阴道两次，冲洗后在宫颈及阴道前后穹隆涂 1% 甲紫，起到消毒和术中标记的作用。

（3）术后体位：恶性卵巢肿瘤手术时间长、范围大，常用全身麻醉，术后 6h 内去枕平卧头偏向一侧，血压平稳后改为半卧位以利于盆腔引流，局限炎症反应，并减轻腹部张力。

（4）术后饮食：术后拔除胃肠减压管后可逐步进清流食、流食、少渣半流食及普食，注意进高蛋白低脂少渣易消化饮食。

（5）术后性生活的指导：建议患者与丈夫采用握手、抚摸、亲吻等来表达爱意，可进行正常的性生活，但要注意夫妻互相沟通与理解。

5. 化疗护理　目前应用化疗药物是治疗恶性卵巢肿瘤的主要手段，卵巢肿瘤对化疗比较敏感，即使广泛的转移也能取得一定的疗效。手术切除肿瘤后可用化疗预防复发，不能全部切除者，化疗后可暂时缓解，对某些晚期患者肿瘤无法切除，化疗也可使肿瘤变小，为以后手术创造了条件。

目前常用的化疗药有顺铂、环磷酰胺、表柔比星、博来霉素、5 - 氟尿嘧啶、长春新碱等。化疗方法有单一化疗和联合化疗，全身化疗和区域性化疗。腹腔联合化疗是近年研究最多的区域性化疗。因为恶性卵巢肿瘤转移范围虽广，但基本在腹腔内，腹腔内化疗可使药物以更高的浓度和肿瘤接触，腹腔内的药物浓度可高于全身用药，而肝肾等脏器的浓度则远远低于全身用药，不致对身体其他正常器官和组织造成很大的危害，而且不良反应小。恶性肿瘤根治手术时即放置两根塑料管，一根放置于肝表面横膈下，一根放置于盆腔，从腹壁引出固定。术后肠道功能恢复后，即可从此塑料管灌注化疗药。如果手术时未放置导管，则可行腹腔穿刺放入。化疗的护理同一般化疗患者的护理，腹腔化疗时注意以下几点：

（1）为减轻顺铂对肾的不良反应，化疗期间要"水化"，即大量静脉输液，一定要在尿量每小时大于 100ml 后才能给予顺铂。

（2）协助医生进行腹腔穿刺，穿刺成功后先输入大量液体（温生理盐水或 5% 葡萄糖），及时询问患者有无腹胀、便意，如果患者有便意重并排出水样便，高度怀疑穿刺针进入肠管，应立即通知医生。

（3）为防止呕吐，给化疗药前及化疗结束前半小时给予止吐药。

（4）腹腔化疗期间严密观察患者，必要时给予心电监护。化疗结束后拔针，按压针眼处数分钟防止液体外溢、根据患者体力可协助其翻身，采取头低足高位以利于化疗药在腹腔内分布。

6. 并发症的护理

（1）蒂扭转及破裂：肿瘤扭转多发生于中等大小、蒂长、活动度大的肿瘤，扭转后，血液循环发生障碍，可使肿瘤肿胀、出血、坏死、破裂、感染。当出现蒂扭转或破裂时，患者突然下腹剧烈疼痛，伴恶心、呕吐，检查时常有下腹肌紧张，因此对卵巢肿瘤患者应严密观察，当发现患者出现以上变化时应配合医师做好手术准备。

（2）感染：应观察体温、腹痛及白细胞计数等情况。当卵巢肿瘤患者出现高热，腹痛及白细胞计数增高时，检查腹部肿块出现压痛应考虑有感染存在，应给予大量抗生素治疗，物理降温，纠正脱水和酸中毒，同时做好手术准备。

7. 妊娠合并卵巢肿瘤的护理　妊娠期卵巢肿瘤容易发生蒂扭转和破裂，故应密切观察有无扭转、破裂及恶变现象。如妊娠早期发现，一般可于妊娠 3 个月后进行手术，此时手术引起流产的可能性较小；妊娠晚期发现，可观察至足月后手术。临产时，如肿瘤不阻碍产道，应严密观察，待分娩后手术。如阻碍产道，应剖宫产同时切除肿瘤。产褥期须密切观察，一旦出现并发症，立即处理，否则仍可待产褥期后再进行手术切除。

8. 做好随访工作　卵巢非赘生性肿瘤直径小于 5cm 者，应每 3 ~ 6 个月接受复查，并详细记录。手术后患者根据病理报告结果，良性者术后 1 个月常规复查，恶性肿瘤常辅以化疗。护士应督促、协助患者克服实际困难，努力完成治疗计划以提高疗效。卵巢癌易于复发，需长期进行随访和监测。随访时间：术后 1 年内，每月 1 次；术后第 2 年，每 3 个月 1 次；术后第 3 年，每 6 个月 1 次；3 年以上者，每年 1 次。

9. 健康指导　宣传卵巢癌的高危因素，避免高胆固醇饮食。30 岁以上妇女，每年进行一次妇科检查，高危人群不论年龄大小，最好每半年检查一次。术后常规复查，恶性者辅以化疗、放疗。

七、护理评价

患者自诉焦虑情绪减轻或消失，能用积极方式面对现实；能摄入足够热量，维持化疗前体重；在住院期间能积极配合各种诊治过程。

（刘宇霞）

第十节　功能失调性子宫出血

一、概述

功能失调性子宫出血（简称功血），主要表现为反复的不正常的子宫出血，为妇科的常见病。它是由于调节生殖的神经内分泌机制紊乱所引起的，而不是全身及内外生殖器官有器质性病变。功血可发生于月经初潮至绝经期的任何年龄，50%的患者发生于绝经前期，30%发生于育龄期，20%发生于青春期。常表现为月经周期长短不一、经期延长、经量过多、甚至不规则阴道流血。功血可分为排卵性功血和无排卵性功血两类，约85%的患者属于无排卵性功血。

二、病因及分类

（一）无排卵性功能失调性子宫出血

无排卵性功血多见于青春期和围绝经期妇女，也可发生于生育期妇女。

1. 青春期　青春期无排卵性功血的发生是由于下丘脑－垂体－卵巢轴调节功能尚未健全，使下丘脑－垂体对雌激素的正反馈反应异常所致。

2. 围绝经期　围绝经期无排卵性功血的发生是由于卵巢功能逐渐衰退，卵泡几乎耗竭，卵巢对促性腺激素的敏感性降低或下丘脑－垂体对性激素正反馈调节的反应性降低所致。

3. 育龄期　育龄期无排卵性功血的发生可因内、外环境中的某些刺激所引起。如可因精神紧张、恐惧、气候和环境骤变、过度劳累、营养不良等引起短暂的无排卵性功血，也可因肥胖、多囊卵巢综合征、高泌乳素血症等长期存在的因素引起持续性无排卵性功血。

（二）排卵性功能失调性子宫出血

多发生于育龄期妇女。患者卵巢虽有排卵，但黄体功能异常。排卵性功血分为黄体功能不足和子宫内膜不规则脱落两种类型。

1. 黄体功能不足　黄体功能不足时，卵泡期的 FSH 分泌不足，卵泡发育迟缓，雌激素分泌减少，从而对垂体及下丘脑的正反馈不足，致使黄体期 LH 分泌不足，黄体发育不全，孕激素分泌减少，使子宫内膜分泌反应不足，造成黄体功能不足性排卵性功血。

2. 子宫内膜不规则脱落　子宫内膜不规则脱落者中，患者虽有排卵，且黄体发育良好，但由于下丘脑－垂体 卵巢轴调节功能紊乱或黄体机制异常，造成黄体萎缩过程延长，导致子宫内膜不能如期完整脱落，发生子宫内膜不规则脱落性排卵性功血。

三、护理评估

（一）健康史

询问患者的年龄、月经史、婚育史，详细询问出血病史，如出血时间、出血量、出血持续时间、出血性状，包括出血前是否有停经史等。评估患者的工作、学习、生活是否满意，以掌握是否因发生意外事件、精神紧张、忧虑、考试竞争、环境骤变、过度劳累等对性腺轴不良刺激的情况。了解患者是否有此病史，是否有其他的慢性病史如血液病、肝病、糖尿病、甲状腺功能亢进症或减退症等，以往曾治疗此病的治疗方案、疗效和不良反应等。

（二）临床表现

1. 无排卵性功能失调性子宫出血　主要表现为月经周期或经期长短不一，出血量异常。有时，先有数周或数月停经，然后有大量阴道流血，持续2~3周或更长时间，不易自止。也有长时间少量出血，但淋漓不尽。经期无下腹痛，常伴有贫血，妇科检查无异常。

2. 排卵性功能失调性子宫出血　一般表现为月经周期正常或缩短，但经期延长。

黄体功能不足时，月经周期可缩短至3周，且经期前点滴出血。有时月经周期虽在正常范围内，但卵泡期延长，黄体期缩短，以致患者不易受孕或在孕早期流产。

子宫内膜不规则脱落时，月经周期正常，但经期延长达9~10d，且出血量较多，后几日常表现为出血量少但淋漓不尽。

（三）辅助检查

1. 诊断性刮宫　诊断性刮宫，又称诊刮术，一方面能刮取内膜组织送病理检查，明确诊断；另一方面可将内膜全部刮净，以达到止血的目的。因此，诊刮术兼有诊断和治疗的作用。

诊刮时须注意宫腔大小、形态、宫壁的光滑程度，刮出组织的性质和量，须搔刮整个宫腔，尤其是两宫角，以排除子宫内膜病变。

需了解排卵或黄体功能时，应在经前期或月经来潮6h内刮宫。病理检查报告子宫内膜见增生期反应或增生过长，无分泌期，提示为无排卵性功血；病理检查报告子宫内膜见分泌期反应，提示黄体功能不足。需了解子宫内膜脱落情况时，应在月经第5d刮宫。病理报告子宫内膜仍见到分泌期反应，且与出血期和增生期内膜并存，提示为子宫内膜不规则脱落。需止血时，则任何时间都可刮宫。

2. 基础体温测定　基础体温测定是观察排卵的最简易可行的方法。基础体温呈单相型，提示无排卵（图5-8）。基础体温呈双相型，但排卵后体温上升缓慢且幅度偏低，升高时间较短，9~11d即下降，提示黄体功能不全（图5-9）。基础体温呈双相型，但下降缓慢，提示黄体萎缩不全，子宫内膜不规则脱落（图5-10）。

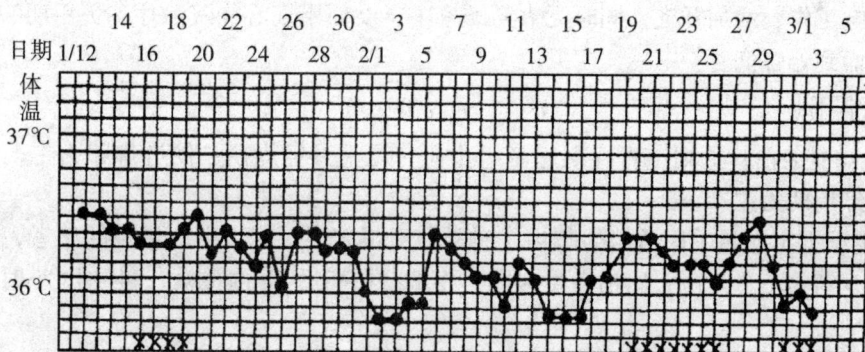

图5-8　基础体温单相型（无排卵性功血）

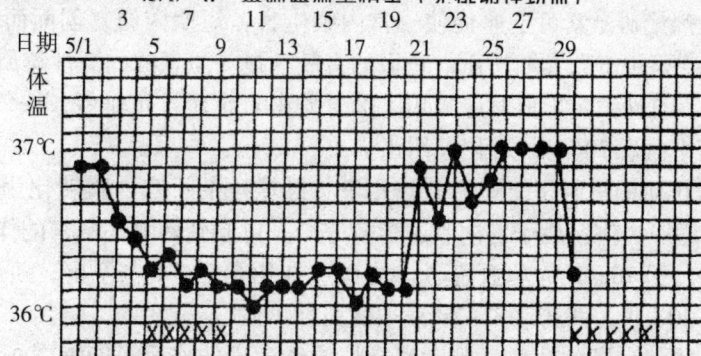

图5-9　基础体温双相型（黄体功能不全）

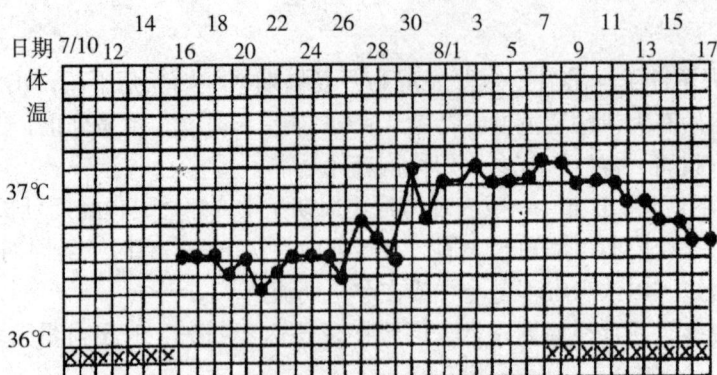

图 5－10 基础体温双相型（黄体萎缩不全）

3. 宫颈黏液结晶检查 月经前出现羊齿状结晶，提示无排卵。

4. 阴道脱落细胞涂片检查 阴道脱落细胞涂片检查于月经前见底层细胞增生，表层细胞出现角化，整个上皮的厚度增加，此为雌激素中、重度影响的现象，提示为无排卵性功血。如见到脱落的阴道上皮细胞为中层或角化前细胞，但缺乏典型的细胞堆集和皱褶，此为孕激素不足的现象，提示黄体功能不足。

5. 激素测定 可通过血、尿标本测定体内的性激素和神经内分泌激素，了解下丘脑－垂体－卵巢轴的功能。

6. 宫腔镜检查 宫腔镜检查可见到子宫内膜的情况、宫腔表面的光滑程度，此外，还可在直视下选择病变区域进行活检，比盲目地刮取内膜的诊断方法价值更高。

（四）心理－社会评估

青春期的患者一怕影响学业，二是可能因害羞而不及时就诊，反而因长期大出血产生焦虑和无助感。育龄期的患者总认为下次会好转而一拖再拖，往往是严重贫血晕倒后才被家属急送医院，之后可能又因住院治疗影响工作、增加开支、同时无人照顾家中子女而不安心住院治疗。更年期的患者则可能因担心是否会恶变而到处咨询。

（五）治疗原则

1. 无排卵性功血的治疗原则 青春期患者以止血、调整月经周期，促进排卵为主；围绝经期患者以止血和调整月经周期为主。

1）止血：需根据出血量采用适当的药物、剂量和用药方法。对于出血量少的患者，使用最低有效剂量性激素，减少药物不良反应；对出血量多者，要求在用药后 8h 内显效，24～48 小时内止血，用药剂量较大。

1）药物止血

a. 雌激素：应用大剂量雌激素可迅速促使子宫内膜生长，短期内修复创面而止血，适用于血红蛋白低于 70g/L 的患者，主要用于青春期功血。止血的有效剂量与患者的内源性雌激素水平有关，具体用药量可根据出血量决定。急性大量出血时应采用大剂量雌激素止血，止血后，按每 3d 递减原剂量 1/3，随后维持在每日 1mg 达止血后 20d，同时积极纠正贫血。

b. 孕激素：孕激素止血的机制是使雌激素作用下持续增生的子宫内膜转化为分泌期，并对抗雌激素的作用，使内膜不再增厚。停药后子宫内膜脱落较完全，可起到药物性刮宫的作用，从而达到止血的目的。适用于血红蛋白大于 70g/L 的功血患者。流血应在用药后 3d 内停止，随后递减，每 3d 减 1/3 量，以后维持到止血后 20d 止，停药后 3～7d 发生撤药性出血。

c. 雄激素：适用于围绝经期的功血。雄激素有拮抗雌激素的作用，能增强子宫平滑肌及子宫血管的张力，减轻盆腔充血，从而减少出血量。同时，雄激素的使用还可改善围绝经期妇女性欲降低的症状。但因雄激素不能立即改变子宫内膜脱落的过程，也不能迅速修复内膜，故单独应用效果不佳。

d. 联合用药：性激素联合用药的止血效果优于单一用药。对于青春期功血，在使用孕激素时同时配伍小剂量雌激素，可减少孕激素的用量，并防止突破性出血。绝经过渡期功血，在孕激素止血的基础上可配伍雌激素、雄激素效果较好。

（2）诊断性刮宫：围绝经期功血的患者在用激素治疗前宜常规行诊刮术，以排除宫腔内器质性病变。刮出的子宫内膜需送病理检查，可协助明确诊断和指导用药。但对未婚者不宜选用诊断性刮宫。

2）调整月经周期：使用性激素人为地控制出血量，并形成有规律的月经周期，是治疗功血的一项过渡性措施，其目的为暂时抑制患者自身的下丘脑－垂体－卵巢轴，借以恢复正常月经的内分泌调节。另一方面，性激素可直接作用于生殖器官，使子宫内膜发生周期性变化，能按预期时间脱落，且出血量不多。在调整阶段，患者能摆脱因大出血而带来的精神上的忧虑或恐惧，同时有机会改善患者的机体状况。一般连续用药3个周期。常用的调整月经周期的方法包括以下几种：

（1）雌、孕激素序贯法：即人工周期，通过模拟自然月经周期中卵巢的内分泌变化，使子宫内膜发生相应变化，引起周期性脱落。适用于青春期或生育期功血患者。一般于出血第5d起连续服用雌激素21d，于服药第11d加服孕激素，两种药物同时停药，一般于停药后3~7d出血。于出血第5d重复用药，一般用药2~3个周期后部分患者可恢复自发排卵，建立正常月经。如正常月经未建立，可重复上述治疗。

（2）雌、孕激素合并应用：此法开始即用孕激素，限制雌激素的促内膜生长作用，使撤药性出血逐步减少，其中雌激素可预防治疗过程中孕激素突破性出血。适用于生育年龄功血内源性雌激素水平较高或围绝经期功血的患者。常低剂量用药，如口服避孕药自血止周期撤药性出血第5d起每晚1片，连服21d，一周为撤药性出血间隔，连续3个周期为一个疗程。对停药后仍未能建立正常月经周期者，可重复上述联合疗法。

3）促进排卵：青春期功血经过调整周期药物治疗几个疗程后，通过雌、孕激素对中枢的反馈调节作用，部分患者可恢复自发排卵。促排卵治疗适用于无排卵且有生育要求的患者，青春期患者一般不使用，常用氯米芬，该药可在下丘脑竞争性结合雌激素受体，产生抗雌激素的作用。通过抑制内源性雌激素对下丘脑的负反馈，诱导促性腺激素释放激素的释放而诱发排卵，适用于体内已有一定水平的雌激素但不排卵，且有生育要求的功血患者。本药不宜长期连续服用，否则可能发生卵巢过度刺激综合征，卵巢增大，形成囊肿。

2. 排卵性功血的治疗原则　以调整黄体功能为主。

1）黄体功能不足

（1）促进卵泡发育：针对发生的原因，调整性腺轴的功能，促使卵泡发育和排卵，以利于形成正常的黄体。首选氯米芬，适用于黄体功能不足卵泡期过长的患者。

（2）黄体功能刺激疗法：常用hCG以促进和支持黄体功能。于基础体温上升后开始，hCG 2 000~3 000U隔日肌内注射，共5次。

（3）黄体功能替代疗法：于排卵后开始应用黄体酮10mg，每日肌注，共10~14日，以补充黄体分泌不足的孕酮，用药后月经周期正常，出血量减少。

2）子宫内膜不规则脱落

（1）孕激素：调节下丘脑－垂体－卵巢轴的反馈功能，使黄体及时萎缩，内膜较完整脱落。方法：排卵后第1~2d或下次月经前第10~14d开始，黄体酮20mg，每日肌注或甲羟孕酮（安宫黄体酮）10mg，口服5d。

（2）hCG：有促进黄体功能的作用。用法同黄体功能不足。

四、护理诊断和医护合作性问题

1. 精神困扰　与身心发育尚未成熟有关。
2. 照顾者角色障碍　与照顾者健康欠佳有关，与照顾者的应对方式有关。
3. 知识缺乏　缺乏对疾病的认识。
4. 潜在的并发症：失血性休克　与长期月经紊乱、出血量多有关。

5. 有感染的危险　与严重贫血、第二道防线不完善、月经淋漓不尽、未修复的内膜过久地暴露于环境的机会增加等有关。

五、计划与实施

(一) 预期目标

(1) 向患者讲解本病的诊断依据及经过，患者能接受目前的疾病诊断。

(2) 经过有关对本病的医学知识的了解和健康教育后，患者摆脱了精神困扰，愿意参与治疗。

(3) 与患者及家属共同商量在住院期间依靠社会支持系统暂时照顾其家庭事务后，患者和家属乐意接受援助的方式，患者能安心住院治疗。

(4) 经过积极的治疗，保证营养的摄入，患者未发生失血性休克。

(5) 加强会阴护理，教会患者自我清洁的卫生技能，患者未发生生殖道感染。

(二) 计划与实施

(1) 针对主动限制摄入量、正在减肥的患者，让其明白短期性激素的治疗不同于长期肾上腺皮质激素治疗，不会引起发胖，以及接受正规治疗与健康的辩证关系。并纠正有些人因偏食习惯而造成的营养不良，让其懂得长期营养不良是诱发本病的因素之一。

(2) 针对照顾者角色障碍的患者，让其懂得住院能得到最快最好的治疗，因而能最有效地治愈功血，才能早日恢复健康。说服患者和家属主动寻找能帮助患者照顾家务的社会支持系统及人员（如亲朋好友、街坊邻居、领导同事、子女的教师等）。

(3) 针对害怕误诊的患者，对其详细讲解本病的发病经过及症状，教会其阅读实验室报告，讲解报告的临床意义，并帮助其识别排除恶变的症状。甚至可将有关书籍借给其仔细阅读理解，或请主治医生再次与患者讲解病情及诊断依据。

(4) 记录出血量：嘱患者保留卫生巾、尿垫及内裤等便于准确估计失血量，为及时补充体液和血液提供依据。对严重出血的患者需按时观察血压、脉搏、呼吸、尿量，并督促其卧床休息，起床需医务人员或家属搀扶，以防发生晕倒而受伤。同时做好配血、输血的准备。如发生出血性休克时，积极配合医生进行抗休克治疗。

(5) 正确给药：严格执行性激素给药的护理措施：①重点交班，治疗牌醒目标记。②按量按时给药，不得随意停药或漏药，让患者懂得维持血液内药物浓度的恒定，是避免造成意外的阴道出血的基础。③大剂量雌激素止血必须按规定在血止后开始减量，每 3 日减去原剂量的 1/3 量。④让患者懂得药物维持量是以停药后 3~5d 发生撤药性出血，和上一次月经时间为参考依据而制定的，要坚持服完维持量。⑤告知患者及家属，若治疗期间有不规则阴道出血，应及时汇报值班护士或医生，必须立即作出处理。

(6) 预防感染：做好会阴护理，并教会患者使用消毒的卫生巾或会阴垫，保持内裤和床单的清洁，每晚用 1：5 000 高锰酸钾液清洁外阴，以防逆行感染。观察与生殖器感染有关的体征，如宫体压痛、卫生巾、外阴有无臭味及体温、脉搏、呼吸、白细胞计数和分类的报告。一旦有感染症状，及时与医生联系，加用抗生素治疗。

(7) 补充营养：成人体内大约每 100ml 血液含铁 50mg。因此每日应从食物中吸收 0.7~2.0mg 铁，功血患者更应增加铁剂的摄入量。根据患者喜爱的食品，推荐富铁剂的食谱，如青春期患者可多食猪肝、禽蛋类食品；更年期患者则可多食鱼虾、新鲜水果和蔬菜类等低胆固醇高铁剂的食品。

下列食品中含铁剂 0.7~2.0mg：牛奶 700~2 000g、瘦猪肉 29~83g、猪肝 3~8g、鸭蛋 22~63g、带鱼 63~182g、鲤鱼 44~125g、苋菜 15~42g、黄豆 6~18g、榨菜 10~30g、土豆 77~222g、黄瓜或西红柿 175~500g。同时再注意添加维生素 C 和蛋白质，以促进患者尽可能地在短期内纠正贫血。

(三) 健康指导

针对不同年龄段的患者讲解其发病的机制、国内外对此病的最新研究信息、正规治疗的整体方案、疗程的时间，同时写出书面的用药方法及时间表，尤其强调擅自停药或不正规用药的不良反应，从而保证患者能正确进行药物治疗。

六、护理评价

青春期患者愿意接受治疗。育龄期患者得到社会支持系统的帮助后，能安心住院治疗。围绝经期患者能讲述本病大致的发病机制和临床表现，积极配合治疗。患者能陈述营养不良与本病发生的关系，并能执行推荐的食谱。患者未发生失血性休克，未发生生殖道或全身的感染。

（张　妍）

第十一节　经前期综合征

一、概述

经前期综合征是指在月经前周期性发生的影响妇女日常生活和工作的、涉及躯体、精神和行为的症候群，月经来潮后可自行消失。该病多见于 25～45 岁妇女，发病率为 30%～40%，严重者占 5%～10%。伴有严重情绪反应的经前综合征称为经前焦虑性障碍，经前焦虑性障碍的诊断应由心理医生完成。

二、病因

经前期综合征的病因尚不明确，可能与卵巢激素比例失调、中枢神经递质异常、缺乏维生素 B_6 以及社会精神因素有关。

1. 卵巢激素比例失调　有学者认为在黄体后期，患者体内孕激素不足或组织对孕激素敏感性失常、雌激素水平相对过高，会引起水钠潴留，致使体重增加。但近年研究发现，单独补充孕激素不能有效缓解症状，因此认为该症状可能与黄体后期雌、孕激素撤退有关。临床上通过补充雌、孕激素以减轻性激素的周期性波动，可有效缓解该症状。

2. 中枢神经递质异常　黄体后期，血循环中的类阿片肽浓度降低，会引起患者出现紧张、焦虑、易激动、攻击行为等神经、精神、行为方面的症状。

3. 缺乏维生素 B_6　维生素 B_6 是合成多巴胺和 5－羟色胺的辅酶。若缺乏维生素 B_6 会引起女性在黄体晚期和经前期血中多巴胺和 5－羟色胺水平下降，引发精神、神经方面症状。

4. 社会精神因素　临床发现，经前期综合征患者对安慰剂的反应率很高，同时发现患者的紧张情绪会使原有症状加重。因此提示该病与患者的精神心理和社会环境之间有明显的相关性。

三、护理评估

（一）健康史

评估患者既往在生理和心理方面的疾病史，既往的妇科、产科病史等。以排除精神疾病和其他器官疾病所引起的水肿等。

（二）临床表现

症状有周期性和自止性两个特点，多于月经前 1～2 周出现，逐渐加重，至月经前最后 2～3d 最为严重，月经来潮后症状明显减弱或消失。

1. 躯体症状　躯体症状多表现为头痛、乳房胀痛、腹部胀满、体重增加、颜面及四肢水肿、运动协调功能减退等。

2. 精神症状　精神症状常见易怒、焦虑、抑郁、情绪不稳定、疲乏以及饮食、睡眠和性欲改变。

3. 行为改变　行为改变可见思想不集中、工作效率低、记忆力减退，严重者有意外事故倾向，甚至有犯罪行为或自杀意图。

（三）诊断检查

患者全身检查见水肿体征，但妇科检查无异常。必要时需进行相关检查，以排除心、肝、肾等疾病引起的水肿。也可同时记录基础体温，了解症状的出现与卵巢功能的关系。

（四）心理－社会评估

经前期综合征患者常有精神、神经症状，应详细评估患者的社会心理状态，了解其紧张、焦虑、沮丧、不安等不良情绪的严重程度。对于严重者，需注意并及时发现和制止患者的自杀行为或叛逆性行为。

（五）治疗

经前期综合征患者的治疗原则为首先采用心理疏导及调整生活状态治疗，必要时给予药物对症治疗。

1. 心理治疗　运用心理疏导和安慰的方法，使患者调整心理状态、精神放松，这也有利于症状的缓解。

2. 调整生活状态　指导患者健康的生活方式。适当的体育锻炼有利于精神的放松；咖啡和浓茶可诱发紧张情绪，在经前期应减少饮用；限制钠盐的摄入也可改善水钠潴留的现象。

3. 药物治疗　可根据医嘱给予利尿、镇静、镇痛的药物，对症治疗。

四、护理诊断和医护合作性问题

1. 焦虑　与周期性经前期出现不适症状有关。
2. 体液过多　与雌、孕激素比例失调有关。
3. 疼痛　与精神紧张有关。

五、计划与实施

（一）预期目标

（1）患者在月经来潮前及月经期能够消除焦虑。
（2）患者在月经来潮前及月经期疼痛减轻。
（3）患者能够叙述水肿的原因和预防水肿的方法。

（二）计划与实施

1. 心理支持　向患者及其家属讲解可能造成经前期综合征的原因，帮助患者调整心理状态、认识疾病并建立治愈的勇气及信心；同时使患者家属理解和支持患者，帮助其一同积极配合治疗过程。

2. 饮食和运动指导　协助患者制定均衡的饮食，保证营养。对于有水肿者，应限制钠盐的摄入；对于精神紧张者，应减少咖啡、浓茶、酒精等的摄入。指导患者补充富含维生素 B_6 的食物，如猪肉、牛奶、蛋黄及豆类食品等。

3. 药物治疗　向患者讲解每种药物的作用、使用方法及可能出现的不良反应，指导患者正确使用药物。常用的利尿药物有螺内酯，对血管紧张素有直接抑制作用，可缓解水钠潴留现象，对精神症状也有效。常用的镇静药物有阿普唑仑，适用于有明显焦虑症状的患者。抗抑郁药物有氟西汀，可缓解抑郁情绪和行为，但对躯体症状疗效不佳。维生素 B_6 也可通过调节自主神经系统与下丘脑－垂体－卵巢轴的关系，缓解抑郁情绪。此外，对于乳房胀痛伴高泌乳素血症的患者，可服用溴隐亭缓解症状。少数患者用药后有恶心、头痛、头晕、呕吐、疲乏、阵发性心动过速等不良反应，餐后服药可减轻不良反应。

（三）健康指导

向患者讲解有关经前期综合征的知识，减轻或消除患者的紧张情绪，建立战胜疾病的信心。同时，指导患者建立正确的生活方式，保证均衡的饮食和适当的体育锻炼，建立积极向上的健康心态。教会患者应对压力的技巧，如腹式呼吸、渐进性肌肉放松技巧等，以应对不良情绪反应。对于需要药物治疗的患者，应详细讲解每种药物的用途、用法及可能出现的不良反应，以积极的心态接受药物治疗。

六、护理评价

患者正确面对在月经来潮，在月经来潮前及月经期消除焦虑感，没有出现经前期综合征的症状。患者在月经来潮前及月经期疼痛减轻。患者能够叙述水肿的原因和预防水肿的方法，水肿体征减轻。

（张　妍）

第十二节　闭经

一、概述

月经停止 6 个月即称闭经，它是妇科疾病的一种常见症状，而不是疾病。临床上通常把闭经分为原发性和继发性两类。原发性闭经是指女性年满 14 岁而无月经及第二性征发育或年满 16 岁，虽有第二性征发育，但无月经来潮者，约占 5%；后者是指曾有规律的月经周期，后因某种病理性原因而使月经停止 6 个月以上者，约占 95%。

根据发生的原因，闭经又可分为生理性和病理性两类。凡青春期前、妊娠期、哺乳期和绝经期后的停经，均属生理性闭经；因下丘脑 – 垂体 – 卵巢性腺和靶器官子宫，任何一个环节发生问题，而导致的闭经称为病理性闭经。

二、病因及分类

正常月经周期的建立与维持依赖于下丘脑 – 垂体 – 卵巢轴的神经内分泌调节和靶器官子宫内膜对卵巢性激素的周期性反应。因此，如果其中任何一个环节功能失调都会导致月经紊乱，严重时发生闭经。根据闭经的常见原因，闭经按病变部位可分为以下几种。

（一）子宫性闭经

闭经的原因在子宫，即月经调节功能正常，卵巢亦正常，但子宫内膜对卵巢性激素不能产生正常的反应。常见的子宫性闭经原因包括子宫发育不全或缺如、子宫内膜炎、子宫内膜损伤或粘连、子宫切除后、子宫腔内放射治疗后等。

（二）卵巢性闭经

闭经的原因在卵巢，即因卵巢发育异常，或卵巢功能异常使卵巢的性激素水平低下，不能作用于子宫内膜发生周期性变化所致的闭经。如先天性卵巢未发育或仅呈条索状无功能的实体、卵巢功能早衰、卵巢切除后、放射治疗后组织破坏、卵巢功能性肿瘤等导致的均为卵巢性闭经。

（三）垂体性闭经

病变主要在垂体，即垂体前叶器质性病变或功能失调，影响促性腺激素的分泌，继而导致卵巢性闭经。如垂体梗死的希恩综合征、原发性垂体促性腺功能低下、垂体肿瘤等所致的为垂体性闭经。

（四）下丘脑性闭经

下丘脑性闭经是最常见的一类闭经，因中枢神经系统——下丘脑功能失调而影响垂体，继而引起卵巢性闭经。

常见的原因包括：环境骤变、精神创伤等外界不良的精神或神经刺激因素，作用于下丘脑 – 垂体 – 卵巢轴，影响卵泡成熟导致闭经；神经性厌食和长期消耗性疾病造成严重营养不良，影响下丘脑合成和分泌 GnRH 与生长激素，进而抑制促性腺激素，使性腺功能下降所致的原发性或继发性的闭经；下丘脑的生乳素抑制因子或多巴胺减少或 GnRH 分泌不足所致的闭经溢乳综合征；下丘脑 – 垂体 – 卵巢轴的功能紊乱，LH/FSH 比率偏高，卵巢产生的雄激素太多，而雌激素相对较少所致的无排卵性多囊卵巢综合征的闭经；运动员剧烈运动后 GnRH 分泌减少，肌肉/脂肪比率增加或总体脂肪减少使月经异常，进而导致闭经；甲状腺功能减退，肾上腺皮质功能亢进，肾上腺皮质肿瘤等其他内分泌功能异常所致的闭经。

三、护理评估

（一）健康史

详细记录患者初潮年龄、月经周期、经期、经量。对青春期患者深入了解闭经发生的时间和经过，曾经接受过哪些治疗及疗效，并且区分原发性或继发性的闭经，询问自幼生长发育过程中是否有先天性缺陷或其他疾病，以及其家族史。对生育期患者详细了解生育史，尤其是闭经前是否有产后大出血史，是否与产后并发症有关，发病前有无任何导致闭经的外界不良因素的刺激，如精神因素、环境改变或各种疾病和服药情况等。

（二）身心状况

对患者进行全身体格检查，包括身高、体重、四肢与躯干的比例、发育状况、有否畸形，评估患者的五官生长特征，观察患者精神状态、智力发育、营养和健康状态。此外，进行妇科检查，了解内外生殖器的发育情况，是否有先天性缺陷、畸形，第二性征的发育是否正常，如毛发分布、乳房发育，是否有乳汁分泌等。

虽然闭经患者常无不适的症状，但精神压力却较大。生殖器发育不良的青春期女性，忧虑今后不能结婚或不能生育。已婚育的妇女害怕因发病导致性欲下降，影响正常的性生活，破坏夫妻感情。大多数患者都因病程较长或反复治疗效果不佳，甚至得不到亲人的理解而感到悲哀、沮丧，因而对治疗失去信心。严重者可因疾病影响食欲、睡眠，造成不良情绪使病情加重。

（三）辅助检查

1. 子宫功能检查

（1）可采用诊断性刮宫和子宫内膜活组织检查，或通过孕激素试验、雌激素试验引起撤药性出血，以了解子宫内膜对卵巢性激素周期性变化的反应。

（2）子宫输卵管碘油造影，可了解子宫腔的形态、大小及输卵管通畅情况，也能诊断生殖系统发育不良、畸形等病变。

（3）内腔镜检查，可在直视下观察子宫、输卵管和卵巢的外形，明确子宫腔和内膜的病变，取内膜组织送病理检查，可诊断结核、宫腔粘连等。

2. 卵巢功能检查

（1）测定基础体温：在月经周期的后两周基础体温较前升高 $0.3 \sim 0.5℃$，呈双相型，提示卵巢内有排卵和黄体形成。

（2）阴道脱落细胞检查：表层细胞的百分率越高则提示雌激素的水平越高。

（3）子宫颈黏液结晶检查：羊齿状结晶越明显，越粗则提示雌激素水平越高；见成排的椭圆体，则提示在雌激素基础上已有孕激素的作用。

（4）测定血中雌、孕激素含量的高低，可提示卵巢功能情况。

3. 垂体功能检查

（1）进行血 FSH、LH、PRL 放射免疫测定：PRL 大于 25mg/ml 时，需作头颅 X 线或 CT 检查，排除垂体肿瘤。月经周期中 FSH 大于 40IU/L，提示卵巢功能衰竭。LH 大于 25IU/L，应高度怀疑多囊卵巢。当 FSH、LH 均小于 5IU/L，提示垂体功能减退，病变可能在垂体或下丘脑。

（2）垂体兴奋试验：即注射促黄体素释放激素后，LH 含量升高，提示病因在下丘脑或以上部位；如注射后 LH 值不上升，则提示病因可能在垂体。

（3）蝶鞍 X 线摄片或 CT 检查能明确垂体肿瘤。

4. 其他检查　血 T_3、T_4 促甲状腺素（TSH）值异常，提示闭经可能与甲状腺功能异常有关。如尿 17-酮、17-羟类固醇或血皮质醇值异常，则闭经可能与肾上腺功能异常有关。

（四）闭经的诊断步骤

经询问病史，体格检查，初步排除器质性病变和妊娠后，按步骤逐项检查（图 5 - 11）。

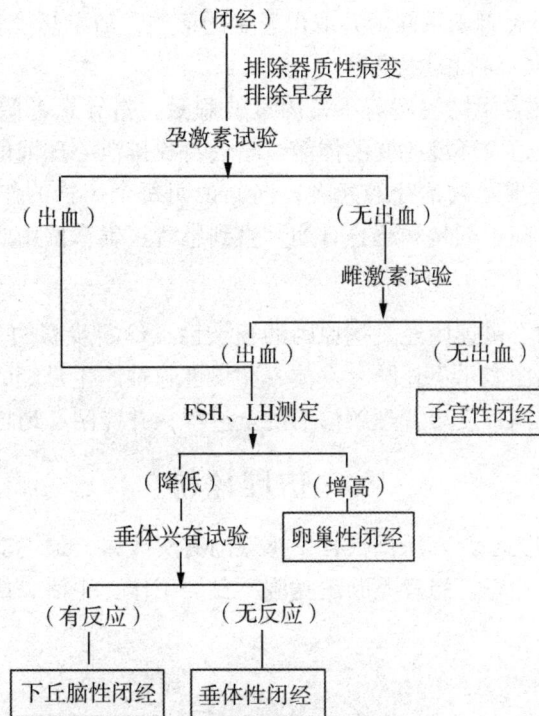

图 5 - 11　闭经诊断步骤示意图

（五）处理原则

1）纠正全身健康状况，积极治疗慢性病。

2）针对病因治疗。

3）性激素替代疗法

（1）小剂量雌激素周期治疗：促进垂体功能，分泌黄体生成素，使雌激素升高，促进排卵。

（2）雌、孕激素序贯疗法：抑制下丘脑－垂体轴的作用，停药后可能恢复月经并出现排卵。

（3）雌、孕激素合并治疗：抑制垂体分泌促性腺激素，停药后出现反跳作用，使月经恢复及排卵。

（4）诱发排卵：卵巢功能未衰竭，又希望生育的患者，可根据临床情况选用促排卵的药物。

4）溴隐亭的应用：适用于高催乳激素血症患者，其作用是抑制促催乳激素以减少催乳激素的分泌。

四、护理诊断和医护合作性问题

1. 自我形象紊乱　与较长时期的闭经有关。

2. 功能障碍性悲哀　与治疗效果反复，亲人不理解有关。

3. 社交障碍　与闭经引起的自我概念紊乱有关。

4. 营养失调：低于机体的需要量　与不合理的节食有关。

五、计划与实施

（一）预期目标

（1）患者懂得闭经的发生、治疗的效果与本人的精神状态有较密切的关系，逐渐克服自卑感，最终能战胜自我，重塑自我。

（2）患者家属理解闭经治疗的复杂性和患者的心情变化，学会更细微体贴地关心患者。

（3）患者懂得营养不良与闭经的关系，放弃不合理的节食，配合诊治方案。

（二）计划与实施

1. 建立良好护患关系　对患者表示同情并取得患者的信赖，鼓励患者袒露心声，如对治疗的看法、对自我的评价、对生活的期望、面临的困难等。

2. 查找外界因素　引导患者回忆发病前不良因素的刺激，指导患者调整工作和生活节奏，建立患者认可的体育锻炼计划，增强适应环境改变的体能，学会自我排泄心理抑郁和协调人际关系的方法。

3. 指导合理用药　对于需要药物治疗的患者，向其说明每个药物的作用、服法、可能出现的不良反应等，并具体写清服药的时间、剂量和起止日期，直到患者正确掌握用药方法。

（三）健康指导

向患者讲解医学知识，耐心讲述闭经发病原因的复杂性、诊断步骤的科学性、实施检查的阶段性。对有接受能力的患者，可用简图表示下丘脑－垂体－卵巢性腺轴产生月经的原理，用示意图说明诊断步骤、诊断意义和实验所需的时间，使患者理解诊治的全过程，并能耐心地按时、按需接受有关的检查。

六、护理评价

患者能得到家人的理解和关心，其压抑、自卑感逐渐有所改善，最终能战胜自我。患者清楚诊断全过程，认真配合完成各项辅助检查。患者不断地克服不良的工作、生活、饮食习惯，患者的心身状态得到改善，有信心坚持长期治疗。

（张　妍）

第十三节　围绝经期综合征

一、概述

绝经是指永久性无月经状态，是因为卵巢功能停止所致。绝经的判断是回顾性的，停经后 12 个月随诊方可判断绝经，是每一个妇女必然经历的生理时期。据统计，目前我国妇女的平均绝经年龄，城市妇女为 49.5 岁，农村妇女为 47.5 岁。绝经提示卵巢功能衰退，生殖功能终止。妇女卵巢功能的衰退呈渐进性，一直以来人们常用"更年期"一词来形容这一渐进的变更时期，但由于更年期定义含糊，1994 年 WHO 提出废弃"更年期"一词，推荐采用"围绝经期"一词。围绝经期是女性从性成熟期逐渐进入老年期的过渡阶段，包括绝经前期、绝经过渡期和绝经后期。

绝经过程中，由于卵巢功能衰退、雌激素缺乏常可导致妇女出现一系列的症状和体征，严重影响生活质量。约 1/3 的围绝经期妇女能以神经内分泌的自我调节适应新的生理状态，一般无特殊症状；但 2/3 的妇女会出现一系列性激素减少所引起的自主神经功能失调和精神神经等症状，称为围绝经期综合征。绝经可分为自然绝经和人工绝经。自然绝经是指卵巢内卵泡用尽或剩余的卵泡对促性腺激素丧失了反应，卵泡不再发育和分泌雌激素，不能刺激子宫内膜生长，导致绝经。人工绝经是指手术切除双侧卵巢或用其他方法停止卵巢功能，如放射治疗和化疗等。人工绝经者更易发生围绝经期综合征。

自 20 世纪 50 年代起，许多国家对绝经后激素治疗进行了大量的研究。目前，有些国家已广泛应用激素治疗有症状的围绝经期妇女，还用于无症状的绝经后妇女，以达到预防疾病、提高生命质量和延长寿命的目的。

二、围绝经期的内分泌变化

妇女在围绝经期变化最早的是卵巢功能衰退，而后出现下丘脑和垂体功能的下降。进入围绝经期，卵巢的体积、重量均变小，血供减少，卵巢皮质变薄，所剩无几的原始卵泡也对促性腺激素不敏感，卵泡成熟受阻，卵巢逐渐停止排卵，雌激素水平下降，而促性腺激素分泌增加，但 FSH/LH 值仍小于 1。

绝经后，卵巢几乎停止分泌雌激素，只分泌雄激素，促性腺激素水平逐渐上升，而 FSH 上升比 LH 更明显，使 FSH/LH 值大于 1。老年期，雌激素稳定于低水平，促性腺激素也略微下降。

1. 雌激素　卵巢功能衰退最早的征象是卵泡对 FSH 敏感性降低，FSH 水平升高。绝经过渡早期雌激素水平波动很大，甚至高于正常卵泡期水平。系因 FSH 升高对卵泡过度刺激引起雌二醇过多分泌所致。整个绝经过渡期雌激素水平并非逐渐下降，只是在卵泡停止生长发育时，雌激素水平才急速下降。绝经后由于卵巢萎缩，卵巢不再分泌雌激素，妇女循环中的雌激素来源和性质发生了重要的改变，最重要的循环雌激素是雌酮。绝经后血中雌二醇水平明显降低。

2. 孕酮　绝经过渡期卵巢尚有排卵功能，仍有孕酮分泌，但因卵泡期延长，黄体功能不良，导致孕酮分泌减少，绝经后无孕酮分泌。

3. 雄激素　绝经后雄激素来源于卵巢间质细胞及肾上腺，总体雄激素水平下降。其中雄烯二酮主要来源于肾上腺，含量仅为育龄妇女一半。卵巢主要产生睾酮，由于升高的 LH 对卵巢间质细胞的刺激增加，使睾酮水平较绝经前增高。

4. 促性腺激素　绝经过渡期 FSH 水平升高，呈波动型，LH 仍在正常范围，FSH/LH 仍 <1。绝经后雌激素水平降低，对下丘脑与垂体的负反馈作用削弱，刺激垂体释放 FSH 和 LH 增加，其中 FSH 升高较 LH 更显著，FSH/LH >1。绝经后 2~3 年，血清中 FSH 水平较正常育龄妇女卵泡期增加 10~15 倍，LH 水平也增加约 3 倍，此后这两种促性腺激素水平不再上升，并随着年龄的增长有所降低。绝经后 10 年，促性腺激素约下降到最高值的一半。

5. 促性腺激素释放激素（GnRH）　围绝经期 GnRH 分泌增加，并与 LH 相平行。

6. 抑制素　绝经后妇女血抑制素浓度下降，较雌二醇下降早且明显，可能成为反映卵巢功能衰退更敏感的标志。

三、护理评估

（一）健康史

了解患者的年龄、月经史、围绝经期综合征的症状（如血管舒缩症状是如何表现的，外阴、尿道口是否有干燥甚至感染、萎缩的表现，有无腰背关节酸痛，有无身高下降、易骨折等骨质疏松症状，有无精神、神经方面的改变等）以及既往妇科手术史和放疗史等。

（二）临床表现

围绝经期综合征症状一般持续 2~5 年，甚至 10 余年。

1. 月经紊乱及闭经　绝经前有 70% 妇女出现月经紊乱，从月经周期缩短或延长、经量增多或减少，逐渐演变为周期延长、经量减少至闭经。仅少数妇女直接表现为闭经。此期症状的出现取决于卵巢功能状态的波动变化。

2. 血管舒缩症状　常见的血管舒缩症状为阵发性潮热、出汗、心悸、眩晕等，这是卵巢功能减退的信号。典型的表现为无诱因、不自主的、阵发性的潮热、出汗，多起自胸部，皮肤阵阵发红，继而涌向头颈部，伴烘热感，随之出汗。持续时间为几秒至数分钟不等，后自行消退。该症状可持续 1~2 年，有时长达 5 年或更长。潮热发作严重影响妇女的工作、生活和睡眠，是绝经后期妇女需要激素治疗的主要原因。

3. 精神、神经症状　精神、神经症状常表现为兴奋型和抑郁型两类。兴奋型主要表现为情绪烦躁、多疑、挑剔寻衅、易激动、失眠、注意力不集中、多言多语等；抑郁型主要表现为焦虑、内心不安、记忆力减退、缺乏自信、行动迟缓、对外界冷漠等。少数人有精神病症状，不能自控，这种变化不能完全用雌激素水平下降来解释。

4. 乳房及泌尿、生殖道的变化　乳房常萎缩、下垂。外阴萎缩，外阴干燥有烧灼样痛，盆底肌肉松弛。阴道变短、干燥、弹性减弱、黏膜变薄，性交疼痛，甚者见点状出血，易发生感染，出现黄色白带或带血丝。宫颈萎缩变平，宫体缩小。尿道缩短，黏膜变薄，尿道括约肌松弛，常有尿失禁。膀胱黏膜变薄，易出现反复发作性膀胱炎。

5. 心血管系统的变化　绝经后妇女冠心病的发生率增高，多认为与绝经后雌激素下降导致血胆固醇、低密度脂蛋白、三酰甘油的上升及高密度脂蛋白的下降有关。同时，有些妇女可能会出现心悸、心前区疼痛，但多无器质性病变，称为"假性心绞痛"。

6. 骨质疏松　绝经后妇女骨矿盐丢失、骨小梁减少，发生骨质疏松。有些最后可引起骨骼压缩，体格变小，甚者发生骨折。骨折常发生于桡骨远端、股骨颈、椎体等部位。

骨质疏松与雌激素分泌减少有关。一方面雌激素可促进甲状腺分泌降钙素，它是一种强有力的骨吸收抑制剂，一旦雌激素水平下降，致使骨吸收增加，即可增加患骨质疏松的危险。另一方面，甲状旁腺激素是刺激骨质吸收的主要激素，绝经后甲状旁腺功能亢进或由于雌激素下降使骨骼对甲状旁腺激素的敏感性增强，也促使骨吸收的加剧。

（三）辅助检查

1. 激素测定　围绝经期妇女的血 E_2 不稳定，血 FSH 和 LH 升高，但 FSH 水平小于 LH 水平。绝经后妇女血 E_2 低于卵泡早期水平，FSH 和 LH 升高超过正常排卵前峰值。

2. 骨密度测定　围绝经期妇女多出现骨密度的改变，进行骨密度的检测可及时发现并治疗骨质疏松。

3. 妇科检查　绝经早期时，妇女阴道壁为充血性改变，表现为阴道壁发红。绝经晚期时，阴道壁血管减少、黏膜变薄、皱襞减少、弹性差，同时阴道和宫颈分泌物减少，易发生老年性阴道炎或尿路感染。子宫和卵巢均见萎缩。

（四）心理 - 社会评估

围绝经期妇女常因一系列不自主的血管舒缩症状和神经功能紊乱症状，而影响日常工作和生活，可用改良的 Kupperman 围绝经期综合征评分法评价其症状的严重程度（表 5 - 6）。

此外，某些家庭及社会环境的变化也会对围绝经期妇女的身心产生不良刺激，如丈夫工作的变迁、自己工作负担的加重、在竞争中力不从心、自己容貌或健康的改变、家庭主要成员重病或遭遇天灾人祸等，都会导致围绝经期妇女情绪低落、抑郁多疑。

少数曾有过精神状态不稳定史的妇女，在围绝经期更易表现出激动、多虑、失眠等，甚至表现出喜怒无常。当被周围人误认为精神病时，更加重了患者的心理压力，因而也就更渴望得到理解和帮助。

表 5 - 6　围绝经期综合征评分参考表（改良 Kupperman 指数）

症状	基本分	程度评分			
		0 分	1 分	2 分	3 分
潮热出汗	4	无	<3 次/日	3～9 次/日	≥10 次/日
感觉障碍	2	无	与天气有关	平常冷热痛麻木	冷热痛感丧失
失眠	2	无	偶尔	经常，安眠药有效	影响工作、生活
易激动	2	无	偶尔	经常，能克制	经常，不能克制
抑郁、多疑	1	无	偶尔	经常，能自控	失去生活信念
眩晕	1	无	偶尔	经常，不影响生活	影响生活
疲乏	1	无	偶尔	上四楼困难	日常活动受限
骨关节痛	1	无	偶尔	经常，不影响功能	功能障碍
头痛	1	无	偶尔	经常，能忍受	需服药
心悸	1	无	偶尔	经常，不影响生活	需治疗
皮肤蚁走感	1	无	偶尔	经常，能忍受	需治疗
性生活	2	正常	性欲下降	性交痛	性欲丧失
泌尿系感染	2	无	<3 次/年	>3 次/年	>1 次/月

注：症状分 = 基本分 × 程度评分；总分 = 症状分之和；总分为 0～63 分；1～15 分为轻度；16～30 分为中度；>30 分为重度。

（五）治疗

1. 一般治疗 围绝经期综合征可因精神、神经不稳定而加剧症状，故应先进行心理治疗，必要时选用适量的镇静剂以利睡眠（如夜晚口服阿普唑仑 1mg 或调节自主神经功能的谷维素每日口服 30～60mg）。

2. 雌、孕激素治疗 适用于治疗存在因雌激素缺乏所引起的老年性阴道炎、泌尿道感染、精神神经症状及骨质疏松等症状的围绝经期妇女。治疗时以剂量个体化、取最小有效剂量为佳。如长期大剂量单用雌激素，可增加患子宫内膜癌的风险；但小剂量雌激素配伍孕激素，则能降低子宫内膜癌的发生。患有严重肝胆疾病、深静脉血栓性疾病和雌激素依赖性肿瘤的围绝经期妇女应慎用甚至禁用激素治疗。

1）常用雌激素制剂：应用雌激素原则上应选择天然制剂。常用药物有戊酸雌二醇每日 1～2mg，尼尔雌醇每次 1～2mg，每 15 日 1 次或替勃龙片每日 1.25～2.50mg 或炔雌醇每日 5～25mg。

近年出现经皮给药方式，可减少肝脏的首过效应，降低血栓的发生。17 倍他 - 雌二醇皮肤贴剂，每日释放 $E_2 0.05～0.1mg$，每周更换 1～2 次；雌激素、戊酸雌二醇、己烯雌酚均可阴道给药，有针对性地改善泌尿、生殖道症状。

2）配伍孕激素：保留子宫的妇女必须配伍孕激素，以减少子宫内膜癌的发病危险。最常用的药为醋酸甲羟孕酮，每日口服 2～6mg，还可以使用地屈孕酮，每日 10mg。

配伍方案有以下三种：

（1）周期序贯治疗：每月服雌激素 23～26d，从第 11～14d 起加用孕激素，共用 10～14d，两者同时停药 1 周，之后再开始下一周期的治疗。

（2）连续序贯治疗：即连续每日服雌激素不停，每月周期性加用孕激素 14 日。

（3）连续联合治疗：每天同时服雌、孕激素连续不断。

3）单纯雌激素治疗：适用于子宫已切除妇女。

四、护理诊断和医护合作性问题

1. 精神困扰 与围绝经期性激素紊乱有关。
2. 性生活型态改变 与缺乏应对健康状况改变的知识和技能有关。
3. 自我形象紊乱 与心理、文化上不认同衰老有关。

五、计划与实施

（一）预期目标

（1）患者能识别精神困扰的原因，学会自我调节不稳定情绪。

（2）患者能掌握性激素治疗的具体方法，并懂得寻求性保健咨询。

（3）患者能再塑老有所乐的生活观。

（二）计划与实施

1. 潮热的处理 指导患者学会记录潮热的方法，以找出引发潮热的原因，然后加以避免。尽量采用多件式纽扣的穿着方式，当潮热时可以随时脱下衣物，即使没有隐蔽处也可解开纽扣散热，当感到寒冷时又能方便地再穿上衣物。避免情绪过于激动而引发潮热。少食调味重、辛辣食品，兴奋性食品，以免诱发潮热。

2. 指导用药 使患者懂得补充性激素的目的、用药后的效果及可能出现的不良反应（如少量阴道出血、乳房胀痛、恶心等），并告知不良反应多能自行消失。不良反应未见好转，应及时到医院就诊，排除其他原因后，调整剂量。对长期用药的患者商讨定期随访的计划，并具体书写药名、服用剂量、服用次数和日期，确保患者能正确掌握使用方法。

3. 预防阴道干涩 告知患者维持性生活的方式，有助于加强阴道的血液循环，并可维持组织的伸缩性，预防阴道干涩。同时也可使用水溶性的润滑剂，以润滑阴道壁，必要时亦可使用雌激素软膏。

4. 预防骨质疏松　鼓励患者参加适量的户外活动，如去环境安静、空气新鲜的场地散步和锻炼，使阳光直接照射皮肤，同时增加含钙丰富食品（鱼虾、牛奶、深绿色和白色蔬菜、豆制品、坚果类等）的摄入，最好每日饮用牛奶 500ml 或服用钙片。专家建议，围绝经期妇女每天从食品中摄取钙量应是 800～1 000mg；钙片应在饭后 1h 或睡前服用；若饮用牛奶有腹胀、腹泻等不适的患者，可改饮酸奶；必要时服用降钙素，有助于防止骨丢失。

（三）健康指导

向患者介绍有关围绝经期综合征的医学常识，让患者了解这一生理过程，解除不必要的猜疑和烦恼。争取家庭成员和同事们的关心爱护，给患者创造一个良好的生活和工作的环境。同患者商讨并确定有规律的生活和工作日程，保证充足的休息和睡眠。劝告患者不要观看情节感人、刺激性强或忧伤的影视片。

六、护理评价

患者能陈述围绝经期综合征的原因，掌握控制情绪的方法，患者能复述用药的具体方法及注意事项，对围绝经期的性生活有了新的认识，患者不再害怕因绝经导致的身体上的不适，情绪稳定，对晚年生活充满信心。

（王丽平）

第十四节　子宫及子宫附件手术护理配合

一、子宫全切除术

（一）应用解剖（图 5 - 12）

子宫位于骨盆腔中央，呈倒置的梨形，前面扁平，后面稍凸出，是产生月经和孕育胎儿的空腔器官。其大小和形态依年龄或生育情况而变化。成人的子宫约重 50g，长 7～8cm，宽 4～5cm，厚 2～3cm，宫腔的容积约 5ml。子宫上部较宽，称为子宫体；其上端隆突部分，称为子宫底。子宫底两侧为子宫角，与输卵管相通。子宫的下部较窄，呈圆柱状，称为子宫颈。成人子宫体与子宫颈的比例为 2∶1；婴儿期为 1∶20 子宫体与子宫颈之间形成的最狭窄部分，称为子宫峡部，在非孕期约长 1cm。子宫峡部的上端因解剖上较狭窄，称为解剖学内口；下端因黏膜组织在此处由宫腔内膜转变为宫颈黏膜称为组织学内口。子宫颈主要由结缔组织构成，亦含有平滑肌纤维、血管及弹力纤维。子宫颈内腔呈梭形，称为子宫颈管。成年妇女的子宫颈管长约 3cm。其下端称为子宫颈外口，开口于阴道。宫颈下端伸入阴道内的部分称为宫颈阴道部，在阴道以上的部分称为宫颈阴道上部。子宫颈管黏膜上皮细胞能分泌碱性黏液，并受性激素影响，也有周期性变化。子宫颈外口柱状上皮与鳞状上皮交界处，是子宫颈癌的好发部位。未产妇的子宫颈外口呈圆形；已产妇的子宫颈外口受分娩影响呈大小不等的横裂口，并将子宫颈分成前、后两唇。子宫壁的外层为浆膜层，最薄，覆盖在子宫底及子宫的前后面，与肌层紧贴。中层为子宫肌层，是子宫壁最厚的一层。肌层由平滑肌束及弹性纤维组成，大致分为 3 层：外层多纵行；内层环行；中层多为各方交织如网。肌层中含血管，子宫收缩时可以压迫贯穿肌纤维间质血管起到止血作用。子宫内层为黏膜层，即子宫内膜，它分为功能层（包括致密层与海绵层）和基底层两部分，基底层与子宫肌层紧贴，功能层从青春期开始，受卵巢激素影响，发生周期性变化。

子宫借助 4 对韧带及骨盆底肌肉和筋膜的支托作用，来维持正常的位置。

1. 圆韧带　呈圆索状，起于两侧子宫角的前面，向前方伸展达两侧骨盆壁，再穿越腹股沟，终止于大阴唇前端，有维持子宫前倾位的作用。

2. 阔韧带　为一对翼形的腹膜皱襞，由子宫两侧至骨盆壁，将骨盆分为前、后两部分，维持子宫在盆腔的正中位置。子宫动、静脉和输尿管均从阔韧带基底部穿过。

3. 主韧带　又称为子宫颈横韧带，横行于子宫颈两侧和骨盆侧壁之间，为一对坚韧的平滑肌与结缔组织纤维束，是固定子宫颈正常位置的重要组织。

4. 宫骶韧带　从子宫颈后上侧方，向两侧绕过直肠达第 2、第 3 骶椎前面，韧带含平滑肌和结缔组织，将宫颈向后上牵引，间接保持子宫于前倾的位置。

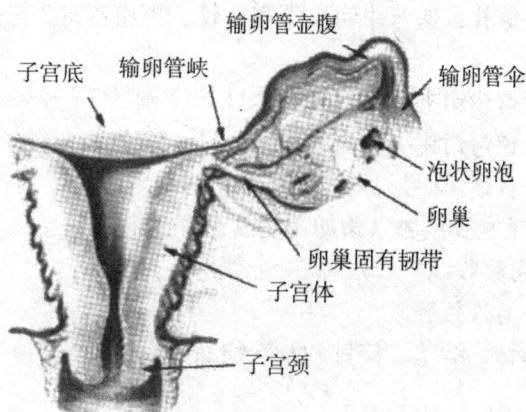

图 5 - 12　子宫及附件的解剖

（二）适应证

子宫肌瘤、子宫腺肌症、子宫内膜癌等。

（三）麻醉方式

腰麻、硬膜外麻或全麻。

（四）手术体位

仰卧位。

（五）手术切口

腹部正中切口或腹部横切口。

（六）手术用物

1. 器械类　大包或妇产科包。

2. 布类　衣包、布包。

3. 其他类　吸氧管、吸引器管及吸引器头、1 号丝线、4 号丝线、7 号丝线、标本袋、1 - 0 可吸收线、电刀、显影纱垫、11 × 17 圆针 2 个、纱布 2 块、明胶海绵、无菌手套。

（七）手术步骤与配合

1）消毒皮肤：递酒精棉球消毒皮肤。

2）于耻骨联合上方沿中线向上延长至脐切开皮肤、皮下组织：递 20 号刀切开，干纱垫拭血，弯钳钳夹，1 号丝线结扎或电凝止血，递皮肤拉钩牵开手术野，干纱垫 2 块保护切口，巾钳固定。

3）纵向切开腹白线，分离筋膜及肌肉：递电刀切开，弯钳分离并钳夹出血点，4 号丝线结扎或电凝止血。

4）切开腹膜，显露腹腔：递齿镊，弯钳夹住腹膜，10 号刀划开一小口，电刀切开扩大。

5）探查腹腔：递湿纱垫保护切口，递盐水给术者湿手探查，准备深部手术器械。

6）标记右侧圆韧带并切断，于腹膜下开一菱形切口：递"S"拉钩、压肠板牵开术野，递组织钳将子宫拉出，递弯钳 2 把夹住圆韧带，11 × 17 圆针 7 号丝线缝扎其远端（线不剪断），直钳夹住线尾，7 号丝线缝扎近子宫端（剪去线尾），电刀切断。

7）分离右侧阔韧带前叶，由右到左分离膀胱的腹膜。

8）标记左侧圆韧带，分离左侧阔韧带及脏腹膜：递弯钳 2 把夹住圆韧带，11 × 17 圆针 7 号丝线缝扎其远端（线不剪断），直钳夹住线尾，7 号丝线缝扎近子宫端（剪去线尾），电刀切断。

9）切开膀胱腹膜，切开阔韧带后叶：递长镊，组织剪分离后腹膜，切开阔韧带后叶。

10）切断右侧子宫血管并缝扎：递弯钳钳夹子宫血管，再递弯钳 2 把钳夹近子宫端，电刀切断，11 ×17 圆针 7 号丝线缝扎。

11）切断左侧子宫血管并缝扎：递弯钳钳夹子宫血管，再递弯钳 2 把钳夹近子宫端，电刀切断，11 ×17 圆针 7 号丝线缝扎。

12）切断双侧主韧带：递弯钳钳夹，电刀切断，11 ×17 圆针 7 号丝线缝扎。

13）切断双侧宫骶韧带：递弯钳钳夹，电刀切断，11 ×17 圆针 7 号丝线缝扎。

14）切断宫颈阴道穹隆处：递 10 号刀切断，组织钳钳夹穹隆处，递弯钳夹持碘伏纱布 1 块塞入阴道内，1 块擦残端及剪刀。将子宫及接触宫颈的用物放于弯盘内。

15）缝合残端：用 1 – 0 可吸收线缝合残端。

16）缝合后腹膜并止血，清理腹腔。

17）关腹：关腹前清点器械、纱垫、缝针和特殊物品数目。

18）缝合切口

（1）缝合腹膜：递弯钳提起腹膜，皮肤拉钩牵开手术野，递无齿镊，4 号丝线缝合。

（2）冲洗切口：递生理盐水冲洗，更换干净物品，再次清点手术用物。

（3）缝合筋膜：递 10 ×28 圆针 4 号丝线缝合筋膜。

（4）缝合皮下组织：递 10 ×28 圆针 4 号丝线缝合。

（5）缝合皮肤：递酒精消毒皮肤，递 10 ×28 三角针 1 号丝线缝合。

19）覆盖切口：再次核对用物，纱布覆盖切口。

（八）护理要点

（1）术中注意无菌操作，接触阴道残端的物品应视为污染，分开放置，不能再使用。

（2）推离膀胱时观察尿液，如出现血尿，应及时告知医生。

二、广泛性子宫切除术 + 盆腔淋巴结清扫术

（一）适应证

（1）子宫颈癌 Ⅰ a 期以上。

（2）子宫内膜癌。

（3）恶性滋养细胞肿瘤，化疗效果不好，子宫病灶持续存在。

（4）子宫肉瘤。

（二）麻醉方式

全麻。

（三）手术体位

仰卧位。

（四）手术切口

腹部正中切口。

（五）手术用物

1. 器械类　大包、三叶拉钩、扁桃体钳、血管拉钩。

2. 布类　布包、衣包。

3. 其他类　电刀、长电刀头、11 ×17 圆针 2 个、消毒灯罩、1 – 0 可吸收线、手术粘贴巾、22 号 T 引流管 1 根、吸引器管及吸引器头、无菌手套、显影纱垫、明胶海绵、1 号丝线、4 号丝线、7 号丝线、标本袋大小数个。

（六）手术步骤与配合

（1）常规消毒，铺巾：酒精棉球消毒皮肤，递手术粘贴巾，递20号刀切开皮肤，干纱垫拭血，弯钳钳夹，电凝止血，递皮肤拉钩牵开皮肤肌肉，显露腹膜。

（2）切口两侧用纱垫保护，安置三叶拉钩，暴露盆腔。

（3）用2把弯钳分别夹住两侧宫角处的卵巢韧带及输卵管根部，将子宫提起并拉向左侧以暴露右侧圆韧带，在圆韧带外1/3处用3把弯钳钳夹，电刀切断，11×17圆针7号丝线贯穿缝扎，远端留一长线头作牵引。同法处理左侧圆韧带。

（4）用长镊及组织剪由右侧圆韧带断端开始，向左侧将膀胱返折腹膜横向剪开：用食指沿宫颈将膀胱向下及两侧推开，向下直达宫颈外口处，用一小纱垫保护膀胱，血管拉钩牵开。

（5）于骨盆漏斗韧带近盆壁处的内上方，先找到输尿管进入骨盆的部位：用组织剪从圆韧带的断端沿盆壁侧将阔韧带前叶向骨盆漏斗韧带方向剪开，直达其根部，注意避开输尿管。用弯钳将卵巢动脉及静脉游离、钳夹，电刀切断，11×17圆针7号丝线缝扎。用组织剪剪开阔韧带前叶。

（6）剪开阔韧带后叶：用长镊、组织剪由骨盆漏斗韧带断端沿输尿管的外侧，向后上顺髂总动脉方向剪开后腹膜。

（7）清除盆腔淋巴结：用血管拉钩将输尿管轻轻向内侧牵拉，用长镊、组织剪、扁桃体钳由髂腰肌内缘开始，向上、向内剥离出髂总动脉，将其下端的淋巴结及脂肪切除。然后再向下沿髂外动脉，将附于其上的淋巴结连同脂肪、蜂窝组织全部剔净，出血点用4号或1号丝线结扎。同样方法将闭孔窝内的淋巴结及周围脂肪切除，顺闭孔内侧向上往子宫方向将髂内动脉下端的淋巴结剔除。

（8）切断子宫动脉：用弯钳剥离子宫动脉，从根部夹住，电刀切断，11×17圆针7号丝线缝扎。同样方法处理伴行静脉支。

（9）游离输尿管：用长镊提起阔韧带后叶，将附于阔韧带后叶近子宫侧的一段输尿管推下。用长镊、组织剪、扁桃体钳提起子宫动脉的断端，剪开子宫动脉与输尿管及其间的蜂窝组织，游离输尿管。

（10）同法处理对侧骨盆漏斗韧带，剪开阔韧带，清除盆腔各组淋巴结，切断子宫动脉，游离输尿管。

（11）用长镊、组织剪、扁桃体钳沿右侧输尿管之上，向子宫方向将阔韧带后叶剪开，向左于宫颈外口水平剪开子宫直肠陷凹处腹膜，绕到对侧阔韧带后叶。用长镊提起剪开的后腹膜，组织剪、扁桃体钳沿两宫骶韧带内侧，剥离直肠两侧壁，打开直肠侧窝，游离宫骶韧带，用弯钳钳夹，电刀切断，11×17圆针7号丝线缝扎。

（12）同样方法处理主韧带。

（13）向下、向外推开膀胱，用长镊、组织剪、扁桃体钳游离下段输尿管，出血点用4号或1号丝线结扎。用弯钳钳夹膀胱宫颈韧带，电刀切断，11×17圆针7号丝线缝扎。

（14）根据病变需要用弯钳将阴道旁组织夹住，电刀切断，11×17圆针7号丝线缝扎。用一纱垫围绕于子宫后面和子宫直肠陷凹处后，在预定水平线边缘下3cm处，用10号刀切下标本置于弯盘内。组织钳钳夹阴道残端止血并提起阴道残端，用络合碘纱布消毒阴道残端，取出纱布，1-0可吸收线连续缝合阴道残端。

（15）创面止血，生理盐水冲洗腹腔，放置T管，缝合腹膜。

（16）清点物品，关闭腹腔。

（七）护理要点

（1）术中取出标本众多，勿混淆，应及时准备好标本袋，并做好标本登记。

（2）在处理宫骶韧带时，巡回护士协助抽出阴道内纱布。

（3）分离主韧带时，输尿管及盆腔清扫时，常易发生盆底静脉出血，巡回护士应密切观察患者生命体征，配合麻醉做好输液的控制，并遵医嘱及时应用止血药。

（4）术中接触过阴道残端的物品应视为污染，分开放置，不能再使用。阴道残端消毒后提醒医生及时取出纱布。

（5）分离输尿管时，应准备单腔导尿管、血管拉钩等器械，防止术中损伤输尿管。

三、子宫肌瘤剔除术

（一）适应证

子宫肌瘤。

（二）麻醉方式

腰麻或硬膜外麻。

（三）手术体位

仰卧位。

（四）手术切口

腹部横切口或正中切口。

（五）手术用物

1. 器械类　大包或妇产科包。

2. 布类　衣包、布包。

3. 其他类　吸氧管、吸引器管及吸引器头、无菌手套、1号丝线、4号丝线、7号丝线、橡胶引流管、1-0可吸收线、4-0可吸收线、电刀、手术粘贴巾。

（六）手术步骤与配合

1. 消毒皮肤　递酒精棉球消毒皮肤。

2. 贴手术粘贴巾　递手术粘贴巾，贴于切口皮肤上。

3. 于耻骨联合上方易辨认的皮肤皱褶处切开皮肤及皮下组织　递20号刀切开，干纱垫拭血，弯钳钳夹，1号丝线结扎或电凝止血。递皮肤拉钩牵开手术野，干纱垫2块保护切口，巾钳固定。

4. 于中线处向两侧剥离腱膜并剪开　递组织剪剪开。

5. 沿肌肉走向分离腹直肌及腹横肌　递中弯钳钝性分离。

6. 打开腹膜，显露腹腔　递无齿镊、弯钳夹住腹膜，10号刀划开一小口，电刀扩大。

7. 探查腹腔　递湿纱垫保护切口，递盐水给术者湿手探查，递"S"拉钩、压肠板牵开手术野。

8. 拉出子宫　递组织钳夹住肌瘤部将子宫拉出。

9. 剔除肌瘤

（1）于肌瘤处的子宫壁纵向切开，露出肌瘤：递电刀或10号刀轻轻切开。

（2）分离肌瘤周围组织：递中弯钳钝性分离。

（3）将肌瘤沿一个方向轴拧转，将残余的结缔组织拧转成小蒂，切断：递组织钳或巾钳夹住肌瘤拧转，递弯钳夹蒂部，组织剪剪断，4号丝线结扎。

10. 缝合子宫缺口　递长镊，1-0可吸收线间断缝合。

11. 关腹　关腹前清点器械、纱垫、缝针和特殊物品数目。

12. 缝合切口

（1）缝合腹膜：递弯钳提起腹膜，皮肤拉钩牵开手术野，递无齿镊4号丝线缝合。

（2）冲洗切口：递生理盐水冲洗，更换干净纱垫，再次清点手术用物。

（3）缝合肌肉：递10×28圆针4号丝线缝合肌肉。

（4）缝合筋膜：递10×28圆针4号丝线缝合筋膜。

（5）缝合皮肤：递酒精消毒皮肤，递10×28三角针1号丝线缝合或4-0可吸收线缝合。

13. 覆盖切口　再次核对用物，纱布覆盖切口。

（七）护理要点

（1）术中注意无菌操作，保管好切下的组织标本。

（2）注意观察尿的颜色及量。

四、输卵管吻合术

（一）应用解剖

输卵管连接于子宫底的两侧，内侧端以输卵管子宫口与子宫腔相通，外侧端以输卵管腹腔口开口于腹膜腔。

输卵管全长可分为4部分，由内侧向外侧依次为：子宫部；输卵管峡，较短而细，是结扎输卵管的理想部位；输卵管壶腹；输卵管漏斗。

（二）适应证

输卵管阻塞，如输卵管结扎术后要求再生育者。

（三）麻醉方式

连续硬膜外麻醉。

（四）手术体位

仰卧位。

（五）手术切口

下腹部正中切口。

（六）手术用物

1. 器械类　疝气包、显微器械1套。

2. 布类　衣包、布包。

3. 其他类　手术显微镜、6－0血管吻合线、7－0血管吻合线、10ml空针、生理盐水、中分子右旋糖酐500ml、地塞米松10mg、庆大霉素8万U、糜蛋白酶4 000U。

（七）手术步骤与配合

（1）常规消毒，铺巾：递酒精棉球消毒皮肤，沿腹部正中切口切开皮肤、皮下组织至腹膜，递20号刀切开，干纱垫拭血，弯钳钳夹，1号丝线结扎或电凝止血。递皮肤拉钩牵开手术野，干纱垫2块保护切口，巾钳固定。

（2）探查盆腔。

（3）尽量将子宫上拉，用盐水垫垫于子宫下方，充分暴露双侧输卵管。

（4）调正显微镜，用无菌布类包好，使术者容易操作。

（5）暴露一侧输卵管阻塞段，用内放2块小盐水垫的手套垫于输卵管阻塞段下面：用2把组织钳提起输卵管阻塞段处系膜，于系膜下注射生理盐水，使系膜膨胀。用短无齿镊提起浆膜切开，切除输卵管阻塞段至两端正常，用硬膜处导管一端插入输卵管至伞端出来，另一端插入至宫腔，端端吻合，用6－0血管吻合线吻合肌层，7－0血管吻合线吻合浆膜及其系膜，尽可能使创面平整光滑。

（6）抽出硬膜外导管，从伞端注入生理盐水，见输卵管膨起、变硬、通畅，吻合口无渗水，吻合即成功。

（7）同法吻合对侧。

（8）用中分子右旋糖酐250ml冲洗腹腔，剩余250ml内加地塞米松10mg、庆大霉素8万U、糜蛋白酶4 000U，留置于腹腔内，防止输卵管粘连。

（9）探查盆腔，清点器械、敷料，常规关腹。

（八）护理要点

（1）吻合过程中应不停地向吻合口局部点滴生理盐水。

（2）吻合显微器械应精心清洗保护。

（3）血管吻合线上的缝针应妥善保管好。

五、卵巢囊肿剔除术

（一）应用解剖

卵巢是位于盆腔内成对的实质性器官，呈扁卵圆形，表面略呈灰红色，借卵巢系膜、卵巢悬韧带（漏斗韧带）和卵巢固有韧带固定于阔韧带后方、小骨盆侧壁髂总动脉分叉处。长 2~4cm，宽 1.5~3.0cm，厚 0.7~2.0cm，重 3~6g。分内、外侧面，上、下两端和前、后两缘。卵巢内侧面朝向盆腔，与小肠相邻。外侧面贴靠盆侧壁的卵巢窝，窝底有腹膜覆盖。上端钝圆，为输卵管端，接近输卵管伞端，由卵巢悬韧带系于盆侧壁。下端略尖，为子宫端，借卵巢固有韧带与子宫连接。前缘较薄，为卵巢系膜缘，连于卵巢系膜，中央有一裂隙，称为卵巢门。血管、神经、淋巴由此出入。后缘较厚而膨隆，为游离缘。卵巢切面质地较韧，可区分白膜、皮质、髓质和门等结构。皮质中可见大小不一的卵泡、黄体和白体。

（二）适应证

卵巢囊肿。

（三）麻醉方式

腰麻或硬膜外麻。

（四）手术体位

仰卧位。

（五）手术切口

腹部横切口或正中切口。

（六）手术用物

1. 器械类　小包或妇产科包。

2. 布类　衣包、布包。

3. 其他类　吸氧管、吸引器管及吸引器头、无菌手套、1 号丝线、4 号丝线、7 号丝线、标本袋、1-0 可吸收线、4-0 可吸收线、电刀、手术粘贴巾。

（七）手术步骤与配合

1. 消毒皮肤　递酒精棉球消毒皮肤。

2. 贴手术粘贴巾　递粘贴巾贴于切口皮肤上。

3. 于耻骨联合上方容易辨认的皮肤皱褶处切开皮肤及皮下组织　递 20 号刀切开，干纱垫拭血，弯钳钳夹，1 号丝线结扎或电凝止血。递皮肤拉钩牵开手术野，干纱垫 2 块保护切口，巾钳固定。

4. 于中线处向两侧剥离腱膜并剪开　递组织剪剪开。

5. 沿肌肉走向分离腹直肌及腹横肌　递中弯钝性分离。

6. 打开腹膜，显露腹腔　递无齿镊、弯钳夹住腹膜，10 号刀划开一小口，电刀扩大。

7. 将囊肿拉出腹腔　递湿纱垫保护切口，递"S"拉钩和压肠板牵开手术野，递组织钳将囊肿拉出。

8. 切开囊肿壁　递长镊，10 号刀划一小口。

9. 分离、取出囊肿　递弯蚊式钳钳夹切缘，递湿纱垫包裹手指钝性分离出囊肿，电凝止血。

10. 缝合囊壁切口　递 3-0 可吸收线或 6×14 圆针 1 号丝线缝合。

11. 探查对侧卵巢，必要时楔形切除部分卵巢做病检　递长镊探查，必要时递 3-0 可吸收线或 6×14 圆针 1 号丝线缝合。

12. 关腹　关腹前清点器械、纱垫、缝针和特殊物品。

13. 缝合切口

（1）缝合腹膜：递弯钳提起腹膜，皮肤拉钩牵开手术野，递无齿镊4号丝线缝合。

（2）冲洗切口：递生理盐水冲洗，更换干净物品，再次清点手术用物。

（3）缝合肌肉：递10×28圆针4号丝线缝合肌肉。

（4）缝合筋膜：递10×28圆针4号丝线缝合筋膜。

（5）缝合皮下组织：递酒精消毒皮肤，递10×28三角针1号丝线缝合或4-0可吸收线缝合。

14. 覆盖切口　再次核对用物，纱布覆盖切口。

（八）护理要点

（1）双侧卵巢囊肿留置标本时，应注意分开左右侧。

（2）如术中囊肿壁穿破，囊内容物流入腹腔，关腹前应准备好生理盐水冲洗。

六、卵巢癌根治术

（一）适应证

（1）盆腔有大而不规则的肿块，盆腔腹膜有广泛种植转移。

（2）腹膜内组织器官，包括大网膜、腹膜有种植转移癌灶或脏器有实质性浸润而无手术禁忌者。

（二）麻醉方式

连续硬脊膜外腔麻醉或全身麻醉。

（三）手术体位

平卧位或头低脚高位（约15°）。

（四）手术切口

同"全子宫切除术"，腹膜纵切口，向脐左旁延长3~5cm，下达耻骨联合。

（五）手术用物

1. 器械类　全子宫器械、三叶拉钩、血管拉钩、扁桃体分离钳、残端缝合器。

2. 布类　敷料包、腹单包、手术衣。

3. 其他类　血管闭合器、1-0可吸收线、2-0可吸收线、医用生物蛋白胶、医用几丁糖、3-0或4-0可吸收线、34号吻合器、pmw35皮肤缝合器、速即纱（止血纱布）。

（六）手术步骤与配合

（1）进腹探查。

（2）结扎、切断卵巢动、静脉，切除原发癌。

（3）剥离盆腔侧腹膜及膀胱浆膜。

（4）结扎子宫动脉，切除子宫及肿块。

（5）切除盆腔及腹膜后腹主动脉旁淋巴结。

（6）切除大网膜。

（7）切除腹腔其他转移癌灶和受累器官，有单纯肿瘤转移灶切除和受累的肠管切除。大块肿瘤可直接累及腹腔内邻近脏器，如直肠、结肠及小肠，切除受累的肠管已成为卵巢细胞减灭术的一部分。所以肠道手术在晚期卵巢癌手术治疗中有明显作用。如直肠前壁部分切除术、乙状结肠段切除术、部分小肠切除术等。

（8）冲洗腹膜，放置引流，清点纱垫、器械，分层关腹。

（七）护理要点

（1）结扎卵巢动、静脉时，为防止癌栓转移，须行高位结扎。

（2）避免损伤输尿管、膀胱及肠管。输尿管忌钳夹或过度牵拉。手术结束时应仔细检查输尿管、肠管、膀胱是否完整，输尿管蠕动功能是否良好。

（3）清点器械时，各种细小零件也应清点，如自动拉钩上的螺丝、吸引器头等可能因螺丝松动而遗漏于腹腔中。

（4）切除子宫时，切开阴道壁后、切除肠管时，均应按污染手术保护周围组织及处理器械。

（5）为避免肿瘤组织的种植转移，冲洗腹腔后所用器械应为未接触肿瘤的器械或已冲洗的器械。

（6）卵巢癌细胞减灭术手术大，出血多，因此，要保证静脉管道的通畅及易于观察，常选在上肢。

（王丽平）

第六章

产科疾病护理

第一节 自然流产

凡妊娠不足 28 周、胎儿体重不足 1 000g 而终止者，称为流产（abortion）。妊娠 12 周前终止者称为早期流产，妊娠 12 周至不足 28 周终止者称为晚期流产。流产又分为自然流产和人工流产。自然流产占妊娠总数的 10% ~ 15%，其中早期流产占 80% 以上。

一、病因

1. 胚胎因素　染色体异常为主要原因，尤其早期流产，其染色体异常的胚胎占 50% ~ 60%。染色体异常包括数目异常和结构异常，数目异常多见。除遗传因素外，感染、药物等因素也可引起染色体异常。

2. 母体因素

（1）全身性疾病：严重感染、高热可引起子宫收缩而流产；细菌毒素或病毒如巨细胞病毒、单纯疱疹病毒经胎盘进入胎儿血液循环，导致胎儿死亡而流产；严重贫血或心力衰竭可引发胎儿缺氧而流产；慢性肾炎或高血压可导致胎盘梗死而流产。

（2）生殖器官异常：子宫畸形（子宫发育不良、双子宫、子宫纵隔等）、子宫肌瘤，可影响胚胎着床发育而导致流产。宫颈重度裂伤、宫颈内口松弛可引发胎膜早破而发生晚期流产。

（3）内分泌异常：黄体功能不足、甲状腺功能减退、严重糖尿病血糖未能控制等可导致流产。

（4）免疫因素：孕妇对胎儿免疫耐受降低可导致流产，如母胎血型抗原不合（Rh 或 A、B、O 血型系统等）、抗精子抗体存在、母体抗磷脂抗体过多、封闭抗体不足等。

（5）强烈应激与不良习惯：严重的躯体（腹部手术、直接撞击、性交过频、劳累过度）或心理（过度紧张、焦虑、恐惧、忧伤等）不良刺激及孕妇过量吸烟、酗酒、饮咖啡、吸毒等，均有导致流产的报道。

3. 胎盘异常　滋养细胞发育不良或功能不全是胚胎早期死亡的重要原因之一。

4. 环境因素　过多接触化学物质（如镉、铅、汞、苯、DDT 及尼古丁、乙醇等）、物理因素（如放射性物质、噪声、振动及高温等）及生物因素（致病微生物所致的宫内感染）等可引起流产。

二、病理

孕 8 周前的早期流产胚胎多先死亡，继而底蜕膜出血并与胚胎绒毛分离，刺激子宫收缩而排出。妊娠物多能完全排出，此时胎盘绒毛发育尚不成熟，与子宫蜕膜联系不牢固，胚胎绒毛易与底蜕膜分离，故出血不多。早期流产时胚胎发育异常，一类是全胚发育异常，即生长结构障碍，包括无胚胎、结节状胚、圆柱状胚和发育阻滞胚；另一类是特殊发育缺陷，以神经管畸形、肢体发育缺陷等最常见。孕 8 ~ 12 周，胎盘虽未完全形成，但胎盘绒毛发育旺盛，与底蜕膜联系较牢固，妊娠产物往往不易完整地从子宫壁剥离而排出，部分组织残留于宫腔内影响子宫收缩，出血较多。孕 12 周后，胎盘完全形成，流产过程与足月分娩相似，流产时先有腹痛，然后排出胎儿及胎盘。胎儿在宫腔内死亡过久，被血块包围可形成血样胎块引起出血不止，也可因血样胎块的血红蛋白被吸收形成肉样胎块，或纤维化与子宫壁粘连。偶见胎儿因被挤压形成纸样胎儿，或发生钙化形成石胎。

三、临床表现

主要为停经后阴道出血和腹痛。

1. 早期流产　开始时绒毛与蜕膜剥离，血窦开放，出现阴道出血，剥离的胚胎和血液刺激子宫收缩，排出胚胎或胎儿，产生阵发性下腹部疼痛。胚胎或胎儿及其附属物完全排除后，子宫收缩，血窦闭合，出血停止。

2. 晚期流产　与足月产相似，流产时先有腹痛（阵发性子宫收缩），胎儿娩出后胎盘娩出，出血不多。

四、临床类型

1. 先兆流产（threatened abortion）　妊娠 28 周前，出现少量阴道出血，暗红色或血性白带，无妊娠物排出，无腹痛或伴有阵发性下腹痛或腰背痛。妇科检查：宫颈口未开，胎膜未破，子宫大小与停经月份相符，妊娠试验阳性。症状消失后可继续妊娠。若阴道出血量增多或下腹痛加剧，可发展为难免流产。

2. 难免流产（inevitable abortion）　流产已不可避免，多由先兆流产发展而来。表现为阴道出血量增多，阵发性腹痛加剧，可发生胎膜破裂，出现阴道流水。妇科检查：宫颈口已扩张，有时可见胚胎组织或胎囊堵塞于宫颈口，子宫大小与停经月份相符或略小。妊娠试验多为阴性。

3. 不全流产（incomplete abortion）　难免流产继续发展，部分妊娠物排出宫腔，且部分残留于宫腔内或嵌顿于宫颈口处，或胎儿排出后胎盘滞留宫腔或嵌顿于宫颈口，影响子宫收缩，导致大量出血，甚至引起出血性休克。妇科检查：宫颈口已扩张，有大量血液自宫颈口内流出，有时可发现胎盘组织堵塞于子宫颈口，或部分妊娠物已排出于阴道内。通常子宫小于停经月份。

4. 完全流产（complete abortion）　妊娠物已全部排出，阴道出血逐渐停止，腹痛逐渐消失。妇科检查：宫颈口已关闭，子宫接近正常大小。

此外，流产有 3 种特殊情况。

1. 稽留流产（missed abortion）　又称过期流产，指胚胎或胎儿已死亡，但仍滞留于子宫腔内未能自然排出。典型表现为早孕反应消失，有先兆流产症状或无任何症状，子宫不再增大反而缩小。若已到妊娠中期，孕妇腹部不见增大，胎动消失。妇科检查：宫颈口未开，子宫较停经月份小，质地不软，不能闻及胎心。

2. 习惯性流产（habitual abortion）　指连续发生 3 次或以上的自然流产者。近年常用复发性流产（连续 2 次及以上的自然流产）取代习惯性流产。每次流产多发生于同一妊娠月份，其临床经过与一般流产相同。早期流产的常见原因为黄体功能不足、甲状腺功能减退、胚胎染色体异常等。晚期流产的常见原因为子宫畸形或发育不良、宫颈内口松弛、子宫肌瘤等。

3. 流产合并感染（septic abortion）　流产过程中，若阴道出血时间过长、有组织残留子宫腔内或非法堕胎等，有可能引起宫腔内感染，常为厌氧菌及需氧菌混合感染，严重时感染可扩展到盆腔、腹腔乃至全身，并发盆腔炎、腹膜炎、败血症及感染性休克。

五、诊断检查

1. 病史　询问有无停经史、反复流产史，早孕反应、阴道出血，有无阴道排液及排液的色、量、气味；有无妊娠物排出；有无腹痛及腹痛的部位、性质和程度等；有无全身性疾病、生殖器官疾病、内分泌功能失调及有无接触有害物质等以了解流产的原因。

2. 体格检查　测量体温、脉搏、呼吸、血压及有无贫血和感染征象。妇科检查注意宫颈口是否已扩张，羊膜囊是否膨出，有无妊娠产物堵塞于宫颈口内，子宫大小与停经月份是否相符，有无压痛等。检查双侧附件有无肿块、增厚及压痛。

3. 辅助检查

（1）B 超：疑为先兆流产者，根据有无胎囊及其形态、胎动、胎心等，以确定胚胎或胎儿是否存活。不全流产及稽留流产均可借助 B 超协助确诊。

（2）绒毛膜促性腺激素（hCG）测定：多采用放射免疫方法进行血 β - hCG 定量测定，正常妊娠 6 ~ 8 周时，其值每日应以 66% 的速度增长，若 48h 增长速度小于 66%，提示妊娠预后不良。

六、治疗原则

1. 先兆流产　卧床休息，减少刺激，必要时给予对胎儿危害小的镇静药；禁止性生活；黄体功能不足者，肌内注射黄体酮 10 ~ 20mg，每日或隔日 1 次，也可口服维生素 E 保胎治疗；甲状腺功能减退者可口服小剂量甲状腺片；及时进行 B 超检查，了解胚胎发育情况；重视心理护理，稳定情绪，增强保胎信心。

2. 难免流产　一旦确诊，应尽早使胚胎及胎盘组织完全排出，以防止出血和感染。早期流产应及时行刮宫术，对妊娠物应仔细检查，并送病理检查。晚期流产时，子宫较大，出血较多，可用缩宫素 10 ~ 20U 加于 5% 葡萄糖注射液 500ml 中静脉滴注，促进子宫收缩。当胎儿及胎盘排出后检查是否完全，必要时刮宫以清除宫腔内残留的妊娠物。应给予抗生素预防感染。

3. 不全流产　一经确诊，应及早行刮宫术或钳刮术以清除宫腔内残留组织。

4. 完全流产　流产症状消失，B 超检查证实宫腔内无残留物，若如无感染征象，不需要特殊处理。

5. 稽留流产　处理较困难。应及时促使胎儿和胎盘排出。由于胎儿死亡，稽留时间过长，胎盘可释放凝血活酶进入血液循环，母体可发生凝血功能障碍，导致弥散性血管内凝血（disseminated intravascular coagulation，DIC），引起严重出血。所以处理前应做凝血功能检查，并做好输血输液准备。

6. 习惯性流产　染色体异常的夫妇应于孕前进行遗传咨询，确定是否可以妊娠。女方通过妇科检查、子宫输卵管造影及宫腔镜检查明确子宫有无畸形与病变，有无宫颈口松弛等。男女双方均应进行详细的必要检查，查出原因，对因治疗。有学者对不明原因的复发流产患者行主动免疫治疗，将丈夫的淋巴细胞在女方前臂内侧或臀部做多点皮内注射，妊娠前注射 2 ~ 4 次，妊娠早期加强免疫 1 ~ 3 次，妊娠成功率达 86% 以上。

7. 流产合并感染　治疗原则为控制感染的同时尽快清除宫内残留物。若并发感染性休克，应积极进行抗休克治疗，病情稳定后再行彻底刮宫。若感染严重或盆腔脓肿形成，应行手术引流，必要时切除子宫。

七、护理措施

（一）先兆流产孕妇的护理

（1）卧床休息，禁止性生活，禁用肥皂水灌肠等以减少刺激。

（2）遵医嘱给予孕妇对胎儿无害的适量镇静药、孕激素等。

（3）观察孕妇的病情变化，如腹痛是否加重、阴道出血量是否增多等。

（4）观察孕妇的情绪反应，加强心理护理，从而稳定孕妇情绪，增强其保胎信心。

（二）流产孕妇的护理

（1）做好输血、输液及终止妊娠的准备，协助医师完成手术过程，使妊娠产物完全排出。

（2）严密监测孕妇的生命体征，并观察其面色、腹痛、阴道出血以及有无休克征象。有凝血功能障碍者应先予以纠正，然后再行引产或手术。

（3）给予心理支持，消除孕妇对手术的紧张和恐惧心理。

（三）预防感染

（1）监测患者的体温、血常规及阴道出血的性质、颜色、气味等。

（2）严格执行无菌操作规程，加强会阴部护理。

（3）指导孕妇使用消毒会阴垫，保持会阴部清洁。

（4）一旦发现感染征象应及时报告医师，遵医嘱进行抗感染处理。

（5）嘱患者于流产后 1 个月返院复查，确定无禁忌证后，方可开始性生活。

（四）协助患者度过悲伤期

患者由于失去胎儿，往往会出现伤心、悲哀等情绪。护士应给予同情和理解，帮助患者及家属接受现实，顺利度过悲伤期。此外，护士还应指导有习惯性流产史的孕妇在下一次妊娠确诊后应卧床休息，加强营养，禁止性生活，补充 B 族维生素、维生素 E、维生素 C 等，治疗期必须超过以往发生流产的妊娠月份。病因明确者，应积极接受对因治疗。如宫颈内口松弛者应在未妊娠前做宫颈内口松弛修补术；如已妊娠，则可在妊娠 14～16 周时行子宫内口缝合术。

（王丽平）

第二节　产力异常

产力包括子宫收缩力（宫缩）、腹肌和膈肌收缩力（腹压）及肛提肌收缩力，其中临产后最主要的产力是子宫收缩力，贯穿整个产程。正常宫缩的特点是节律性、对称性和极性以及缩复作用。当分娩过程中子宫收缩的节律性、对称性、极性发生异常或宫缩强度、频率发生改变，都属于产力异常。原发性的产力异常或由于产道异常、胎儿异常导致的继发性的产力异常都会造成难产。常见的产力异常分为子宫收缩乏力和子宫收缩过强，每类又分为协调性与不协调性子宫收缩乏力和子宫收缩过程（图 6-1）。

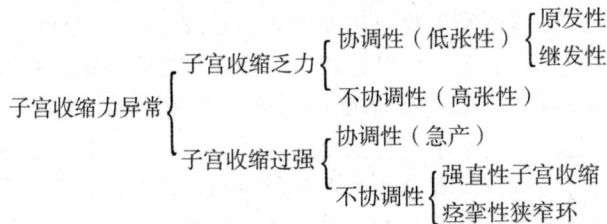

图 6-1　子宫收缩力异常的分类

一、子宫收缩乏力

（一）病因

子宫收缩乏力的病因尚不清楚，临床观察以下情况与引起宫缩乏力有关：

1. 精神因素　多见于初产妇，尤其是高龄初产妇，由于对分娩恐惧，过度紧张，扰乱了中枢神经系统的正常功能，引起宫缩乏力。

2. 子宫因素　双胎、巨大胎儿、羊水过多，使得子宫张力大、弹性差，失去正常宫缩或因子宫畸形，如双子宫、双角子宫，使子宫收缩失去正常极性、对称性，造成收缩乏力。

3. 阻力增加　胎儿过大、胎位异常、胎头高浮，使胎头不能紧贴子宫下段及宫颈，不能引起有效的反射宫缩。

4. 内分泌异常　体内孕酮过多，雌激素、缩宫素、前列腺素、乙酰胆碱相对不足，影响子宫肌肉兴奋性，使子宫肌肉敏感度下降，导致收缩力减弱。

5. 处理不当　过早过量使用镇静剂和麻醉剂如哌替啶（杜冷丁）、吗啡、宫缩抑制剂如硫酸镁可使子宫收缩受到抑制或产妇进食少，尿潴留未及时处理均可影响宫缩。

（二）护理评估

1. 健康史　评估产前检查的一般资料如身高、骨盆测量值、孕期胎儿生长速度、头盆关系等，评估既往病史尤其是既往妊娠及分娩史情况。

2. 临床表现

1）根据发生时间可分为以下两种类型

（1）原发子宫收缩乏力：产程开始就宫缩无力、规律不强、宫口不能进行性扩张、胎先露不下降、产程延长。

（2）继发子宫收缩乏力：产程已发动，开始进展好，转而进展缓慢或停滞，往往认为由胎位异常造成。

子宫收缩乏力临床表现：原发宫缩乏力产妇多无大痛苦，继发宫缩乏力产妇有时极度疲乏无力，常有尿潴留、肠胀气、脉搏加快、脱水等。

2）根据宫缩特点分为协调性（低张性）宫缩乏力和不协调性（高张性）宫缩乏力

（1）协调性（低张性）宫缩乏力：指子宫收缩的节律性、对称性和极性正常，但是功能低下，表现为收缩强度弱，宫腔内压力低（小于2kPa，即小于15mmHg），持续时间短，间隔时间长（小于2次/10分），收缩高峰期手压子宫底部肌壁可出现凹陷。产妇在产程刚开始并无不适，随产程时间延长或停滞，产妇休息差、进食少，严重者出现脱水、酸中毒、电解质紊乱。产妇精神及体力消耗可出现肠胀气、尿潴留等表现，也会加重子宫收缩乏力。由于宫腔内压力低，对胎儿的影响不大。

（2）不协调性（高张性）宫缩乏力：指正常宫缩的极性消失甚至倒置，子宫收缩不是起自两侧子宫角，宫缩的兴奋点来自子宫的一处或多处，收缩不协调，子宫下段收缩强于底部，宫缩间歇时子宫壁也不能完全放松，宫缩间歇短或不规则，此异常极性的宫缩不能使宫口扩张，造成产程延长或发生停滞。子宫收缩时间不长但产妇自觉宫缩强，疼痛剧烈，拒按腹部。胎心音听诊不清楚或不规律，胎儿窘迫发生早。

3）产程曲线异常：产程图是监护产程和识别难产的重要手段，产程进展主要观察宫口扩张情况和胎先露下降情况。无论哪种类型的宫缩乏力均可导致产程曲线异常（图6-2），常见有以下情况。

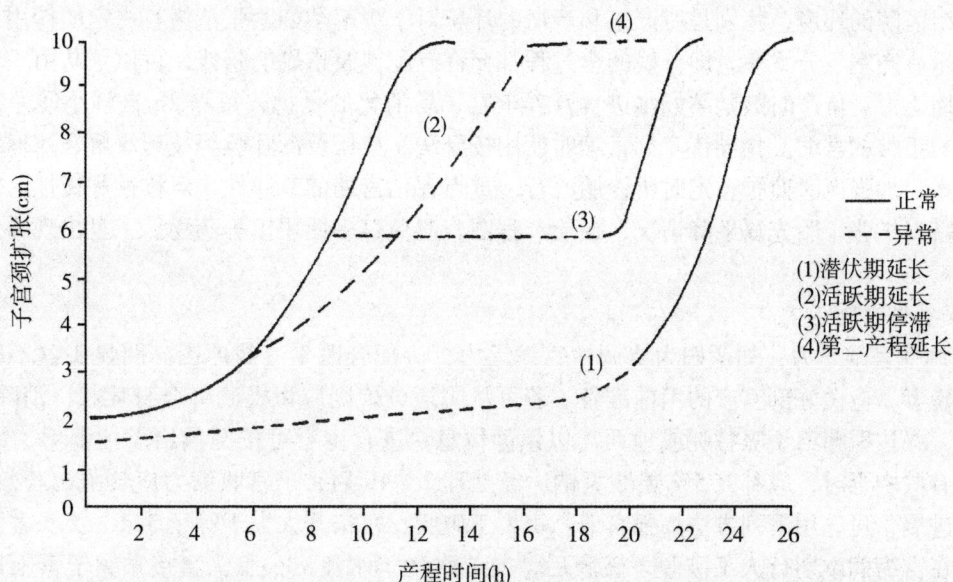

图6-2　异常的宫颈扩张曲线

（1）潜伏期延长：宫口开大3cm以前为潜伏期，规律宫缩开始大于16h未达到3cm为潜伏期延长，正常初产妇需8h。

（2）活跃期延长：宫口大3cm~10cm为活跃期，大于8h为活跃期延长，正常初产妇需4h。

（3）活跃期停滞：进入活跃期后宫口不再扩张达2h以上，为活跃期停滞。

（4）第二产程延长：第二产程初产妇超过2h、经产妇超过1h尚未分娩，为第二产程延长。

（5）第二产程停滞：第二产程胎头下降无进展达1h，为第二产程停滞。

（6）滞产：总产程超过 24h 为滞产。

（三）辅助检查

（1）一般检查：测量孕妇血压、脉搏、呼吸、心率，观察神志、皮肤弹性等。

（2）产程观察：临产后，护士应监测宫缩的节律性、强度和频率的改变情况，常用的方法有传统的手法，将手掌放于宫底感触宫缩情况，胎儿电子监护仪可以监测宫缩与胎心率的关系，判断胎儿的安危。定时阴道检查宫口开大情况和胎先露部下降情况，并描记产程图，根据产程图判断产程进展。重点在于区别是协调性的宫缩乏力还是不协调性的宫缩乏力，是单纯的子宫收缩异常还是有其他因素并存。

（3）实验室检查：尿液分析可出现尿酮体阳性；血生化检查可出现血钾、钠、钙及氯的值改变；二氧化碳结合力可降低。

（四）护理诊断和医护合作性问题

1. 疼痛　与产程过长有关。

2. 疲乏　与产程延长过度消耗、进食困难有关。

3. 焦虑　与担心自身及胎儿或新生儿健康有关。

4. 潜在并发症　胎儿受损。

（五）计划与实施

1. 预期目标

（1）待产妇能识别引起疼痛的因素，并设法缓解疼痛。

（2）孕产妇能有效保存体力，尽快结束分娩。

（3）护士能及时发现异常，保证产妇及胎儿或新生儿健康。

2. 处理原则及护理措施

1）预防子宫收缩乏力：在孕期要对孕妇进行适当的教育，使其了解分娩的过程，增强信心。向孕妇及家属介绍医院的环境，特别是待产室和产房的环境对于缓解孕妇紧张情绪有一定的作用。目前国内外均设有康乐待产室、分娩室，即分娩的全过程都允许有配偶及亲属的陪伴，可以预防由于精神紧张造成的子宫收缩乏力。待产时鼓励孕妇多进食营养丰富、易消化的食物，每隔 2h 自解小便一次，以防止膀胱充盈影响正常的宫缩。指导待产妇宫缩时使用按摩法、放松及深呼吸等技巧缓解宫缩疼痛，宫缩间歇时充分休息。加强产时监护，定时听诊胎心音，重点评估宫缩的节律性、对称性和极性，宫缩强度及频率，了解宫口扩张、胎先露下降情况，描绘产程图，避免过多使用镇静药物。一旦出现异常情况及时报告医生。

2）积极处理宫缩乏力

（1）协调性宫缩乏力：如孕妇为协调性宫缩乏力，应配合医生寻找原因。明显头盆不称，估计不能经阴道分娩者，应做好剖宫产的术前准备。若可从阴道分娩则应积极改善全身症状，消除紧张情绪，鼓励多进食，并按医嘱给予哌替啶或地西泮以镇静休息；进食少者可按医嘱给予葡萄糖、维生素 C 静脉滴注；伴有酸中毒时，应补充 5% 碳酸氢钠。经处理 2~4h 后，子宫收缩力应转强。若效果不明显，产程无明显进展，可选用下列方法加强宫缩。①人工破膜：宫口开大大于等于 3cm、无头盆不称、胎头已衔接者可在宫缩间歇期行人工破膜。破膜后，前羊水囊羊水流出，胎头直接贴紧子宫下段及宫颈内口，引起反射性子宫收缩加速产程进展。破膜后要注意胎心音是否改变，防止脐带脱垂，并可参考 Bishop 宫颈成熟度评分法（表 6-1）估计加强宫缩措施的效果。若孕妇得分小于等于 3 分，说明人工破膜后的效果不好，应该用其他方法，4~6 分的成功率约为 50%，7~9 分的成功率约为 80%，大于 9 分均成功。②遵医嘱静脉滴注缩宫素：缩宫素滴注适用于协调性宫缩乏力者，且胎位正常、胎心好、无头盆不称情况。将缩宫素 2.5U 加于 5% 葡萄糖注射液 500ml 中摇匀，从 8 滴/min 开始，根据宫缩强弱进行调整，通常不超过 32 滴/min，调至宫缩间隔 2~3min1 次，每次宫缩持续 40~60s 为有效宫缩。缩宫素催产期间需专人守护，随时调节浓度，浓度需从小剂量开始，及时观察产程进展，监测宫缩，听胎心率及测量血压。若出现宫缩不协调，胎心大于 160 次/min 或小于 120 次/min，孕妇出现尿少、高血压等表现应减慢滴注速度，必要时停药。③遵医嘱静脉推注地西泮：地西泮能使宫颈平滑肌松弛、软化宫颈、促进宫口扩张，适用于宫口扩张缓慢及宫颈水肿者。常用剂量为10mg，间隔4~6h可重复应用。经上述处理后，一般宫缩可以转为正常，进入第二产程，此时应做好阴道助产和抢救新生儿的准备。若第二产程出现宫缩乏力也应加强宫缩，遵医嘱给予缩宫素静脉滴注促进产程进展。若胎头双顶径已通过坐骨棘水平，应等待自然分娩，或行会阴侧切、胎头吸引术或产钳术助产准备。若胎头仍未衔接或伴有胎儿窘迫征象，应行剖宫产术。第三产程期间，应与医生继续合作，遵医嘱于胎儿前肩娩出时即用缩宫素10U或麦角新碱0.2mg静脉推注，同时静脉滴注缩宫素10U，使宫缩加强，促使胎盘剥离与娩出及子宫血窦关闭，以预防产后出血。

表6－1　Bishop宫颈成熟度评分法

指标	分数			
	0	1	2	3
宫口开大（cm）	0	1~2	3~4	5~6
宫颈管消退（%）（未消退为2~3cm）	0~30	40~50	60~70	80~100
先露位置（坐骨棘水平=0）	-3	-2	-1~0	+1~+2
宫颈硬度	硬	中	软	
宫口位置	后	中	前	

2）不协调性宫缩乏力：处理原则是调节子宫收缩，恢复正常的节律性和极性。遵医嘱给予强镇剂哌替啶100mg或吗啡10~15mg肌内注射，或地西泮10mg静脉推注，使产妇充分休息，医护人员应多关心孕妇，耐心解释疼痛的原因，稳定其情绪。孕妇醒后不协调性宫缩多能恢复为协调性宫缩。若不协调性宫缩已被控制，但宫缩仍较弱时，可用协调性宫缩乏力时加强宫缩的各种方法。在协调性恢复为宫缩之前，严禁应用缩宫素。若经上述处理，不协调性宫缩未能得到纠正，或伴有胎儿窘迫征象，或伴有头盆不称，应及时通知医生，并行剖宫产术和抢救新生儿的准备。

（六）护理评价

待产妇能获得来自医护人员和家属的支持且舒适度增加。孕产妇能有效保存体力，水、电解质平衡，平安度过分娩。护士能协助待产妇重新获得有效的分娩型态。

二、子宫收缩过强

（一）病因

子宫收缩过强的原因尚不十分明确，与以下因素有关：

（1）急产几乎都发生于经产妇，其主要原因是软产道阻力小。

（2）缩宫素引产时剂量过大或误注子宫收缩剂，个体对缩宫素过于敏感等，分娩发生梗阻，胎盘早剥血液浸润子宫肌层，可导致强直性子宫收缩。

（3）待产妇精神紧张、过度疲劳以及粗暴地或多次进行阴道内操作均可引起子宫壁某部肌肉呈痉挛性不协调性宫缩过强。

（二）护理评估

1. 健康史　评估孕妇既往分娩情况，是否有急产史。评估胎儿大小、骨盆测量值。重点评估临产的时间，宫缩频率、强度及孕妇的精神状态。产程中有无使用缩宫素及有无阴道内和宫腔内操作史等。

2. 临床表现

1）协调性子宫收缩过强：子宫收缩的节律性、对称性和极性均正常，但强度过大、间隔短，10min内有5次或5次以上的宫缩且持续时间达60s或更长，宫腔内压力大（6.67kPa，即50mmHg）。如无头盆不称情况，宫口迅速开大，分娩在短时间内结束，造成急产，即总产程不超过3小时，多见于经产妇。由于宫缩过强，产妇多呈痛苦面容，大声喊叫，由于宫缩间歇短，可出现胎儿窘迫，新生儿窒息。胎头迅速下降可出现新生儿颅内出血。产程图表现为总产程短，产妇可伴有软产道损伤，产后子宫收缩无力，易发生产后出血。接产时来不及消毒，易发生感染，若坠地可致新生儿骨折、外伤。

2）不协调性子宫收缩过强：宫缩失去了正常的节律性、对称性和极性，宫缩不能很好地传导至下段使宫口扩张，有两种表现。

（1）强直性子宫收缩：子宫强力收缩，宫缩间歇期短或无间歇，宫颈内口以上部分子宫肌层出现强直性痉挛性收缩。通常不是子宫肌组织功能异常，几乎均由外界因素异常造成，例如临产后不适当地应用缩宫素或对缩宫素较为敏感以及胎盘早剥血液浸润子宫肌层等。产妇烦躁不安、持续性腹痛、拒按、胎位触不清、胎心听不清。有时可出现病理缩复环、肉眼血尿等先兆子宫破裂征象。

（2）子宫痉挛性狭窄环：子宫壁局部肌肉呈痉挛性不协调收缩，子宫下段肌肉变薄，拉长，上段肌肉变厚，出现子宫痉挛性狭窄环，持续不放松。此环多发生在子宫上下段交界处或胎体的较细部位，如胎颈、胎儿腹部，阴道检查时在宫腔内触及较硬而无弹性的狭窄环，不随宫缩而上升。产妇出现持续性腹痛，烦躁不安，宫颈扩张缓慢，胎先露下降停滞，胎心时快时慢。

3. 辅助检查

（1）一般检查：测量孕妇血压、脉搏、呼吸、心率，观察神志、精神状态等。

（2）产程观察：通过观察宫缩情况可发现宫缩持续时间长，宫缩时宫腔内压力很高。宫体硬，宫缩间歇时间短，松弛不良。触诊胎方位不清，胎心音听诊不清。如产道无梗阻，产程进展很快，胎头下降迅速。如遇产道梗阻，可在腹部见到一环状凹陷即病理性缩复环。此时子宫下段很薄，压痛明显，膀胱充盈或有血尿等先兆子宫破裂征象。

（3）阴道检查：如为不协调性宫缩过强，宫颈口扩张慢，胎先露不能如期下降，产程停滞。若是子宫痉挛性狭窄环，经阴道检查可触及不随宫缩而上升的狭窄环。

（4）实验室检查：尿液分析可出现尿酮体阳性；血生化检查可出现血钾、钠、钙及氯的值有改变；二氧化碳结合力可降低。

（三）护理诊断和医护合作性问题

1. 疼痛　与过强过频的宫缩有关。

2. 潜在并发症　胎儿受损、产后出血、子宫破裂。

（四）计划与实施

1. 预期目标

（1）待产妇能应用减轻疼痛的常用技巧应对不适。

（2）护士及时发现异常情况，配合抢救，使孕妇顺利度过分娩期。

（3）护士能协助医生的治疗，促进胎儿或新生儿的健康。

2. 处理原则及护理措施

（1）孕期检查注意核对预产期，有急产史者或经产妇需提前 1~2 周入院，入院后不可随意离开外出，以防院外分娩造成损伤和意外。经常巡视孕妇，一旦发生先兆临产需卧床休息，采取左侧卧位，提供缓解疼痛、减轻焦虑的支持性措施。鼓励孕妇做深呼吸，提供背部按摩，嘱其不要向下屏气用力，以减慢分娩过程。孕妇需要大小便时先查宫口开大及胎先露下降情况，以防在厕所内分娩造成意外伤害，临产后不可灌肠。

（2）常规监测宫缩、胎心率及母体生命体征变化，描记产程图以随时了解产程进展，吸氧以减少胎儿宫内缺氧，提早做好接生及抢救新生儿的准备。若发现异常及时通知医生，与医生配合妥善处理。产程中注意保护会阴，控制产妇使用腹压，如发生会阴撕裂及时缝合。

（3）注意观察，预防产后出血，如发现宫缩乏力，给予缩宫素 10U 溶于 5% 葡萄糖溶液 500ml 静脉滴注。

（4）如生产迅速，未消毒接生，产后给予抗生素预防感染。新生儿坠地者应肌注维生素 K_1 10mg 预防颅内出血，必要时肌内注射精制破伤风抗毒素 1 500U。

（5）如为强直性子宫收缩，应及时给予宫缩抑制剂，如 25％硫酸镁 20ml 加入 25％葡萄糖 20ml 缓慢静脉推注，等待异常宫缩消失。如存在梗阻因素，应停止一切刺激，如禁止阴道内操作、停用缩宫素等，若经治疗不缓解，胎儿出现宫内窘迫，应立即行剖宫产术。

（6）认真寻找导致子宫痉挛性狭窄环的原因并及时纠正：停止阴道内操作，停止使用缩宫素。若无胎儿窘迫征象，可给予镇静剂如派替啶、吗啡，或宫缩抑制剂如 25％硫酸镁，等待异常宫缩消失。当宫缩恢复正常，可行阴道助产或等待自然分娩。若经上述处理，子宫痉挛性狭窄环不能缓解，子宫口未开全，胎先露部高或伴有胎儿窘迫征象，均应立即行剖宫产术。

（7）为产妇提供舒适的环境，采取左侧卧位，擦拭汗液，换上干净衣服，按摩其背部及腹部，促进舒适感。产后除观察子宫复旧、会阴伤口、生命体征外，应向产妇进行健康教育及出院指导，使产妇了解产褥期如发生阴道流血增多或持续不尽，或伴下腹痛，全身不适、发热等，提示发生感染，出现晚期产后出血等征象应及时就医。新生儿如出现不测，需协助产妇及家属顺利度过哀伤期，并为产妇提供出院后的避孕指导。

（五）护理评价

待产妇能应用减轻疼痛的技巧，舒适感增加，产妇能顺利地度过分娩期。

（胡光瑞）

第三节　产道异常

产道异常分为骨产道（骨盆）异常和软产道（子宫下段、子宫颈和阴道）异常。临床上以骨产道异常为多见。产道异常可致胎儿娩出受阻。

一、骨产道异常

（一）概述

骨盆的大小及形态直接影响胎儿是否能通过产道，顺利分娩。它的异常可引起产程延长，先露部不下降，甚至不能经阴道分娩。骨盆异常通常分为入口平面狭窄、中骨盆及出口平面狭窄、均小骨盆、畸形骨盆。有时几种异常骨盆会同时存在。胎先露通过异常骨盆时可被卡在任何一个平面上，以下分述各个平面异常。

（二）护理评估

1. 健康史　评估孕妇产前检查资料，尤其是骨盆测量值等提示产道异常的有关记录，曾经的处理情况。询问既往生育史和内、外科疾病史如佝偻病、脊柱和髋关节结核及外伤史等。

2. 临床表现

1）骨盆入口平面狭窄（扁平骨盆）

（1）单纯扁平骨盆：由于骶骨岬向前下突出，使骨盆入口前后径缩短，横径正常，在做骨盆测量时，发现对角径小于 11.5cm，进行 X 线测量时，入口前后径小于 11cm，前后径与横径之和小于 21.5cm，出现以上情况，中等大小胎儿通过困难。

（2）佝偻病性扁平骨盆：由于童年患佝偻病骨骼软化使骨盆严重变形，入口前后径明显缩短，骶骨岬明显突出，髂骨外翻，坐骨结节间径宽大，阴道分娩困难。

骨盆入口平面狭窄临床表现为胎头浮，于妊娠末期不能入盆或胎头骑跨在耻骨联合上方（即跨耻征阳性）（图 6-3）。

胎位异常如臀先露或肩先露发生率增加，脐带脱垂发生率增加。若已临产，有可能发生胎头矢状缝衔接于入口横径上，使双顶径先后入盆，表现为潜伏期及活跃期早期延长，胎膜早破发生率增加，常见继发性宫缩乏力，活跃期后期产程进展顺利。如骨盆入口为边缘性狭窄，胎儿不大，可短期试产，如双顶径能通过入口平面，基本可经阴道分娩。骨盆严重变形者应选择剖宫产。

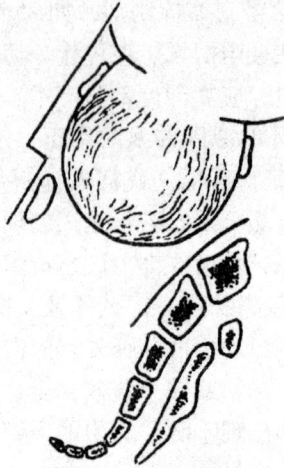

图 6-3 跨耻征阳性

（2）中骨盆狭窄：中骨盆二条重要径线为坐骨棘间径和后矢状径。骨盆测量，双侧坐骨棘明显突出，侧壁内聚，X 线测量，坐骨棘间径小于 10cm，坐骨切迹宽度小于 2 横指（或中骨盆后矢状径小于4cm）。中骨盆狭窄通常表现为产程延长，胎头内旋转困难，造成持续性枕横位、后位。如果轻度中骨盆狭窄，胎儿不大，常能通过中骨盆平面，可经阴道分娩。

（3）骨盆出口狭窄：常与中骨盆狭窄并存，骨盆出口横径（坐骨结节间径）小于 8cm 为出口狭窄，入口正常，中骨盆狭窄，中骨盆以下呈漏斗状，耻骨弓角度小于 90°诊断为漏斗骨盆。出口狭窄可测量骨盆出口后矢状径，骨盆出口横径与骨盆出口后矢状径二者之和小于 15cm，中等以上胎儿通过有困难，一般出口狭窄不宜试产，所以应充分估计胎儿，如胎儿大于 3 500g，阴道分娩可能困难，密切观察产程进展，放宽剖宫产指征。

（4）均小骨盆：骨盆外形属于女型骨盆，但做 X 线骨盆测量，骨盆三个平面各径线均比正常值小2cm 或更多，多见于身材矮小、体型匀称的妇女。如胎儿小，产力正常，胎位正常，有可能经阴道分娩；胎儿 3 500g 以上经阴道分娩有困难，应尽早行剖宫产。

（5）骨产道的特殊情况：各种畸形骨盆、如偏斜骨盆、骨软化症骨盆、髋关节病变造成的骨盆畸形，尾骨与骨盆骨折后使骨盆变形严重者，常需行剖宫产。

3. 辅助检查

（1）一般检查：测量孕妇身高，身高小于 145cm 者应警惕均小骨盆。观察孕妇体形，注意有无跛行步态，有无脊柱及髋关节畸形。

（2）腹部检查：观察腹部形态是纵椭圆形或横椭圆形，尺测子宫长度及腹围，B 超观察胎先露部与骨盆关系，还应测量胎头双顶径、胸围、腹围、股骨长，预测胎儿体重，判断胎儿能否通过骨产道。四步触诊估计头盆关系，正常情况下，部分初产妇在预产期前 2 周，经产妇于临产后，胎头应入盆。若已临产，胎头仍未入盆，则应充分估计头盆关系。具体方法为：孕妇排空膀胱，仰卧，两腿伸直。检查者将手放在耻骨联合上方，将浮动的胎头向骨盆腔方向推压。若胎头低于耻骨联合平面，表示胎头可以入盆，头盆相称，称胎头跨耻征阴性；若胎头与耻骨联合在同一平面，表示可疑头盆不称，称胎头跨耻征可疑阳性；若胎头高于耻骨联合平面，表示头盆明显不称，称胎头跨耻征阳性。

（3）骨盆测量：骨盆外测量的结果可以间接反映出真骨盆的大小。骨盆外测量发现异常应进行骨盆内测量。

（三）护理诊断和医护合作性问题

1. 潜在并发症　子宫破裂。
2. 有感染的危险　与产程延长、胎膜早破、手术操作有关。
3. 知识缺乏　缺乏有关头盆不称及其相关合并症的知识。

（四）计划与实施

1. 预期目标

（1）护士能及时发现异常情况并配合医生的处理，协助产妇平安分娩，未发生并发症。

（2）孕产妇能列举感染的症状，出现异常情况能主动报告。

（3）孕妇能描述头盆不称给母儿造成的影响，并积极配合治疗。

2. 处理原则及护理措施

1）首先应协助医生明确狭窄骨盆的类别和程度，了解胎位、胎儿大小、胎心率、宫缩强弱、宫口扩张程度、是否破膜，结合年龄、产次、既往分娩史进行综合判断，决定分娩方式。

2）骨盆入口平面狭窄

（1）明显头盆不称（绝对性骨盆狭窄）：骶耻外径小于等于16.0cm，骨盆入口前后径小于等于8.0cm，胎头跨耻征阳性者，足月活胎不能入盆，不能经阴道分娩，应行剖宫产术结束分娩。

（2）轻度头盆不称（相对性骨盆狭窄）：骶耻外径16.5～17.5cm，骨盆入口前后径8.5～9.5cm，胎头跨耻征可疑阳性。足月活胎体重小于3 000g，胎心率正常，应在严密监护下试产。骨盆入口平面狭窄的试产，必须以宫口开大3～4cm，胎膜已破为试产前提。胎膜未破者可在宫口扩张3cm时行人工破膜。若破膜后宫缩较强，产程进展顺利，多数能经阴道分娩。试产过程中若出现宫缩乏力，可用缩宫素静脉滴注以加强宫缩。试产2～4h，胎头仍迟迟不能入盆、子宫口扩张缓慢，或伴有胎儿窘迫征象，应及时行剖宫产术结束分娩。若胎膜已破，为了减少感染，应适当缩短试产时间。

3）中骨盆平面狭窄：在分娩过程中，胎儿在中骨盆平面完成俯屈及内旋转动作。若中骨盆平面狭窄，则胎头俯屈及内旋转受阻，易发生持续性枕横位或枕后位。产妇多表现为活跃期或第二产程延长及停滞、继发性宫缩乏力等。若宫口开全，胎头双顶径达坐骨棘水平或更低，可经阴道助产。若胎头双顶径未达坐骨棘水平，或出现胎儿窘迫征象，应行剖宫产术结束分娩。

4）骨盆出口平面狭窄：骨盆出口平面是产道的最低部位，临床上常用出口横径与出口后矢状径之和估计出口大小。若两者之和大于15cm时，多数可经阴道分娩，有时需用胎头吸引术或产钳术助产，应做较大的会阴后一斜切开，以免会阴严重撕裂。若两者之和小于15cm，足月胎儿不易经阴道分娩，应行剖宫产术结束分娩。

5）骨盆三个平面狭窄（均小骨盆）：若估计胎儿不大，胎位正常，头盆相称，宫缩好，可以试产，通常可通过胎头变形和极度俯屈，以胎头最小径线通过骨盆腔，可能经阴道分娩。若胎儿较大，有明显头盆不称，胎儿不能通过产道，应尽早行剖宫产术。

6）畸形骨盆：根据畸形骨盆种类、狭窄程度、胎儿大小、产力等情况具体分析。畸形严重、明显头盆不称者，应及时行剖宫产术。

7）在分娩过程中，护士应安慰产妇，使其精神舒畅，增加信心，保证营养及水分的摄入，必要时补液，嘱产妇注意休息，要监测宫缩强弱，勤听胎心，检查胎先露部下降及宫口扩张程度。

8）胎儿娩出后及时注射宫缩剂，促进子宫收缩，预防产后大出血。按医嘱使用抗生素，保持产妇外阴清洁，每日擦洗会阴2次，使用消毒会阴垫。胎先露长时间压迫阴道或出现血尿时，应及时留置导尿管8～12d，必须保证导尿管通畅，以防止生殖道瘘。

9）胎头在产道压迫时间过长或经手术助产的新生儿应按产伤处理，严密观察颅内出血或其他损伤征象。

（五）护理评价

护士能协助产妇平安分娩，未发生并发症。产妇无感染征象，产后体温、脉搏正常。产妇能描述产道异常给母儿造成的影响，并能积极配合治疗。

二、软产道异常

软产道异常包括外阴异常、阴道异常、宫颈异常。软产道异常所致难产较少见，但容易被忽视，因此在产科初诊时，应仔细检查外阴、阴道、宫颈、子宫下段及盆底软组织，以及时估计阴道分娩的可能性。

1. 外阴异常　外阴病变造成会阴伸展性差，使阴道口狭小；外阴硬化性萎缩性苔藓、妊娠期高血压疾病、心脏病、慢性肾炎妇女外阴重度水肿；严重外阴静脉曲张、外阴手术后狭窄、外伤、药物腐蚀造成的外阴异常，均不宜经阴道分娩。

2. 阴道异常　阴道横膈多数于妊娠前已切开，如未切开，视横膈位置高低，膈的厚度而确定能否阴道分娩。阴道纵隔多数在宫口开大、胎头下降受阻时发现切开。外伤造成的阴道瘢痕、失去弹性；阴道尖锐湿疣为预防新生儿感染，阴道内肿物不能切除者均应行剖宫产术。少见阴道囊肿阻碍产道，可行囊肿穿刺抽出其内容物，后经阴道分娩。

3. 宫颈异常　宫颈锥切术、宫颈深部电烙术后，宫颈形成瘢痕，影响扩张，产程中产妇过早使用腹压出现宫颈水肿等，均可造成难产；少见宫颈癌及宫颈肌瘤，均需行剖宫产术。

（胡光瑞）

第四节　胎儿异常

一、概述

胎儿异常分为胎位异常和胎儿发育异常。分娩时除了枕前位为正常胎位外，其余各种胎位均为异常胎位。临产常见头位难产有：持续性枕后位、枕横位，由于胎头旋转受阻所致；胎头俯屈不良呈仰伸者，有面先露，额先露；胎先露异常有臀先露，复合先露；胎儿发育异常有巨大儿及胎儿畸形，如连体胎儿、无脑儿等。

二、护理评估

（一）健康史

评估是否有分娩巨大儿、畸形儿等家族史，注意有无头盆不称史，有无糖尿病史。回顾产前检查资料，如身高、骨盆测量值、胎位，估计胎儿大小，有无羊水过多、前置胎盘、盆腔肿瘤等，评估产程进展情况和胎先露下降情况。

（二）临床类型和表现

1. 头位难产　胎头枕骨直至分娩后期仍位于母体骨盆后方或侧方，致使分娩发生困难。常见持续性枕后位、枕横位。

1）原因

（1）骨盆狭窄：骨盆入口平面狭窄使胎头容易以枕后位或枕横位衔接，中骨盆平面及出口平面狭窄时胎头为适应骨盆形态而无法向前旋转，造成持续性枕后位、枕横位。

（2）胎头俯屈不良：胎背与母体脊柱接近，影响胎头俯屈，前囟门是胎头的最低点，而最低点常转向骨盆前方，当宫缩时，枕部则转向骨盆的后方或侧方，造成持续性枕后位。

3）子宫收缩乏力：胎儿过大、发育异常、前壁子宫肌瘤、前置胎盘、产程中尿潴留等造成子宫收缩乏力，可影响胎头下降、俯屈及内旋转，而形成持续性枕后位或枕横位。

（2）临床表现：临产后由于先露部不易紧贴子宫下段及宫颈内口，宫缩乏力及子宫口扩张缓慢，易发生胎膜早破，枕骨持续压迫骨盆后方的直肠，产妇自觉肛门坠胀，产程中过早有大便感，致使过早运用腹压，造成宫颈水肿。胎背在孕妇侧腹壁或后方，胎心不易听到，腹部检查能摸到胎儿肢体，肛门检查子宫口开全或近全，感到盆腔后部空虚，胎头明显塑形。

2. 臀位　妊娠30周以前，臀先露较常见，妊娠30周以后多能自然转成头先露。临产后持续臀先露者，因胎头比胎臀大，分娩时胎头无明显变形造成通过困难，多见脐带脱垂。临床表现为孕妇感觉肋下有圆而硬的胎头，由于胎臀不能紧贴子宫下段及宫颈内口常致宫缩乏力，子宫口扩张缓慢，产程延长。四步触诊在宫底部触及圆而硬、按压时有浮球感的胎头，耻骨联合上方触到不规则软而宽的胎臀，胎心听诊在脐左（或右）上方最清楚。

3. 横位　妊娠30周后常用矫正胎位的方法有：膝胸卧位、激光照射或艾灸至阴穴、外转胎位术。分娩期根据产妇情况决定分娩方式：狭窄骨盆、软产道异常、胎儿体重大于3 500g、胎儿窘迫、胎膜早破、脐带脱垂、妊娠合并症、高龄初产、有难产史等均应行剖宫产术。

4. 巨大胎儿　胎儿出生体重大于等于4 000g为巨大胎儿，占分娩总数7%左右，近年有逐渐上升趋势。

（1）原因：孕妇糖尿病、肥胖，胎儿双亲身材高大，孕期饮食摄入过多、活动过少，过期产，多产妇等。产前可根据宫高、腹围或B超胎儿双顶径（BPD）与股骨径（FL）、腹围（AL）等计算胎儿体重，做出巨大胎儿的诊断。

（2）临床表现：胎儿大，手术助产机会增加，可引起胎儿损伤，甚至死亡。母体易发生软产道裂伤、尿瘘、粪瘘等，产后出血、感染发生率均增加。

5. 胎儿脑积水　胎头脑室内外有大量脑脊液积于颅腔内使颅腔体积增大、颅缝明显增宽、囟门增大，发生率约为0.5‰。临床表现为明显头盆不称、跨耻征阳性，如不及时处理可致子宫破裂。

（三）辅助检查

1. 腹部触诊和听诊

（1）持续性枕后位、臀位以及面先露、巨大胎儿：胎体纵轴与母体纵轴一致，子宫呈纵椭圆形。如在宫底部触到圆而硬、按压时有浮球感的胎头，在耻骨联合上方触及软而宽、不规则的胎臀，胎心在脐上左（右）侧听得最清楚者为臀位。宫底部触到胎臀，胎背偏向后方或侧方，在对侧可明显触及胎儿肢体，胎心在脐下偏外侧听得最清楚时可能为枕后位。若触诊宫底高度大于35cm，胎体粗大，先露高浮，脐下只听到一个胎心音，可能为巨大胎儿。如在耻骨联合上方可触及胎儿枕骨骨隆突与胎背之间有明显凹陷，胎心遥远而弱，则有可能是颏后位。如头先露在耻骨联合上方可触及宽大、骨质薄软、有弹性的胎头，胎头过大与胎体不相称，胎头高浮，跨耻征阳性，胎心在脐上听得清楚可考虑为脑积水。

（2）肩先露：腹部望诊子宫呈横椭圆形，胎儿纵轴与母体纵轴垂直，触诊宫底高度低于相应孕周，耻骨联合上方空虚，与腹部两侧可触及胎头或胎臀，胎心音在脐上、下听得较清楚。

2. 阴道检查或肛门检查　当宫颈口部分开大或开全时，肛查或阴道检查如感到盆腔后部空虚，胎头矢状缝在骨盆斜径上，前囟在骨盆的左（右）前方，后囟即枕部在骨盆的左（右）后方，提示为持续性枕后位。若触到先露部呈高低不平、软硬不一的颜面部，则根据颏部所占位置确定面先露的胎方位。若触及软而宽且不规则的胎臀、胎足、胎膝或生殖器等可确定为臀先露。若触及肩胛骨、肩峰、腋窝或胎儿上肢则为肩先露。若感胎头很大、颅缝宽、囟门大且紧张、颅骨骨质薄而软如乒乓球的感觉则考虑脑积水。

3. B超检查　产前可估计头盆是否相称，探测胎头的位置、大小及形态做出胎位、多胎妊娠、脑积水及无脑儿的诊断。

4. 实验室检查　可疑为巨大儿的孕妇产前应做血糖、尿糖分析；孕晚期抽羊水做胎儿肺成熟度（L/S）检查、胎盘功能检查；疑为脑积水合并脊柱裂者，妊娠期可查孕妇血清或羊水中的甲胎蛋白值。

三、护理诊断和医护合作性问题

1. 潜在并发症　子宫破裂、胎儿受损。
2. 恐惧　与知识缺乏、担心胎儿预后有关。

四、计划与实施

（一）预期目标

（1）护士能及时发现异常情况并配合医生的处理，协助产妇平安分娩，不发生并发症。

（2）孕产妇能表达自己的担心，接受处理方案，并积极配合治疗过程。

（二）处理原则及护理措施

1. 预防并及早处理胎产式和胎儿发育异常情况

1）加强产前检查，宣传产前检查的重要性，发现异常及时协助医生予以处理：妊娠期糖尿病患者应首先治疗孕妇的糖尿病；一旦发现脑积水等畸形儿，配合医生给予终止妊娠；巨大胎儿需查明原因，36 周后根据胎儿肺成熟度、胎盘功能检查、孕妇血糖控制情况等择期引产或行剖宫产；妊娠 30 周后仍为臀位、肩先露等异常胎位者应给予矫治。常用的矫治方法有以下几种：①胸膝卧位：孕妇排空膀胱，松解裤带，见图 6-4。每日 2 次，每次 15min，连做 1 周后复查。这种姿势的目的是借助胎儿重心的改变，使胎头与胎背所形成的弧形顺着宫底弧面滑动，从而使胎臀退出盆腔。胸膝卧位纠正胎位的方法不适宜有高血压、心脏病的孕妇。②激光照射或艾灸至阴穴：胸膝卧位胎儿仍未转成头位时，可采用激光照射两侧至阴穴（足小指外侧，距趾甲角 1 分），也可用艾灸，每日 1 次，每次 15~20min，5 次为一疗程。③外转胎位术：应用上述矫治方法无效者，于妊娠 32~34 周时，可行外转胎位术。孕妇仰卧，髋、膝关节取屈曲位，以双足放于产床上，臀部稍抬高，使整个腹部显露，腹壁放松，术者站在产妇右旁。用手经孕妇腹壁将胎头推向骨盆，胎臀推向宫底，直至转为头先露。该法有发生胎盘早剥、脐带缠绕等严重并发症的可能，应用时要慎重，术前应先做 B 超，了解胎儿发育是否正常，有无脐带绕颈，胎盘位置，有无胎盘早剥及羊水量多少等。

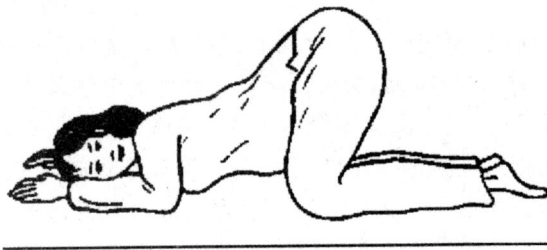

图 6-4　胸膝卧位

2）持续性枕横位、枕后位者应加强分娩期的监测与护理，减少母儿并发症

（1）产妇朝胎背的对侧方向侧卧，以利胎头向前转。

（2）产程中及时发现产妇过早有排便感的主诉，子宫口开大 5cm，手转胎头后包腹、固定，有时可奏效，指导孕妇不要过早屏气以免宫颈水肿。

（3）严密观察产程，看子宫口扩张及胎头下降的情况，若子宫口开大大于 1cm/h，伴胎头下降，多能经阴道分娩。

（4）使产妇及时进食，注意休息，避免膀胱充盈，影响宫缩。

（5）子宫口开全 1h 未分娩者，做好阴道助产的准备，胎头在坐骨棘以下 2cm 方可助产，如先露不下降，仅子宫口开全，则需剖宫产，以免助产困难，造成胎儿损伤。

（6）第三产程注意产后出血，检查阴道有否裂伤，必要时给予抗生素预防感染。

五、护理评价

护士能协助产妇平安分娩，未发生并发症。孕产妇能表达自己的担心，并定期接受产前检查。

（胡光瑞）

第五节　胎膜早破

一、概述

正常破膜多发生在子宫口近开全时，胎膜早破指胎膜在产程开始前即自然破裂，妊娠满 37 周后的发生率为10%，不满37周的发生率为2.0%~3.5%。胎膜早破后，母体阴道内病原微生物易上行感染，随时间推移，感染率上升，若破膜超过24h，感染率上升5~10倍。若宫腔内原有压力较大，突然破膜后有时可引起胎盘早剥、羊膜腔感染而发生产后出血。对胎儿则易诱发早产、胎儿窘迫、脐带脱垂、感染等并发症。破膜孕周越小，胎肺发育不良发生率越高。

二、原因

病因尚不明确，常是多因素所致。目前研究发现与下列因素有关。

1. 感染　母亲产道的病原微生物感染为最主要的致病因素。产道感染可引起前列腺素合成增加，致使早期子宫收缩；蛋白溶解酶、过氧化酶、溶菌酶等炎性物质促使羊膜组织脆弱而导致胎膜破裂。

2. 宫腔压力上升　常见于双胎妊娠和羊水过多者。子宫壁肌纤维过度伸展，对子宫下段和宫颈产生机械性扩张作用引起宫缩，同时子宫肌纤维的过度伸展还可引起胶原酶等物质的激活，引发胎膜细胞外基质的降解，从而引起胎膜早破。

3. 营养缺乏　正常胎膜于妊娠中期即停止生长，至妊娠晚期逐渐变薄。在胎膜发育过程中如孕妇缺乏维生素C、铜和锌，可导致胎膜中胶原纤维和弹性纤维合成减少，使胎膜脆性增加，易于破裂。

4. 宫颈功能不全　孕妇在正常情况下宫颈内口是紧闭的，如宫颈内口松弛，随妊娠进展，前羊膜囊楔形进入宫颈，使此处的胎膜受到的压力增大，容易发生破裂。

5. 其他原因　如羊膜腔穿刺术后、胎先露部高浮、臀位足先露等均可导致胎膜早破。

三、护理评估

（一）健康史

（1）及时发现胎膜破裂的现象，因为破裂发生时间影响临床处理。

（2）核对孕周。

（二）临床表现

孕妇的自觉症状是突然感觉有较多的液体由阴道中流出，液体是清亮的，有时可混有胎脂和胎粪，无腹痛等其他先兆。肛查时，触不到前羊膜囊，如上推胎先露部，则有液体流出，阴道窥器检查可见阴道后穹隆有羊水积聚或有羊水自子宫口流出，伴羊膜腔感染时，阴道流液有臭味，并伴有发热，母儿心率加快，子宫压痛，白细胞计数升高，C-反应蛋白升高。

（三）辅助检查

1. 阴道pH值测定　正常阴道液pH为4.5~5.5，羊水pH为7.0~7.5，如阴道液pH>6.5，提示胎膜早破可能性。注意若阴道液被血、尿、精液及细菌性阴道病所致的大量白带污染，可产生假阳性。

2. 阴道液涂片镜检　取阴道后穹隆积液置于干净玻片上，待其干燥后，显微镜下见到羊齿植物叶状结晶为羊水。

3. 血常规检查　胎盘早破合并感染时，白细胞计数升高。

（四）心理-社会评估

此时的产妇及家属会表现出对胎儿及产妇健康的担心，以及分娩能否顺利进行。

（五）处理原则

一旦发生胎膜早破，均应住院待产，卧床休息，密切观察胎心音的变化，根据个体的不同情况给予相应处理。

四、护理诊断和医护合作性问题

1. 有感染的危险　与阴道病原体上行感染有关。

2. 潜在并发症：胎儿窘迫　与脐带脱垂或受压影响胎盘血流及早产胎儿肺部不成熟有关。

3. 焦虑　与担心胎儿及自己的安危及分娩是否能够顺利进行有关。

五、计划与实施

（一）预期目标

（1）孕妇无发热等感染征兆。

（2）胎动、胎心率维持在正常范围。

（3）孕妇的各项日常生活活动得到帮助，能保持身体各系统的最佳功能。

（4）孕妇能描述自己的焦虑，并陈述心理和生理舒适感有所增加。

（二）护理措施

1）孕妇若发生感染或胎儿出现危机时，应以自然或催产的方式立刻结束妊娠，但若有催产禁忌证，则应采取剖宫产术。同时抗感染治疗，做好新生儿复苏准备。

2）孕妇无合并感染症状时，妊娠35周以下可进行以下处理

（1）一般处理：绝对卧床休息。保持外阴清洁，每日会阴擦洗2~3次，避免不必要的肛诊及阴道检查，密切观察孕妇体征、心率、宫缩、阴道流液性状，进行胎心监护评估胎儿情况。

（2）破膜超过12h预防性给予抗生素。

（3）有宫缩者，可静脉滴注硫酸镁等抑制宫缩。

（4）肌内注射地塞米松，以助胎儿肺部成熟，减低因早产而导致新生儿肺透明膜病发生的概率。

（5）收集血液标本，监测血常规中白细胞的数值，或做子宫颈细菌培养以监测感染征象。

（6）若羊水停止流出，观察72h后，未发生感染，则可以出院在家待产，但需继续使用抗生素。

3）孕妇无合并感染症状时，孕35周以上，由临床评估如羊水中L/S比值而判定胎儿肺部成熟度，或由X线片、超声波评估胎儿的大小及位置、羊水量，来决定分娩的时机。

4）胎肺成熟、宫颈成熟，无禁忌证者可引产，催产24h后胎儿仍未娩出者，则考虑剖宫产术。

5）给予心理支持：向孕妇及家属说明病程及治疗方案，可减轻其焦虑；也需要告知他们早产或剖宫产对新生儿的健康可能产生威胁甚至可能导致新生儿死亡，请其作好心理准备。

（三）健康教育

（1）孕期生活指导：孕期注意加强营养，可适当补充维生素C、锌、铜等营养素，以增强羊膜抗张能力。不宜过劳，避免做增加腹压的体力劳动，如提重物等。妊娠最后3个月禁止性交，避免性交产生的机械性刺激。

（2）让产妇了解孕期的自身变化，定期做产前检查。对宫颈内口松弛者于妊娠14~16周行宫颈环扎术并积极治疗生殖道感染。

六、护理评价

产妇能顺利分娩。产妇出院时未发生感染等并发症。

（高丽华）

第六节　子宫破裂

一、概述

子宫破裂是指子宫体或子宫下段于妊娠末期或分娩期发生自发裂伤，是极其严重的产科并发症，危及母婴安全。子宫破裂发生率在不同国家、不同地区是不同的，在（1：3 000）~（1：18 500）之间，多见于经产妇，由于我国计划生育政策的实施和孕期、分娩期保健意识的增强，子宫破裂的发生率已明显降低。

二、病因

1. 梗阻性难产 由于骨盆狭窄、胎位异常、巨大儿、胎儿畸形（如脑积水）或肿瘤阻塞软产道等梗阻性难产，均可使胎先露下降受阻。当子宫为克服阻力长时间强烈收缩，使子宫下段被拉长变薄，超过极限后导致子宫破裂，是引起子宫破裂最常见的原因。

2. 瘢痕子宫 剖宫产史、肌瘤剔除术史使子宫肌壁留有瘢痕，子宫穿孔、外伤史或其他子宫手术使得子宫有薄弱点，由于妊娠晚期子宫张力增大或临产宫缩时牵拉使瘢痕处裂开。

3. 宫缩剂使用不当 胎儿娩出前使用过量缩宫素，造成子宫强直性收缩，子宫下段拉薄，造成子宫破裂。

4. 产科手术损伤 行内倒转术、穿颅术、臀位牵引术、上高位产钳时，可因器械、胎儿骨片损伤子宫或因操作不当导致子宫破裂。

三、分类

（1）根据子宫破裂发生的原因分为自然子宫破裂和损伤性子宫破裂。

（2）根据子宫破裂发生的部位分为子宫下段破裂和子宫体部破裂。

（3）根据子宫破裂发生时间分为妊娠期破裂和分娩期破裂。

（4）根据子宫破裂的程度分为完全子宫破裂和不完全子宫破裂：完全破裂即肌层、浆膜、内膜全层破裂；不完全破裂即浆膜层完整、肌层与内膜层全部或部分破裂，宫腔与腹腔未相通。

四、护理评估

（一）健康史

评估诱发子宫破裂相关的因素，如：产次、有无子宫瘢痕、此次妊娠胎心、胎位情况及分娩过程中宫缩剂的使用情况，产程进展情况等。

（二）临床表现

1. 先兆子宫破裂 多发生在产程已进展相当一段时间后停滞，常见于有梗阻性难产因素的妇女。可表现为：①子宫呈强直性或痉挛性过强收缩，产妇脉搏增快，呼吸短促，烦躁不安，下腹部剧痛。②因胎先露部下降受阻，子宫收缩过强时子宫体部肌肉增厚变短；子宫下段肌肉变薄拉长，在两者间形成环状凹陷，称为病理性缩复环。在孕妇脐平面或以上可见明显的环状凹陷，随子宫收缩而上升，子宫收缩时呈葫芦状。子宫下段于宫缩时隆起，变薄，压痛明显。子宫口扩大无进展，胎先露下降不明。③由于先露部长时间压迫膀胱，有血尿及排尿困难。④因宫缩过强过频使胎儿触不清，胎心音变快或不规则。子宫病理性缩复环形成、下腹部压痛、胎心音异常和血尿为子宫先兆破裂的四大主要表现。

2. 子宫破裂

（1）完全子宫破裂：子宫破裂往往发生在一瞬间，产妇突感腹部撕裂样剧痛，宫缩随即停止，产妇稍感舒适后，因羊水、血液进入腹腔，很快进入休克状态，表现为面色苍白、全身冷汗、脉快、血压下降等，全腹压痛、反跳痛、肌紧张，胎儿进入腹腔，在腹壁下可清楚地触及胎儿肢体，缩小的子宫在胎儿侧边扪及。阴道可见鲜血流出，腹腔内出血多，叩诊有移动性浊音。

（2）不完全子宫破裂：子宫轮廓清晰，破口处压痛明显，腹痛等症状和体征不明显，若血液流向阔韧带，可在子宫一侧扪及逐渐增大且有压痛的包块，多有胎心率异常。

（三）辅助检查

1. 胎心监护 先兆子宫破裂表现为胎心率加快，可大于 160 次/min。当胎心消失时提示子宫破裂。

2. B超检查 可协助确定子宫破裂的部位。

3. 实验室检查 血常规检查血红蛋白下降、白细胞计数增加，尿常规检查可见肉眼血尿或镜下血尿。

（四）心理 - 社会评估

1. 先兆子宫破裂　产妇疼痛不安、呼吸急促、脉搏加快、产程延长、产妇疲乏、口渴、精神差。家属见产妇痛苦状，表现为焦虑，请医护人员立即提供有效措施减轻产妇痛苦，挽救母婴生命。

2. 子宫破裂　产妇突感下腹一阵撕裂样剧痛后，顿感轻松，腹痛缓解，但很快感到全腹痛，继而进入休克状态，生命垂危。家属得知详情后表现为否认、恐惧、悲哀等情绪。

（五）处理原则

发现先兆子宫破裂时，应迅速抑制子宫收缩，首选硫酸镁或哌替啶、地西泮，尽快全麻行剖宫产术结束分娩，挽救母婴生命。如子宫已破裂，在积极纠正休克的同时，立即剖腹探查。根据破裂的部位、时间与程度，酌情处理，行子宫修补或切除术。如破裂时间长有感染迹象，切除子宫后应放置引流管，手术前后应用大量广谱抗生素静脉点滴以控制感染，如无活胎的产妇年轻，尽量做修补以保留生育功能，也可行双侧髂内动脉结扎法或动脉造影栓塞法来控制出血。

五、护理诊断和医护合作性问题

1. 疼痛　与子宫收缩过强、先兆子宫破裂有关。
2. 组织灌注量改变　与子宫破裂出血有关。
3. 恐惧　与大量出血及濒死感有关。
4. 有感染的危险　与产后出血造成贫血、机体抵抗力下降，胎盘剥离创面、阴道内或宫腔内操作及软产道开放性伤口等因素有关。
5. 潜在并发症：胎儿窘迫　与过度宫缩时胎儿血液供应受阻和母体失血有关。

六、计划与实施

（一）预期目标

（1）孕妇能陈述与子宫破裂有关的高危因素及预防措施，并能用语言表达焦虑、恐惧的心理，且能克服上述不良心理反应。

（2）及时发现子宫破裂的先兆，尽最大可能保障母儿安全。

（3）孕妇能维持体液平衡状态。

（4）预防感染等并发症的发生，产妇能陈述感染的症状及列举预防措施。

（二）护理措施

1. 预防　加强产前检查，及早发现胎位异常及骨盆狭窄，予以处理，减少发生子宫破裂的因素。

2. 产程护理　严格掌握缩宫素引产指征，应用缩宫素引产时应有专人守护或监护，按规定稀释为小剂量缓慢静脉滴注。密切观察产程，注意产妇生命体征——血压、脉搏、呼吸。产妇腹痛剧烈、血尿、排尿困难、腹部出现病理缩复环、胎心异常时应及时通知医生，及早发现先兆子宫破裂。

对剖宫产史、肌瘤剔除史、骨盆边缘狭窄、短期试产者，如产程进展缓慢、先露不降的产妇，密切观察腹部体征及生命体征。对体温正常、脉快的产妇提高警惕。

已发生子宫破裂者，应尽快做好各项抢救准备，如配血、输液、给氧，除配合医生抢救外，立即进行腹部手术前准备。

（三）健康教育

鼓励阴道分娩。对妊娠期妇女，如无剖宫产适应证者，应讲明阴道分娩虽有一定的痛苦，但可预防多种并发症的出现，鼓励其选择阴道分娩；同时，健康教育的对象应包括产妇的丈夫，使产妇在分娩过程中得到有效的支持。

除了帮助制定产褥期休养计划外，还需告知产妇及家属再次怀孕的注意事项，如再怀孕，应定期去产科高危门诊检查，尤其注意腹部伤口有无压痛，遵医嘱于预产期前2周住院待产，根据指征及上次手术情况决定分娩方式。

对于胎儿已死亡的产妇应帮助产妇及家属度过悲伤阶段，指导并协助产妇退乳。

（四）护理评价

产妇的组织灌注量及时得到改善。出院时产妇情绪稳定，身体逐步恢复正常，未发生并发症。

（高丽华）

第七节　胎儿窘迫

一、概述

胎儿窘迫是以胎儿胎盘系统的呼吸循环功能不全为主的一组综合症状。根据出现时间、原因及变化程度，分为急性胎儿窘迫与慢性胎儿窘迫。临床上常忽视慢性胎儿宫内窘迫，但是许多急性胎儿窘迫是在慢性胎儿窘迫的基础上发生的，故对慢性胎儿窘迫应予重视。

二、病因

（一）急性胎儿窘迫常见原因

1. 子宫收缩过频过强　使宫内压长时间超过母血进入绒毛间隙的平均动脉压，引起绒毛间隙血流减少，造成胎儿缺氧。

2. 脐带因素　脐带过短、绕颈、缠身，在胎先露下降过程中牵拉使脐血管受压，影响血液供应。

3. 胎盘早期剥离、前置胎盘　出血过多，影响胎儿血液供应，胎儿获氧减少。

4. 孕妇严重血循环障碍　孕妇并发某些疾病，如心肺疾病、贫血、酸中毒及妊娠期高血压疾病引起胎盘血管栓塞等，各种原因导致休克，使得母血氧饱和度低，胎儿供氧不足。

（二）慢性胎儿窘迫常见原因

1. 母体血液含氧量不足　如孕妇患有心肺疾病、重度贫血，自身血液红细胞携氧不足，通过胎盘循环供给胎儿的氧分也会不足。

2. 胎盘功能不全　常见于血管病变，如妊娠期高血压疾病、慢性肾炎、糖尿病等，使得绒毛间隙血流减少，胎儿处于慢性缺氧状态。

3. 胎儿严重的心血管、呼吸系统疾病　致使胎儿运输及利用氧的能力下降。

三、病理生理变化

胎儿血氧降低最初表现为呼吸性酸中毒，通过自主神经反射，兴奋交感神经，肾上腺、儿茶酚胺及皮质醇分泌增多，血压上升、心率加快加以代偿；继续缺氧，则转为兴奋迷走神经，胎心率减慢，胎儿血液重新分布，集中于重要脏器。无氧糖酵解增加，用于补偿能量消耗。此时乳酸等有机酸增加，胎儿血 pH 降低，转为代谢性酸中毒。缺氧使肠蠕动亢进，肛门括约肌松弛，胎粪排出污染羊水。细胞膜通透性破坏，胎儿血中钾及氮素增加，以及因自主神经反射性兴奋，使胎儿出现宫内呼吸运动增强，导致混有胎粪的羊水吸入，对胎儿有一定危险，出生后极易发生肺不张及肺炎，导致新生儿窒息、死亡。缺氧可使肾血管收缩，血流量减少，胎儿尿形成减少致羊水量减少。妊娠期慢性缺氧使胎儿生长受限，分娩期急性缺氧可发生缺血缺氧性脑病及脑瘫等终生残疾。

四、护理评估

（一）健康史

了解孕妇孕前有无急慢性全身疾病，妊娠期有无并发症。了解孕期有无感染史。

（二）临床表现

1. 胎心率的变化　是胎儿窘迫最明显的临床征象。急性胎儿窘迫主要发生在分娩期，早期缺氧，胎心率加快，可大于 160 次/min；如持续缺氧，胎心率变慢，低于 120 次/min。胎心监护可表现为：多发晚期减速，重度变异减速和基线平直（基线变异 <5 次/min）。慢性胎儿窘迫时，胎心率可出现：①NST 无反应型：即持续监护 20～40min，胎动时胎心率加速≤15 次/min，持续时间≤15s。②在无胎动与宫缩时，胎心率大于 180 次/min，或小于 120 次/min，持续 10min 以上。③重度变异减速或基线平直。

2. 羊水变化　羊水中有胎粪，说明缺氧加重，引起迷走神经兴奋，肠蠕动亢进而肛门括约肌松弛，使胎粪排于羊水中，羊水污染分为 3 度：羊水 I 度污染，羊水浑浊呈浅绿色，常见胎儿慢性缺氧；羊水 II 度污染，羊水呈深绿色或黄绿色，提示胎儿急性缺氧；羊水 III 度污染，羊水呈浑浊棕黄色、稠厚，提示胎儿缺氧严重。

3. 胎动变化　如为脐带受压时的急性胎儿窘迫缺氧初期表现胎动频繁、躁动，继而转弱并消失。慢性缺氧胎动次数减少是重要表现，胎动小于 10 次/12h，临床常见胎动消失 24h 后胎心消失。

4. 胎儿酸中毒　胎儿头皮血血气分析 pH<7.20（正常值 7.25～7.35），氧分压下降，二氧化碳分压升高，提示胎儿酸中毒，情况危险。

（三）辅助检查

1. 胎盘功能检查　如胎儿窘迫 24h，尿雌三醇（E_3）值急剧减少（30%～40%），妊娠末期测多在 10mg/24h 以下。

2. 胎心音监测　NST 可能无反应；OCT 会出现晚期减速。

3. 胎儿头皮血气分析　pH<7.20（正常值 7.25～7.35），PaO_2<1.3kPa（10mmHg，正常值 15～30mmHg），$PaCO_2$>8.0kPa（60mmHg，正常值 35～55mmHg）可诊断为胎儿酸中毒。

（四）心理-社会评估

孕妇因胎儿的生命危在旦夕而产生焦虑，对需要手术分娩产生犹豫、无助感，家属及亲友均感悲伤。

（五）治疗原则

严密监护，及时发现，及时处理，避免新生儿窒息。

1. 急性胎儿窘迫

（1）一般处理：左侧卧位，高流量面罩给氧，同时纠正脱水、酸中毒及电解质紊乱。

（2）病因治疗：因缩宫素使用不当引起的不协调性子宫收缩过强，应停用缩宫素，应用宫缩抑制剂如硫酸镁抑制宫缩。如为羊水过少脐带受压，可经腹羊膜腔输液。

（3）尽快终止妊娠：分娩期突然发生急性胎儿窘迫者，如宫颈口未完全扩张，经上述处理，胎儿情况没有改善者，应立即剖宫产结束分娩。若宫口开全，胎先露已达坐骨棘平面以下 3cm 者，应尽快助产经阴道娩出胎儿。

2. 慢性胎儿窘迫　应针对病因，视孕周、胎儿成熟度及胎儿窘迫程度决定期待疗法或终止妊娠。

五、护理诊断和医护合作性问题

1. 焦虑　与预感胎儿健康受到威胁有关。
2. 预感性悲哀　与胎儿可能夭折有关。
3. 气体交换受损　与胎盘子宫的血流改变，血流中断（脐带受压）或血流减慢有关。

六、计划与实施

（一）预期目标

（1）孕产妇焦虑有所减轻，生理和心理舒适感增加。

（2）如果胎儿不能存活，产妇能接受现实。

（3）分娩顺利，新生儿得到救治，生命体征在正常范围。

（二）护理措施

1. 急性胎儿窘迫　应立即协助医生采取果断措施，改善胎儿缺氧状态。

（1）指导孕产妇左侧卧位，以改善胎盘血流灌注。高流量给氧提高母血氧饱和度含量，提高胎儿血氧浓度。

（2）严密监测胎心变化，如连续出现晚减速，胎粪样羊水，宫颈开全，尽快阴道助产，做好抢救新生儿准备。

（3）如发现胎儿窘迫、在短期不能自然分娩，应立即抑制宫缩，改善胎盘血液循环，尽早剖宫产结束分娩。

2. 慢性胎儿窘迫　对于慢性缺氧疾病造成宫内生长迟缓的胎儿，对宫缩时缺氧耐受性差，在产程中应严密监测胎心，尽早选择安全分娩方式，减少新生儿窒息的发生。

（三）健康教育

教会孕妇自数胎动，发现异常及时就诊，定期产前检查。

七、护理评价

产程进展顺利，新生儿阿氏评分 10 分。

（高丽华）

第八节　羊水栓塞

一、概述

羊水栓塞是指分娩过程中，羊水进入母体血液循环，引起急性肺栓塞、过敏性休克、弥散性血管内凝血、肾衰竭或猝死等一系列严重症状的综合征。是严重的分娩期并发症，死亡率高达 80%，是孕产妇死亡的重要原因之一。

二、病因

造成羊水进入母血的诱因有胎膜早破、宫缩过强、急产、子宫颈裂伤、手术产等。

羊水进入母血的两个途径。

1. 经子宫颈内膜静脉　宫缩时羊膜腔压力与子宫体肌层内压力相似，肌层内静脉受压，羊水不易进入；而子宫颈部因无收缩力，静脉不受压，尤其子宫收缩时，使子宫内压力增高，羊水由裂伤的宫颈内静脉进入母体血液循环。故本症多发生于宫缩过强、破膜或破膜后不久。

2. 经胎盘附着部位的血窦　如胎盘早剥、前置胎盘、胎盘边缘血窦破裂、子宫破裂或剖宫产时，在子宫收缩间隙或子宫收缩早期，均有利于羊水通过开放的子宫血管进入母体血液循环。

三、病理生理变化

1. 肺动脉高压　由于羊水中的有形成分，如鳞状上皮、毳毛、胎脂、黏液、胎粪等进入母血后，可引起机械性阻塞及血管痉挛，造成严重的肺血管堵塞及肺动脉高压，致使肺组织灌注量减少，通气和血流比例失调，肺组织缺氧，肺泡毛细血管通透性增加，液体渗出，发生肺水肿及肺出血，导致呼吸功能衰竭。

2. 过敏性休克　羊水中的胎粪、胎脂等有形物质均为致敏原，当进入母体血液循环后，引起 I 型变态反应，导致过敏性休克。

3. DIC 羊水中含有大量凝血活素，进入母体血液循环，消耗了大量凝血因子，发生广泛性血管内凝血。

4. 器官功能障碍 呼吸和循环衰竭等所致的休克造成严重缺氧，引起脑、心、肝、肾等重要器官功能障碍，发病后可致产妇迅速死亡。

四、护理评估

（一）健康史

有无以下诱因：胎膜早破或人工破膜、宫缩过强、强直性宫缩或高张性宫缩乏力时使用缩宫素、前置胎盘、胎盘早剥、羊膜腔穿刺术等病史；急产、宫颈裂伤、子宫破裂及手术产史。

（二）临床表现

临产过程中，尤其是破膜后、剖宫产手术中，产妇突然烦躁、憋气、呛咳、呼吸困难、寒战、发绀，很快休克、抽搐、昏迷死亡。发病急剧，经过凶险，有时数分钟或数小时产妇即死亡。如能度过休克期，继之出现大量子宫出血，持续不断，血液不凝固，止血困难，手术伤口及全身黏膜、皮肤、胃肠道和泌尿道均有出血，再进一步发展成急，性肾衰竭，少尿、无尿及尿毒症的征象。休克、出血、急性肾衰竭三个阶段的症状基本上按顺序出现，但也有休克、呼吸困难等与出血同时出现，或仅出现血不凝固的出血及休克者。

（三）辅助检查

（1）X 线胸片：出现症状后 6h，双肺有散在性及斑状浸润，有融合于肺门倾向。

（2）痰液用硫酸罗尼蓝染色可发现胎儿碎屑或用末梢血涂片查找羊水有形物。

（3）高度怀疑 DIC 时可急查血小板计数及血纤维蛋白原，表现为明显下降，尤其血小板呈进行性下降，凝血酶原时间延长，血浆鱼精蛋白副凝固试验阳性。

（4）明确是否羊水栓塞：中心静脉压测量处或在死者右心、肺动脉、下腔静脉抽血后离心，在上层找到羊水内容物可确诊。

（四）心理 - 社会评估

产妇呈痛苦状，家属高度焦虑，担心母婴的安危。

（五）处理原则

羊水栓塞患者由于病情危重，需在产科、内科、外科及麻醉科医生的共同协作下进行抢救。处理原则为抗过敏，纠正呼吸、循环功能衰竭和改善低氧血症，抗休克，防止 DIC 和肾衰竭发生。

1）正压给氧：迅速改善肺内氧的交换，应行气管插管正压供氧。如插管困难，需气管切开给纯氧，以改善肺泡毛细血管缺氧及减少肺泡渗出液和减轻肺水肿，从而改善肺呼吸功能，减轻心脏负担及脑缺氧，有利于昏迷的复醒。

2）抗过敏：在改善缺氧的同时，尽快给予大剂量肾上腺皮质激素抗过敏、解痉，稳定溶酶体，保护细胞，常用氢化可的松或地塞米松。

3）解除肺血管及支气管痉挛，常用下述药物解除肺动脉高压

（1）盐酸罂粟碱：可阻断迷走神经引起肺血管及支气管平滑肌痉挛，促进气体交换，解除迷走神经对心脏的抑制，对肺、脑血管及冠状动脉均有扩张作用，是解除肺动脉高压的首选药物。

（2）阿托品：可阻断迷走神经对心脏的抑制，使心率加快，改善微循环，增加回心血量，减轻肺血管及支气管痉挛，增加氧的交换。

（3）氨茶碱：可解除肺血管痉挛，舒张支气管平滑肌，降低静脉压与右心负荷。可兴奋心肌，增加心排出量，适用于急性肺水肿，改善肺血流灌注，预防右心衰竭所致呼吸循环衰竭。

4）抗休克：保持两条输液通道，应用升压药多巴胺增加回心血量，使血压回升，增加肾血流量。补充血容量可积极输新鲜血，5% $NaHCO_3$ 可纠正酸中毒，去乙酰毛花苷可纠正心力衰竭。

5）防止 DIC：羊水栓塞初期血液呈高凝状态时，短期可应用肝素，及时补充凝血因子。纤溶亢进时补充纤维蛋白原。

6）预防肾衰竭：羊水栓塞发展为肾衰竭阶段应注意尿量，血容量补足后若仍少尿，应选用利尿剂如呋塞米、甘露醇等药物，扩张肾小球动脉，预防肾衰竭，并应检测血电解质。

7）迅速终止妊娠：排出子宫内容物，去除病因，阻断羊水内容物继续进入母体血液循环，产科处理应迅速排出胎儿及其附属物。如有阴道分娩条件阴道助产，否则剖宫产。已并发 DIC 治疗无效者，应尽早切除子宫。

五、护理诊断和医护合作性问题

1. 气体交换受损　与肺血管阻力增加（肺动脉高压）、肺水肿有关。
2. 组织灌注量改变　与失血和 DIC 有关。
3. 恐惧　与病情危重及濒死感有关。

六、计划与实施

（一）预期目标

（1）经及时处理产妇的胸闷、气促症状有所改善。
（2）产妇能维持体液平衡及最基本的生理功能。
（3）产妇能感受到或说出恐惧的感觉减轻，在心理和生理上的舒适感有所增加。

（二）护理措施

（1）严密监测产程进展和产妇生命体征：发现产妇异常、呼吸困难、发绀等症状，及时通知医生处理。
（2）抬高产妇头肩部，正压给氧，迅速建立并保持输液通道。遵医嘱给予解痉、抗过敏药物，及早使用大剂量肾上腺皮质激素，维持呼吸功能及氧合作用。
（3）及时补充血容量，增加有效循环量遵医嘱给予低分子右旋糖酐及新鲜血。
（4）观察尿量，防止肾衰竭。
（5）积极配合处理，做好手术准备。
（6）提供心理支持：鼓励和支持产妇，使其有信心，对家属的心情应表示同情和理解，耐心回答他们的询问。

（三）健康教育

待产妇病情稳定后，针对其具体情况提供出院指导，鼓励产妇家属参与制定出院后康复计划。

七、护理评价

产妇能及时有效地维持呼吸和循环功能，24h 内呼吸困难症状得以缓解，血压、尿量基本正常，产妇出院时无并发症。

（胡　娟）

第九节　产后出血

一、概述

胎儿娩出后 24h 内出血量超过 500ml 者，称为产后出血。产后出血是产科常见而又严重的并发症，居我国目前孕产妇死亡原因的首位，产后出血的发生率占分娩总数的 2%～3%。其中 80% 以上发生在产后 2h 内。迅速大量的失血可发生失血性休克，若得不到及时救治可危及生命，休克时间过长，可引起脑垂体缺血坏死，继发严重的腺垂体功能减退——希恩综合征。因此，应特别重视产后出血的护理以加强其防治工作。

二、病因

子宫收缩乏力、胎盘因素、软产道裂伤和凝血功能障碍。其中以子宫收缩乏力所致者最多见，占产后出血总数的 70% ~ 80%。

1. 子宫收缩乏力 可因产妇全身性因素引起，如产妇精神过度紧张，分娩过程中过多使用镇静剂、麻醉剂，产程过长、产妇体力过度消耗，产妇合并急慢性全身性疾病等。局部因素：双胎妊娠、巨大儿、羊水过多可引起子宫张力过大，使子宫肌纤维过度伸展，子宫畸形或子宫肌瘤等可影响子宫肌正常收缩。胎儿娩出后，若发生宫缩乏力使子宫不能正常收缩和缩复，如胎盘尚未剥离、血窦未开放时不致发生出血，若胎盘有部分剥离或剥离排除后，因宫缩乏力不能有效关闭胎盘附着处子宫壁血窦而致流血过多，是产后出血的主要原因。

2. 胎盘因素 包括胎盘剥离不全、胎盘剥离后滞留、胎盘嵌顿、胎盘粘连、胎盘植入、胎盘和（或）胎膜残留。造成胎盘残留的原因主要有：胎盘未完全分离前过早挤压或牵拉脐带，使得部分胎盘剥离，影响子宫收缩，剥离面血窦开放出血；胎盘粘连，胎盘的基底蜕膜层和绒毛植入太深，并和子宫肌层结合形成植入性胎盘，因子宫收缩有部分胎盘剥离时，而其余附着在子宫壁的部分胎盘影响了子宫收缩引起出血。子宫收缩不良，胎盘无法完整剥离，使胎盘滞留在子宫内而造成大出血。

3. 软产道损伤 子宫收缩力过强，产程进展过快，胎儿过大，接产时未保护好会阴，助产手术操作不当等，可致会阴阴道裂伤。会阴阴道严重裂伤可上延达穹隆、阴道旁间隙，甚至深达盆壁，阴道深部近穹隆处严重撕裂，其血肿可向上扩展至阔韧带内。宫颈裂伤发生在胎儿过快通过尚未开全的宫颈，严重时可向下累及阴道穹隆，上延可达子宫下段而致大出血。

4. 凝血功能障碍 主要分两种情况：妊娠合并凝血功能障碍性疾病，如原发性血小板减少性紫癜、血友病、白血病、再生障碍性贫血等；妊娠并发症导致的凝血功能障碍，如胎盘早剥、羊水栓塞、妊娠期高血压疾病等及宫内死胎滞留过久均可影响凝血功能，甚至发生弥散性血管内凝血，致产后严重出血。

三、护理评估

（一）健康史

详细询问产妇的孕产史、孕次、产次、多胎妊娠的胎儿数目，胎儿的大小，是否曾有人工流产、早产、死胎的病史，产妇的出血性疾病史，妊娠期合并重症肝炎史，妊娠期高血压疾病、前置胎盘、胎盘早剥、羊水过多等病史以及分娩期过多地使用镇静剂、产程延长、难产、手术操作不顺利等病史。

（二）临床表现

常见的临床表现是阴道流血过多，失血性休克及继发性感染。因出血原因不同，临床表现也各有差异。

1. 子宫收缩乏力 出血特点是间歇性阴道流血，血色暗红，有凝血块，宫缩差时出血量增多，宫缩增强时出血量减少。若短时间内出血量多，产妇可出现失血性休克，表现为面色苍白、头晕、心悸、出冷汗、脉搏细弱及血压下降。腹部检查：子宫轮廓不清，摸不到宫底，系子宫收缩乏力性出血。

2. 胎盘因素 胎盘剥离不全及剥离后胎盘滞留宫腔，常表现为胎盘娩出前阴道流血量多并伴有子宫收缩乏力，胎盘嵌顿时子宫下段可发现狭窄环。胎盘部分粘连或部分植入时易发生剥离不全，滞留的胎盘影响子宫收缩；胎盘未粘连或植入部分发生剥离而出血不止。

3. 软产道裂伤 发生在胎儿娩出后，出血持续不断，血色鲜红且自凝。若损伤小动脉，出血较多，此时宫缩良好。宫颈裂伤多在两侧，也可能呈花瓣样。若裂伤较重，出血量大。阴道裂伤多发生在阴道侧壁、后壁和会阴部，多呈不规则裂伤，由于血运丰富，可引起严重出血。按会阴裂伤的程度可分为4

度：Ⅰ度系指会阴部皮肤及阴道入口黏膜撕裂，出血不多；Ⅱ度系指裂伤已达到会阴体筋膜及肌层，累及阴道后壁黏膜，向阴道后壁两侧沟延伸并向上撕裂，解剖结构不易辨认，出血较多；Ⅲ度系指裂伤向深部扩展，肛门外括约肌已断裂，直肠黏膜尚完整；Ⅳ度裂伤指肛门、直肠和阴道完全贯通，直肠肠腔外露，组织损伤严重，出血量可不多（图6-5）。

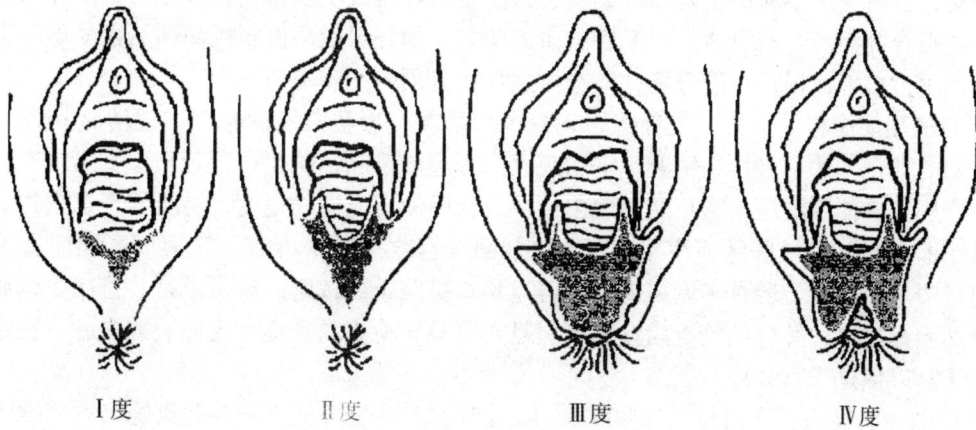

图6-5 会阴裂伤

4. 凝血功能障碍 在孕前或妊娠期已有出血倾向，如牙龈出血。当胎盘剥离或产道有裂伤时，凝血功能障碍表现为全身不同部位的出血，最常见为子宫大量出血或少量持续出血，血液不凝，不易止血。

（三）辅助检查

1. 测血压、脉搏、中心静脉压、体温 测量前三项主要了解循环血量减少的程度，观察体温变化以识别感染征象。

2. 实验室检查 检查血型、血常规、血小板计数、出凝血时间、凝血酶原时间、纤维蛋白原测定和3P试验，以及纤溶酶确诊试验等。

（四）心理-社会评估

产妇一旦发生产后出血，创面局部针眼出血或阴道流血不凝时，家属及产妇均会产生恐惧、烦躁不安、悲观绝望等心理，担心产妇生命安危，渴望得到紧急抢救。

（五）治疗原则

迅速止血、维持正常的循环血量及预防感染。

（1）静脉输液、输血，以纠正失血性休克。

（2）针对出血原因，提供相应的止血措施以达到迅速有效的止血。

（3）适当给予预防性的广谱抗生素，以预防感染的发生。

四、护理诊断和医护合作性问题

1. 组织灌注量改变 与产后出血有关。

2. 有感染的危险 与产后出血造成抵抗力降低，侵入性临床操作有关。

3. 焦虑 与担心自身健康与婴儿喂养有关。

4. 自我照顾能力缺失 与产后出血使产妇活动受限需卧床时间延长，产后失血性贫血及体质极度虚弱有关。

五、计划与实施

（一）预期目标

产妇能维持体液及电解质的平衡，改善组织灌注量。住院期间，产妇无感染和合并症的发生。产妇及家属的焦虑心理减轻，情绪稳定。

（二）护理措施

1. 产后出血的预防

（1）产前预防措施：①加强孕前及孕期的保健工作，对于合并凝血功能障碍、重症肝炎等不宜继续妊娠的妇女，及时在早孕时终止妊娠。②产前检查需做好血液系统检查，以早期诊断和治疗血液系统疾病及各种妊娠合并症。对有可能发生产后出血的孕妇，如妊娠期高血压疾病、胎盘早剥、多胎、子宫发育不良、羊水过多等应提前住院分娩，检查血型配血备用。

（2）产时的预防措施：①第一产程密切观察产妇情况，为孕妇提供心理护理消除其恐惧、焦虑情绪，注意产妇的饮食、休息和排尿情况。密切观察产程进展情况，防止产程延长。②第二产程加强会阴保护，指导产妇正确使用腹压，防止胎儿娩出过快，会阴侧切应适时适度，防止软产道损伤。胎肩娩出后，立即肌注缩宫素 10U 或静脉滴注缩宫素，以加强子宫收缩减少出血。③第三产程应妥善处理，准确收集并测量产后出血量。胎盘未剥离前，不可过早牵拉脐带或按摩、挤压子宫；待胎盘剥离征象出现后，及时协助胎盘娩出，并仔细检查胎盘、胎膜是否完整，检查软产道有无撕裂或血肿，观察子宫收缩情况并按摩子宫以促进子宫收缩。

（3）产后的预防措施：产后出血约 80% 发生在产后 2h 内，应让产妇在胎盘娩出后继续留置产房观察 2h，严密观察产妇一般情况、生命体征、子宫收缩和阴道出血情况，重视产妇的主诉，对可能发生产后出血的高危孕产妇，分娩时保持静脉通路，以及早补充血容量。鼓励产妇产后及时排空膀胱和挤压出宫腔内积血。提倡分娩后 30min 内新生儿即早期吸吮，母婴皮肤接触，通过乳头吸吮反射加强子宫收缩，减少阴道流血量。

2. 产后出血的一般护理

（1）保持安静，使产妇充分休息保证足够的睡眠，避免过多移动。

（2）进高蛋白质、富含维生素和无刺激性食物，以增强机体抵抗力。

（3）密切观察产妇的一般状态、生命体征、子宫收缩情况、阴道流血量、尿量等。

（4）失血多、休克者应平卧位、吸氧、保暖、保持静脉通路，做好输液、输血准备。

3. 找出原因，及时协助止血

（1）子宫收缩乏力性出血：应立即按摩子宫，同时使用缩宫素或麦角新碱，以维持子宫处于良好收缩状态。腹壁按摩子宫底的方法是：一手置于宫底部，拇指在前臂，其余四指在后壁，均匀有节律地按摩宫底，挤出积血和血块（图 6-6）。腹壁 - 阴道双手按摩子宫法是：一手握拳置于阴道前穹隆，顶住子宫前臂，另一手自腹壁按压子宫后壁使宫体前屈，双手相对紧压子宫并做按摩（图 6-7）。若经上述方法止血效果不理想时，及时配合医师做好宫腔填塞，结扎盆腔血管，髂内动脉栓塞术及切除子宫的准备工作。

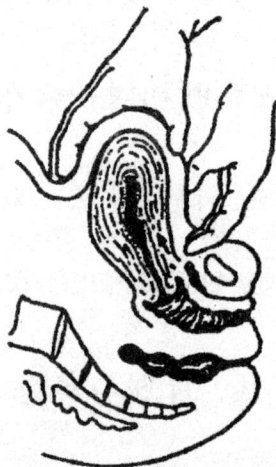

图 6-6　腹壁按摩宫底

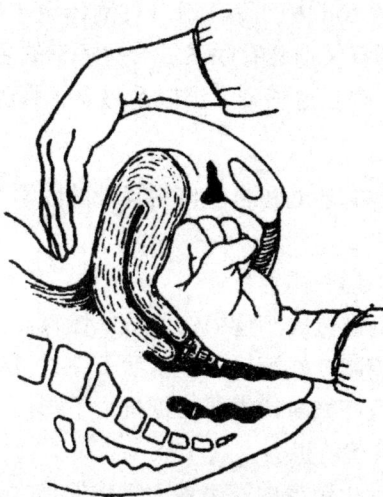

图6－7　腹部－阴道双手按摩子宫法

（2）胎盘因素：若胎盘已剥离未排除，膀胱过度膨胀应行导尿术后排空膀胱，用手按摩子宫使子宫收缩，另一手轻轻牵拉脐带协助胎盘娩出。胎盘剥离不全、滞留、粘连应人工徒手剥离胎盘，若残留胎盘胎膜组织徒手取出困难时，可用大号刮匙清除。胎盘嵌顿在子宫狭窄环以上者，可在全身麻醉下，待子宫狭窄环松解后用手取出。若疑为胎盘植入，则需做好子宫切除术的术前准备。

（3）软产道裂伤出血：及时准确地修补、缝合裂伤而有效地止血。

（4）凝血功能障碍出血：若发现出血不凝或会阴伤口出血不止等，立即通知医师，同时抽血做凝血因子、纤维蛋白原、3P试验等。除配合医师对因治疗积极止血外，还应及时遵医嘱补充血容量，输入新鲜血液改善微循环，纠正休克，并做好紧急抢救的准备。

4. 预防感染的护理措施　保持床单的清洁干燥，严格会阴护理，注意观察会阴伤口情况，恶露的颜色、气味及量的变化，遵医嘱给予广谱抗生素预防感染。

5. 心理支持　产后出血后产妇会面临体力差、活动无耐力、生活自理差等诸多困难，并对出血引起的并发症产生恐惧，因此应为产妇及家属详细解释说明各种治疗护理措施，并鼓励他们参与制定产妇的护理计划，以减轻其恐惧、焦虑心理。尽量给产妇及家属提供机会，鼓励其说出内心的感受。

（三）健康教育

（1）指导产妇及家属进行子宫按摩、观察子宫复旧情况、恶露的变化及会阴护理的技巧。

（2）宣传产褥期的康复技巧，强调营养、休息和运动的重要性。

（3）告诉产妇及家属出院后产后复查的时间、目的、意义，鼓励并支持产妇按时产后复查，并注意继续观察产后出血的症状，发现异常情况及时返院就诊。

六、护理评价

出院时产妇的生命体征平稳，无合并症的发生。产妇及家属焦虑感减轻。产妇出院时日常生活能自理。

（胡　娟）

第十节　异常产褥

一、产褥感染

（一）概述

产褥感染是指在分娩期和产褥期病原体侵入生殖道引起的局部或全身性炎症反应。产褥感染发病率约为60%。产褥病率指分娩24h后的10d内，每日用口表测体温4次，间隔4h，有2次体温大于等于38℃。产褥感染与产褥病率之间，既有区别又有联系。产褥病率的主要原因是生殖道感染，但也可能是其他系统、器官的感染，如常见的上呼吸道感染、泌尿系感染、乳腺炎等。

（二）病因

1. 诱因　能够造成产妇生殖道防御功能和自净作用降低的因素均为产褥感染的诱因。

（1）胎膜早破，病原体侵入子宫。

（2）胎盘残留，组织坏死有利于病原体生长。

（3）产程延长、难产时，手术助产造成产道损伤，病原体入侵。

（4）妊娠期生殖道感染未得到控制，妊娠后期性生活不注意卫生，感染扩散。

（5）孕期贫血、产后出血，导致产妇身体虚弱，抵抗力下降。

以上因素增加了病原体侵入生殖道的机会。

2. 病原体　妊娠期、产褥期女性生殖道内寄生着大量病原体，有厌氧菌、需氧菌、真菌、支原体、衣原体等，其中一部分是非致病菌，但在特定环境下可以致病。

（1）需氧性链球菌：是外源性产褥感染的主要原因，其中以β-溶血性链球菌致病性最强，感染迅速扩散，可引起败血症。

（2）厌氧革兰阳性球菌：正常情况下阴道中寄生着消化链球菌和消化球菌，当有产道损伤、胎盘残留、局部组织坏死缺氧时，细菌迅速繁殖，与大肠杆菌混合感染，分泌物有异常恶臭气味。

（3）葡萄球菌：主要是金黄色葡萄球菌和表皮葡萄球菌。前者多为外源性感染，可引起严重的伤口感染。后者存在于阴道菌群中，引起的感染较轻。

（4）大肠杆菌属：大肠杆菌与其相关的革兰阴性杆菌、变形杆菌常寄生于阴道、会阴、尿道口周围，能产生内毒素，是菌血症和感染性休克的最常见原因。

（5）其他病原体：厌氧芽孢梭菌产生的外毒素可溶解蛋白，产生气体和溶血，产气荚膜梭菌可引起子宫内膜炎、腹膜炎，严重时引起溶血、急性肾衰竭、气性坏疽导致死亡。厌氧革兰阴性杆菌可加速血液凝固，引起感染临近部位的血栓性静脉炎。沙眼衣原体寄生在女性生殖道内，可引起感染，但临床表现轻微，多无明显症状。

3. 感染来源　造成产褥感染的病原体来源有两个：一是内源性感染，正常孕妇生殖道和身体其他部位寄生有病原体，多数不致病，当身体抵抗力下降时可转化为致病菌引起感染。研究表明内源性感染更为重要，因为孕妇生殖道内的病原体不仅可以引起产褥感染，还可以透过胎盘、胎膜、羊水感染胎儿，导致流产、早产、胎膜早破、胎死宫内等。二是外源性感染，病原体可通过被污染的手术器械、敷料、衣服、甚至医务人员的手传播。

（三）护理评估

1. 健康史　了解患者的既往健康状况，有无泌尿系统及生殖道感染史；全身营养状况，是否有严重的贫血、营养不良；个人卫生习惯。

2. 本次妊娠、分娩经过　重点了解妊娠、分娩的经过。是否合并糖尿病、心脏病，是否并发妊娠期高血压疾病；分娩过程中有无产程延长、胎膜早破、手术助产、产道损伤；产后评估会阴、腹部伤口状况、恶露性状、子宫复旧情况以及产妇体温变化。

3. 临床表现　发热、疼痛、恶露异常是产褥感染的三个主要症状，一般出现在产后3~7d，血栓静脉炎症状出现在产后7~14d。症状因感染的病原体、部位、严重程度不同而不同。

（1）急性外阴、阴道、宫颈炎：通常由于自然分娩时损伤或手术助产引起，病原体主要为葡萄球菌和大肠杆菌。会阴裂伤或侧切伤口可见红肿，有压痛，产妇不能取坐位，伤口裂开，有脓性分泌物，感染蔓延可出现发热。阴道裂伤或挫伤时表现为阴道黏膜充血、溃疡、脓性分泌物增多。感染部位较深时，可引起阴道旁结缔组织炎。宫颈裂伤感染可出现黏膜充血、溃疡、分泌物增多，向深部蔓延可达宫旁组织，引起盆腔结缔组织炎。

（2）急性子宫内膜炎、子宫肌炎：病原体经过胎盘剥离面侵入子宫内膜形成子宫内膜炎，侵入子宫肌层形成子宫肌炎。临床表现为子宫内膜坏死，恶露增多，脓性，有臭味。炎症侵入子宫肌层，子宫复旧不佳，恶露呈脓性，下腹痛加重，宫底部有压痛，伴寒战，体温升高达 38℃，白细胞数量增多。

（3）急性盆腔结缔组织炎、急性输卵管炎：病原体侵入宫旁组织，形成炎性包块，并波及输卵管，形成输卵管炎。产妇可出现寒战、高热、腹胀、下腹压痛、反跳痛、肌紧张等症状和体征，严重时病变可波及整个盆腔形成"冰冻骨盆"。

（4）急性盆腔腹膜炎及弥漫性腹膜炎：病原体还可扩散至子宫浆膜层，形成盆腔腹膜炎，继续发展为弥漫性腹膜炎，出现高热、恶心、呕吐、腹胀等全身中毒症状，下腹部有明显的压痛、反跳痛。急性期治疗不彻底可转为慢性腹膜炎。

（5）血栓性静脉炎：以厌氧菌感染为主。血栓来自胎盘剥离处，随血液循环播散，侵入子宫静脉、卵巢静脉、髂内静脉、髂总静脉，盆腔静脉炎向下扩散可形成下肢深静脉炎。盆腔内血栓静脉炎患者表现为寒战、高热。下肢静脉血栓的产妇可出现下肢持续性疼痛，局部静脉压痛或触及硬索状物，血液回流受阻，皮肤发白、疼痛，下肢水肿，俗称"股白肿"。

（6）脓毒血症及败血症：脱落的感染血栓或大量病原体进入血液循环，引起脓毒血症、败血症，患者可出现持续高热、寒战等全身中毒症状，严重时可出现感染性休克，危及生命。

4. 辅助检查

（1）血常规：白细胞总数增高，中性粒细胞升高明显，血沉加快。

（2）药物敏感试验：会阴伤口分泌物、宫腔分泌物培养、血液细菌培养和药物敏感试验，寻找病原体，为选择抗生素提供依据。

（3）B 超：检查子宫及盆腔组织，可发现炎症包块、脓肿的位置及性质。

（4）C－反应蛋白：检测血清 C－反应蛋白大于 8mg/L，有助于早期诊断感染。

5. 社会－心理评估　产褥感染的产妇因发热、腹痛等身体不适，可能降低母乳喂养和对新生儿的照顾能力，感染严重时，因治疗需要可能停止母乳喂养甚至造成母子分离，产妇常表现为疲劳、烦躁、睡眠不佳、焦虑等。

6. 治疗原则

（1）抗生素治疗：先根据临床表现选用广谱高效抗生素，然后根据细菌培养和药物敏感试验结果调整抗生素种类和剂量。对于中毒症状严重的患者，为提高机体的应激能力，可加用肾上腺皮质激素。

（2）支持疗法：为患者提供高热量、高蛋白质易消化的食物，以增加机体抵抗力。高热患者应行物理降温；病情严重者注意纠正水、电解质失衡；贫血患者可少量多次输血。

（3）局部治疗：会阴伤口或腹部切口感染的患者，行切开引流；盆腔脓肿者可经后穹隆切开引流；胎盘胎膜残留者应清除宫腔内容物；产妇取半坐卧位以利恶露引流，使炎症局限于盆腔。

（4）血栓性静脉炎的治疗：在应用抗生素治疗的同时，加用肝素、尿激酶进行溶栓治疗，用药期间注意监测凝血功能。口服双香豆素、阿司匹林等。

（四）护理诊断和医护合作性问题

1. 体温过高　与产褥感染有关。

2. 体液不足　与发热消耗、摄入减少有关。

3. 疼痛　与伤口裂开有关。

4. 焦虑　与担心自身健康及新生儿喂养有关。

5. 母乳喂养中断　与产褥感染有关。

（五）计划与实施

1. 预期目标

（1）产妇炎症得到控制，体温及各项生命体征恢复正常。

（2）产妇液体的摄入能够满足机体需要，未出现电解质失衡。

（3）产妇主诉疼痛缓解。

（4）产妇能复述疾病、自我护理及新生儿喂养相关知识。

（5）新生儿得到有效喂养，生长发育正常。

2. 护理措施

1）一般护理

（1）做好生活护理，满足患者基本需要，提供舒适的休养环境，保证患者能够充分休息；协助取半坐卧位，促进恶露排出。

（2）增加营养，提供高热量、高蛋白、高维生素的食物，补充消耗，增强机体抵抗力，同时要保证液体的摄入，保持电解质平衡，必要时可通过静脉输液补充液体。

2）病情观察

（1）监测患者的体温、脉搏及其他生命体征；观察患者全身状况，有无寒战、腹痛等；监测血清电解质、白细胞计数变化；准确记录出入量。

（2）评估会阴、腹部伤口情况；观察恶露的量、颜色、性状、气味；每日定时检查子宫复旧情况。

（3）观察患者有无下肢持续性疼痛、局部静脉压痛或触及硬索状物，下肢是否水肿及皮肤颜色。

3）配合治疗

（1）遵医嘱给予抗生素治疗，保持有效血药浓度；定期采血检查，了解白细胞计数、分类。

（2）协助医生进行脓肿引流、伤口清创或清除宫腔残留物，术后注意观察引流液的量、性状、伤口愈合情况，子宫收缩及阴道出血情况。

4）预防感染：妊娠、分娩过程中注意预防感染，减少阴道操作。产妇的便盆等用物应一人一物，用后消毒，防止交叉感染。医护人员在操作过程中要严格执行无菌操作原则，被污染的物品要按规定处理，避免医源性感染。

3. 健康指导

（1）产褥感染的预防：平时应养成良好的卫生习惯，积极治疗生殖道炎症。妊娠后期避免性生活及盆浴。

（2）指导产妇注意个人卫生，做好会阴部护理：每日用 1 ：5 000 高锰酸钾溶液或 1 ：40 络合碘溶液冲洗外阴两次；产后 10d 可温水坐浴，每日 2 次；教会产妇正确、及时地更换会阴垫。

（3）指导母乳喂养，新生儿吸吮乳头，反射性地刺激子宫收缩，促进恶露排出。

（4）向产妇讲解产褥感染及其治疗的相关知识，缓解产妇的焦虑情绪，如母婴分离，指导产妇、家属如何挤出和贮存乳汁，喂养新生儿。

（5）教会产妇及家属识别产褥感染的症状、体征，有发热、腹痛、恶露异常应及时就医。

（6）提供产后休养、饮食、活动、产后复查等相关信息。

（六）评价

产妇的感染症状得到及时控制，体温恢复正常，疼痛缓解，心理状态趋于稳定，能够进行产后自我护理，新生儿生长发育正常。

二、晚期产后出血

（一）概述

分娩结束 24h 后，在产褥期内发生的子宫大量出血，称晚期产后出血。多发生在产后 1～2 周，也有发生在产后 6 周者。表现为阴道少量或中量出血，持续或间断，严重者可大量出血，患者晕厥甚至休克。

（二）病因

1. 胎盘、胎膜残留　是自然分娩产妇晚期产后出血的主要原因，多发生在产后 10d 左右。残留在宫腔内的胎盘组织发生变性、坏死、机化，形成胎盘息肉，当坏死组织脱落时，暴露基底部血管，引起大量出血。

2. 蜕膜残留 正常情况下蜕膜多在产后一周内脱落，随恶露排出。若蜕膜剥离不全、长时间残留，也可影响子宫复旧，继发子宫内膜炎症，引起晚期产后出血。

3. 子宫胎盘附着面感染或复旧不全 子宫胎盘附着面的血管在胎盘娩出后形成血栓，继而血栓机化，出现玻璃样变，血管上皮增厚，管腔上皮增厚，管腔变窄、堵塞。胎盘附着部边缘有内膜向内生长，底蜕膜深层的残留腺体和内膜亦重新生长，使子宫内膜得以修复，这个过程需要 6 ~ 8 周。如胎盘附着面感染、复旧不全，可引起血栓脱落，血窦重新开放，子宫出血。

4. 剖宫产术后子宫伤口裂开 多见于子宫下段剖宫产横切口两侧。主要原因是止血不良、切口选择过低或过高、缝合技术不当，切口感染等，这些原因均可使得肠线溶解脱落后，血窦重新开放，产妇大量阴道出血。

5. 其他原因 产后子宫滋养细胞肿瘤、子宫黏膜下肌瘤等也可引起晚期产后出血。

（三）护理评估

1. 健康史 除一般病史外，应特别注意收集与产后出血有关的资料，如是否有多胎史、全身出血性疾病史、产后出血史等。

2. 本次妊娠经过 了解胎儿大小、有无前置胎盘、胎盘早剥，分娩方式、是否有产程延长、有无宫缩乏力，剖宫产手术指征、手术方式、术后恢复情况，产褥期子宫复旧状况、恶露性状等。

3. 临床表现

（1）胎盘、胎膜残留出血：产后血性恶露多，持续时间长，子宫复旧差，子宫增大、软、宫口松弛，反复出血或突然大量阴道出血，有子宫底压痛、低热等感染征象。出血多发生在产后数日至十余日。

（2）蜕膜残留出血：与胎盘残留出血相似，宫腔刮出物病理检查可见坏死蜕膜，但没有绒毛。

（3）胎盘附着面感染或复旧不全出血：常于产后十余日突然发生阴道大量出血，妇科检查发现子宫大而软，宫口松弛，阴道及宫口有血块堵塞。

（4）剖宫产后出血：发生于产后二十余日，表现为急性大量出血，也可反复出血，可因失血过多引起休克。

4. 辅助检查

（1）血常规：检查白细胞计数及分类和血红蛋白含量，了解感染和贫血情况。

（2）宫腔分泌物培养、涂片检查：了解有无感染。

（3）B 超：了解子宫大小、宫腔内有无残留的胎盘、胎膜，子宫伤口愈合情况。

（4）病理检查：行清宫术，宫腔刮出物送病理检查。

（5）血 β – hCG 测定：了解有无胎盘残留，排除绒毛膜癌。

5. 社会 – 心理评估 晚期产后出血一旦发生，特别是出血较多时，产妇及家属均会产生恐惧、烦躁不安、甚至悲观绝望等心理，担心产妇生命安危，渴望得到紧急抢救，同时也担心婴儿的照顾。

6. 治疗原则

（1）明确原因，通过血 hCG 检查、B 超检查，发现有无胎盘、胎膜、蜕膜残留、子宫伤口裂开。

（2）疑有胎盘、胎膜、蜕膜残留或胎盘附着部位复旧不全者，应行刮宫术，可起到止血的作用，刮出物应送病理检查，以明确诊断。刮宫后给予抗生素及子宫收缩剂。

（3）疑有剖宫产术后切口裂开者，根据出血情况做清创缝合及髂内动脉、子宫动脉结扎止血或髂内动脉栓塞术，组织坏死范围大者，行子宫次全切除术或子宫全切术。

（4）若因肿瘤引起的阴道出血，应做相应处理。

（四）护理诊断和医护合作性问题

1. 潜在并发症 出血性休克。

2. 有感染的危险 与出血造成抵抗力降低或胎盘、胎膜残留有关。

3. 组织灌注量改变　与晚期产后出血有关。

4. 焦虑　与担心自身健康、生命安全及婴儿喂养有关。

（五）计划与实施

1. 预期目标

（1）护士及时发现产妇出血性休克的症状体征，报告医生及时处理。

（2）产妇住院期间体温正常，未出现感染。

（3）产妇维持体液平衡，维持基本生理功能。

（4）产妇能复述产褥期自我照顾及新生儿照顾的知识。

2. 护理措施

（1）观察子宫复旧情况，阴道出血的量、颜色、性状和气味，剖宫产伤口愈合情况。监测患者的体温、脉搏等生命体征并注意其一般情况。

（2）大量出血、反复出血可导致贫血，应注意监测产妇的血红蛋白值及一般情况，遵医嘱应用止血药物，为其提供高热量、高蛋白、高维生素的饮食，以纠正贫血，增强抵抗力。

（3）怀疑胎盘、胎膜残留者应配血，建立静脉通路，准备行刮宫术，术中注意观察患者的一般情况及出血量，刮出物送病理检查。术后遵医嘱给予抗生素及缩宫素，并注意观察子宫收缩及阴道出血情况。

（4）剖宫产伤口清创者，应注意观察伤口的愈合情况。

（5）保持产妇外阴清洁，及时更换会阴垫，每日外阴冲洗 2 次。

（6）做好生活护理，满足产妇的基本需要。母婴分离者如无禁忌可将乳汁挤出，喂养婴儿。

（7）预防：分娩后仔细检查胎盘、胎膜是否完整，产后 2h 内密切观察子宫收缩及阴道出血情况，产褥期密切观察并促进子宫复旧。

3. 健康指导

（1）通过孕妇学校授课及产后健康教育指导产妇及家属进行子宫按摩，观察子宫复旧情况、恶露的变化及会阴护理的技巧。

（2）讲解产褥期的康复技巧，强调营养、休息和运动的重要性。

（3）向产妇及家属强调出院后复查的时间、目的、意义，强调按时产后复查的重要性。出院后仍应注意继续观察产后出血的症状，发现异常情况及时返院就诊。

（六）护理评价

产妇出血状况得到及时控制，未出现感染、休克，婴儿得到照顾。

三、产褥期抑郁症

（一）概述

产褥期抑郁症是指产妇在产褥期内出现抑郁症状，是产褥期精神综合征中最常见的一种类型。有关其发病率，国外报道发生率高达 30%，国内研究表明发病率在 3.8% ~16.7% 之间。通常在产后 2 周内出现症状，表现为易激惹、烦躁、悲伤、焦虑、沮丧和对自身及婴儿健康过度担忧，常失去生活自理及照顾婴儿的能力，甚至自杀或伤害婴儿。

（二）病因

造成产后抑郁的因素很多，包括生理、心理、社会因素，其中社会心理因素被认为是主要因素。

1. 生理因素　在妊娠、分娩过程中，体内激素水平发生变化，尤其是在产后雌、孕激素水平的突然下降及不平衡是产褥期抑郁症的可能原因，和产褥期抑郁症相关的激素还有人绒毛膜促性腺激素、胎盘生乳素、肾上腺类固醇等。

2. 遗传因素　有精神病家族史特别是有抑郁症家族史的产妇易患产褥期抑郁症。过去有情感障碍、经前抑郁者易患产褥期抑郁症。曾患过产褥期抑郁症的产妇再次妊娠分娩，复发率较高。

3. 心理因素　有学者指出患有产褥期抑郁症的产妇具有敏感、情绪不稳定、固执、自我为中心等个性特征，时常表现出焦虑以及强迫的特殊品质，或者出现过度自我控制和倾从，容易产生产后心理障碍。另外，对母亲角色有认同缺陷的产妇，时常有强烈的依赖需求，这种依赖需求会使产妇无法适应母亲角色，一直对自己的母亲角色产生冲突和适应不良，无法应对初为人母的角色期望所带来的压力，容易形成产褥期抑郁症。另外有些学者认为妊娠期间情绪压力大、高度焦虑、人际关系不协调、婴儿健康状况差等因素易诱发产后精神异常。

4. 产科因素　分娩过程不顺利、新生儿畸形、对分娩的恐惧导致躯体和心理应激增强，可诱发产褥期抑郁症。产褥感染对产褥期抑郁症的发生也有一定影响。

5. 社会因素　大多数产妇是第一次生育，缺乏育儿经验，可能出现角色适应不良，产生焦虑、罪恶感和敌意，并逐渐丧失自我照顾能力和照顾婴儿的能力，最终使她们产生无助和绝望感，导致抑郁。另外，目前以核心家庭居多，家中可以帮忙照顾新生儿的亲属极少，雇用月嫂的费用又很高，产妇面临经济与照顾孩子的双重压力。

造成产后妇女压力源的 4 个主要因素有母亲角色不胜任、支持系统缺乏、面临抉择、身体心像改变等。

（1）母亲角色不胜任：产妇特别是初产妇在照顾新生儿的过程中，常常遇到各种各样的问题，例如，"孩子哭闹不停是饿了还是病了""孩子打嗝、吐奶怎么办""孩子穿多少衣服合适"等，由于缺乏经验，这些问题日复一日地困扰着产妇，使她们感到紧张、焦虑，丧失信心，造成心理压力而无法履行母亲的职责。

（2）支持系统缺乏：产妇得不到来自家庭和社会的支持，尤其是丈夫、长辈以及专业人员在育儿方面的指导和帮助。丈夫也没有适应父亲的角色，没有参与家务或照顾婴儿的工作，不能理解产妇情绪的变化，不能提供育儿以及心理、精神方面的支持。另外，产妇经历的负性生活事件、家庭经济条件的恶化等也可诱发产褥期抑郁症。

（3）面临抉择：孩子的出生使原来的家庭生活内容、节奏甚至结构都发生了变化，产妇面临着许多选择，例如"谁可以帮助自己带小孩""是否雇用保姆""哪一种品牌的奶粉更好""给孩子起什么名字"等。

（4）身体心像改变：产妇因妊娠和分娩身体结构、身体功能、身体感觉和社会功能等方面发生改变，常常会担心"体形恢复不到理想状态""担心性生活后再次妊娠"等。

（三）护理评估

1. 健康史　既往有无心理问题、精神疾病，有无精神病家族史。

2. 本次妊娠经过　本次妊娠、分娩是否正常，新生儿是否健康。

3. 临床表现　产褥期抑郁症通常在产后 2 周出现症状，产后 4～6 周症状明显，表现为以下几个方面。

（1）焦虑、恐惧、易怒等情绪问题，产妇常感到心情压抑、沮丧、情绪淡漠、孤独、害羞、不愿见人，伤心、流泪等。

（2）自暴自弃、自责、自罪等自我评价降低表现，对身边的人有戒心甚至敌意，与家人、丈夫关系不协调，负向情绪、对自身和新生儿健康过度担忧。

（3）主动性降低，行动反应迟钝，注意力无法集中、健忘、工作效率和处理问题的能力下降。

（4）对事物缺乏兴趣，对生活缺乏信心，出现厌食、失眠、疲倦，可能伴有头痛、便秘、呼吸心率加快、泌乳减少等躯体症状。

（5）严重者常常失去生活自理和照顾新生儿的能力。一些产妇甚至出现伤害婴儿或自我伤害的行为。由于不能建立正常的母婴关系，可能影响婴儿的生理、认知及情感发育。

4. 辅助检查　产褥期抑郁症至今尚无统一的诊断标准。

（1）美国精神学会（1994）在《精神疾病的诊断与统计手册》一书中，制定了产褥期抑郁症的诊断标准（表 6-2）。

表 6 - 2　产褥期抑郁症的诊断标准

---

1. 在产后 2 周内出现下列 5 条或 5 条以上的症状，必须具备（1）（2）两条
（1）情绪抑郁。
（2）对全部或多数活动明显缺乏兴趣或愉悦。
（3）体重显著下降或增加。
（4）失眠或睡眠过度。
（5）精神运动性兴奋或阻滞。
（6）疲劳或乏力。
（7）遇事皆感毫无意义或自罪感。
（8）思维力减退或注意力溃散。
（9）反复出现死亡想法。
2. 在产后 4 周内发病

（2）爱丁堡产后抑郁量表：是应用广泛的自评量表，共 10 个项目，在产后 6 周进行调查。根据症状的严重程度，每个项目的评分设 0、1、2、3 四个等级。10 个项目分值总和为总分，总分大于等于 13 分提示可能有抑郁障碍，在初级保健人员进行常规筛查时也可用 9/10 作为抑郁的区分点。

5. 心理 - 社会评估　评估产妇的人际关系、情感表达方式、社会支持系统、近期有无重大生活事件发生、婚姻关系是否稳定等。

6. 治疗原则　治疗包括心理治疗和药物治疗。

（1）心理治疗：通过心理咨询，解除致病的心理因素（如婚姻关系紧张、想要男孩却生女孩，既往有精神障碍史等）。对产妇多加关心和照顾，尽量调整好家庭关系，指导其养成良好睡眠习惯，可减轻抑郁症状。

（2）药物治疗：应用抗抑郁药，主要选择 5 - 羟色胺再吸收抑制剂、三环类抗抑郁药等，如帕罗西汀、舍曲林、氟西汀、阿米替林等。这类药物不进入乳汁中，可用于产褥期抑郁症。

（四）护理诊断和医护合作性问题

1. 个人/家庭应对无效　与产妇抑郁造成角色冲突有关。
2. 父母不称职　与产妇的抑郁行为有关。
3. 有自伤的危险　与产后严重的悲观情绪、自责、自罪感有关。
4. 睡眠型态紊乱　与焦虑、恐惧等情绪有关。

（五）计划与实施

1. 预期目标
（1）产妇的生理、心理舒适感增加。
（2）产妇和婴儿健康安全，产妇能照顾自己和婴儿。
（3）产妇的情绪稳定，能配合护理人员与家人采取有效应对措施。

2. 护理措施
（1）在妊娠、分娩及产褥期关注孕产妇的精神、心理状态，及时发现问题，加以干预。指导产妇认识产褥期的生理变化及其影响，调节情绪。

（2）协助产妇照顾新生儿，指导母乳喂养，保证产妇有充足的休息时间。帮助产妇掌握母乳喂养、照顾新生儿及产后自我护理的技巧，使其树立信心，尽快适应母亲角色。

（3）调动家庭及社会资源，为产妇提供支持。向产妇介绍社区卫生服务的资源，鼓励其在遇到困难时，积极寻求帮助。鼓励产妇的丈夫学习、参与新生儿的照顾，减轻产妇负担。

（4）药物治疗的护理督促产妇按时服药，监测药物不良反应，严重时及时处理。

3. 健康指导　产褥期抑郁症的发生，受社会因素、心理因素及妊娠因素影响。产前利用孕妇学校等多种渠道普及有关妊娠、分娩常识，减轻孕妇对妊娠、分娩的紧张、恐惧心理，完善自我保健。开展心理教育、放松训练、社会支持干预疗法等预防产褥期抑郁症发生。分娩过程中，运用导乐分娩，助产

士注意倾听产妇的主诉，提供全程连续护理。产后向产妇和家属介绍抑郁知识，社区护士提供家庭访视，帮助解决产后恢复和婴儿喂养中遇到的问题。

（六）护理评价

产妇情绪稳定，掌握照顾新生儿的技巧，树立信心，适应母亲角色。

（胡 娟）

第七章

康复护理

第一节 康复护理的基本概念

一、康复护理的定义

康复护理是护理学的一部分，它是针对损伤（injuries）、慢性病（chronic illness）和残疾（disability）的患者在其生理功能、心理功能、家庭与社会生活、经济状况、职业等方面发生功能障碍或改变时，能及时而有效地提供专业知识和技能的服务，预防并发症，并满足他们的需求，使其能恢复自我照顾的能力，支持和教育这些患者以及他们的家属在较长时间内合理使用康复服务，并能维持其理想的健康功能状态。

二、康复护理的特性

康复护理具有以下4个主要特性：

（一）动态性

它是动态的护理过程，常因患者以及家庭成员的需要而不断变化，以促进护理人员、残疾患者及其家属之间互动的过程。

（二）连续性

它贯穿于患者住院期间以及回到家庭与社区后的护理全过程。

（三）整体性

它主要针对慢性病、残疾患者以及家属，关注其身体、精神心理、社会、文化四个方面的内容。

（四）可操作性

它采用护理程序的工作方法，注重对病、伤、残者生理功能、心理功能、家庭社会适应状态过程中现存或潜在的各种健康问题做出全面而系统的评估，制定护理计划，拟订短期和长期护理目标，执行护理措施和完成护理评价。

三、康复护理的工作范围

康复护理工作的范围可划分为预防性、治疗性和康复性，分别说明如下：

（一）预防性

康复护理预防性的目标就是促进和提高社区居民康复意识，预防伤、残、慢性病的发生。其主要内容包括加强社区居民康复知识的健康教育，指导人们预防意外伤害事故的发生，学会紧急处理措施（如：搬运过程中注意事项，预防颈椎、脊髓损伤等），提高人们对保障和促进健康生活方式的认识（如：合理饮食，体重管理，压力管理等）。工作地点可以选择在各单位卫生所、各级地方卫生院及社区康复服务中心等。

（二）治疗性

康复护理治疗性的目标就是早期发现、早期诊断和早期治疗。主要是在住院期间为患者采取必要的医疗措施，提供良好的身心照顾，以减轻残疾和慢性病对个体造成的伤害，预防并发症的发生。

（三）康复性

主要体现在医院康复医疗中心和出院后社区康复医疗机构为伤、残、慢性病患者提供身体、心理和社会的全面康复服务。将功能训练内容与日常生活活动密切结合，将治疗性沟通和咨询与患者的心理功能改变相结合，将健康教育计划与患者及其家庭成员共同参与结合在一起，以提高患者家庭对慢性病和残疾带来的损害的认识，协助患者及其家庭成员在出院后，学会利用社区康复医疗资源，获得最大的适应能力。

四、康复护理人员的角色与功能

康复护理专业人员的角色主要有照顾者、协调者、健康教育者、代言人、领导者、合作者、促进者、咨询者、出院前计划者和研究者。

（一）照顾者

在护理患者的过程中，根据病情发展的不同阶段，康复护理人员扮演着各种不同的角色，例如：刚入院时的双亲替代角色，满足患者日常生活的基本需要（如：皮肤清洁、饮食照顾、排泄管理、床上翻身等），以及医疗与护理照顾角色（如：静脉输液、给药、关节活动、预防跌倒等）。

（二）协调者

康复护理人员有责任协调康复团队小组中各康复专业人员之间的关系，帮助患者及其家属按照康复治疗计划有效地进行，了解康复护理计划是否符合患者当前身心状况需求，判断是否实现康复治疗目标，并协助患者早日重返家庭和社会生活。

（三）健康教育者

根据患者及其家庭成员的精神和心理需要，提供与疾病相关的预防、治疗、康复护理知识，并给予积极的支持与鼓励。

（四）代言人

康复护理人员是患者权益的维护者，有责任解释并维护患者权益不受侵犯，并能及时而正确的提供信息，成为康复专业人员和非专业人员（如保险公司）之间沟通的桥梁，协助解决由于残疾所面临的困难。

（五）领导者

康复护理人员应成为康复团队小组的领导者，领导患者、家属和其他小组成员，协助其实现康复的理想目标。

（六）合作者

康复护理人员与康复团队小组的其他成员，要团结患者及其家庭成员，建立平等、信任、尊重、合作的相互关系，实现最佳的康复治疗与护理目标。

（七）促进者

协助患者尽快实现康复目标。如果患者功能恢复的水平没能达到其所期待的目标，患者心理就会出现沮丧、挫折，这时康复护理人员在帮助患者最大限度恢复日常功能水平的基础上，还要在心理上给予鼓励和支持，减少其焦虑或忧郁情绪，建立积极向上的生活态度。

（八）咨询者

对患者以及家庭照顾者提供指导，以协助他们解决残疾和家庭照顾等相关的常见问题。康复护理人员扮演着疑难问题咨询者的重要角色，以提高居民保护身体健康的意识，预防各种伤害和慢性病的发生。如：如何监测血压的变化，高血压药物的合理使用，各种慢性病的饮食指导与合理营养，功能锻炼的注意事项等。

（九）出院前计划者

患者和家属在即将出院时会面临各种问题，在提出疑问时，康复护理人员应该主动提供咨询，协助患者理解和接受各种康复医疗措施，指导自我照顾的护理方法，帮助患者重建积极、健康的自我概念，为重返家庭和社会做好准备。

（十）研究者

康复护士应积极主动地开展康复护理研究，研究残疾、损伤、慢性疾病对患者以及家庭健康所带来的影响，找出影响因素，采取有效的方法去除危险因素，将研究的结果与康复治疗小组成员共同分享，并广泛应用于临床、康复医疗中心、社区康复服务机构，以改善康复护理服务质量，提高康复护理效果。

五、康复团队工作

患者在康复治疗中心或机构治疗期间，不仅要注重身体功能方面的恢复，还应包括心理适应、家庭与社会生活功能的全面恢复。因此，康复医疗服务应特别注重康复团队合作。康复小组的团队成员有：患者与家属、内科医师、康复科医师、护理人员、物理治疗师、作业治疗师、心理治疗师、娱乐治疗师、语言治疗师、营养师、社会工作者、其他成员（如矫形技师，医学工程师等）。

在这个团队小组成员中，患者与家属是小组内最重要的成员，因为康复小组专业成员所制定的康复计划必须依靠患者及其家属的积极主动参与，一方面必须按照专业人员制订的、持续地再学习和再教育计划去执行康复活动，另一方面患者及家属更应采取积极学习的态度去适应生活上的巨大改变。

六、康复护理人员在团队中的作用

康复护理人员是整个团队中重要的协调者，即在完成医嘱的基础上，经常与康复小组的其他成员保持联系，针对患者与家属的需要和各种问题，如患者有心理、社会（家庭、职业、经济困难）等方面问题，康复护理人员应该积极与心理治疗师、社会工作者、患者的家属或其所在工作单位及社区等有关部门共同协商解决。因此，护理人员在讨论康复计划的具体实施过程中，能起到有效的协调作用，在康复小组团队工作中能发挥关键的桥梁作用。

七、康复护理工作重点与目标

康复护理工作的重点是以患者及其家庭为中心，通过康复团队小组成员合作与协调，协助、支持与教育患者及其家属早日重返家庭与社区的健康生活。康复护士的职责就是维持现存功能水平，促进健康，预防身体结构和功能的进一步损伤，预防残疾，恢复社会角色。

在医疗环境中，康复护理人员主要是通过收集资料，提出护理问题，制订护理目标、计划和措施。同时康复护理人员本身就是一个治疗性工具，通过运用治疗性沟通技巧，与患者建立治疗性人际关系，将其被动、消极接受参与康复治疗和护理的过程转变成为主动、积极的自我照顾的过程，并引导患者重新认识和接纳自我，并通过不断再学习、再实践，重建良好的生活适应模式。同时满足伤、病、残患者基本生活功能需要，预防并发症发生。

（王　卉）

第二节　康复护理理论在临床工作中的应用

临床康复护理工作应该以康复护理理论为依据，以康复护理程序为工作方法，为患者提供有效的康复护理服务。康复护理程序分为以下五个步骤，即评估、诊断、计划与目标、实施、评价。首先，通过收集资料并提出护理诊断或问题，并根据护理诊断的具体问题，制订护理计划和目标，采取具体的护理活动，对护理对象提供具体的护理措施，并在护理活动结束后，再对患者的身体、心理、社会等方面的改变进行判断，以确定护理目标的实现和护理效果的达到程度。

一、护理评估（nursing assessment）

护理评估是护理程序的第一步，评估阶段是提供高质量的个体化护理的基础，也为确定患者的护理诊断、制定目标、实施护理计划和评价护理效果提供依据。除了在入院时的总体评估外，在护理程序的全过程中，还应不断对其进行评估，发现患者住院期间出现的新问题，并根据这些资料决定是否需要修改、中断或继续原有的护理措施。因此，护理评估是连续的、系统的、全面地收集护理对象身体状况以及心理、社会、文化、经济等方面的资料，并以护理理论为指导，对所收集的资料进行组织、整理、核实、分析、归纳、推理和记录。收集资料的方法包括交谈法、观察法、身体评估法和查阅病历法等。

根据康复护理理论来确定收集资料的内容和范围，如以奥伦的自理理论为依据，收集资料可以从一般性自我照顾需求、发展性自我照顾需求和健康不佳时的自我照顾需求三个方面来进行；如以适应理论模式为依据，收集资料可以从生理功能适应方式、自我概念适应方式、角色功能模式和相互依赖的适应方式四个方面来考虑。

二、护理诊断（nursing diagnosis）

根据美国护理协会（American Nurses Association）和康复护理协会（the Association of Rehabilitation Nurses）在 1986 年制订的康复护理实践标准，康复护理是护理工作范围内的一个专业领域。它是诊断和治疗人们对功能活动和生活方式发生改变时所出现的现存的或潜在健康问题的反应。

根据以上所收集的资料，如果按照奥伦的自理理论框架，可以得出护理诊断为自理能力缺陷，而缺陷的水平可以分为：①完全缺陷：即患者完全丧失了自我照顾的能力，需要护理人员提供全部的帮助才能维持日常生活能力。如：昏迷、高位截瘫、精神患者、老年痴呆等。②部分缺陷：即患者有能力完成一部分自我照顾需要，另一部分需要护理人员协助完成以满足日常生活能力需要。如：中风患者、骨折等。③支持和教育缺陷：患者和家属由于相关知识不足，不能满足自我照顾的需要，需要护理人员提供正确的指导、咨询、健康教育，以更好地了解疾病的发生、发展的过程，从而达到最佳健康状态，预防并发症。如：肢体功能运动指导，药物依从性（抗忧郁症、抗高血压、糖尿病管理）等。

如果按照罗伊的适应理论模式，得出的护理诊断就为：①无效生理改变。②无效自我概念改变。③无效角色改变，即角色缺乏、角色冲突。④家庭社会关系适应不良。

三、护理计划（nursing plan）

针对护理诊断制定措施来预防、减轻或解决有关问题。制定计划的目的是为了使患者得到适合于个人的护理，保持护理工作的连续性，促进医护人员的交流和利于评价。具体内容包括建立护理目标和制定护理措施：

（一）建立目标

目标是理想的护理结果。其目的是指导护理措施的制定，衡量措施的有效性和实用性。为此，护理目标应具备下述特点：首先，必须以患者为中心，反映患者的行为；其次，必须现实，要以能够实现为目的；再次，是能够观察和测量，并有具体的检测标准和时间限度；最后，特别注意护理目标应由护理人员与患者以及家属双方共同来制定，以确保目标的可行性和个性化的特征。

同时，目标还有短期（近期）和长期（远期）之分。短期目标是当前需要解决的主要矛盾，长期目标是需要较长时间才能实现的，范围也比较广泛。如中风偏瘫患者，其护理诊断为躯体移动障碍，短期目标（近期目标）是"第一周床上躯体的被动运动""第二周床上躯体练习翻身""第三周床上躯体的主动运动"；远期目标是"一个月内恢复床上躯体自主运动功能"。短期目标应与长期目标互相配合、互相呼应。

（二）制定措施

护理措施是进行解释，帮助患者达到预期目标的行为，是护士为患者提出的特定护理工作项目，是确定护理诊断与目标后的具体实施方案。重点是满足人的基本需要，预防功能缺损，维持功能正常，预防、减少并发症发生，促进功能最大限度的恢复。

护理措施可分为依赖性的、相互依赖的和独立的三类：

1. 依赖性的护理措施 即康复护理人员执行医嘱的具体方法，它描述了贯彻医疗措施的行为。如医嘱"按时服用降高血压药物，一天二次"。护士执行如下：每天早、晚各服药一次。

2. 相互依赖性护理措施 这类护理措施包括了医、护、物理理疗师、作业治疗师之间的合作，共同完成。如中风偏瘫患者出现活动无耐力时，在进行耐力训练时，护理人员与物理治疗师以及患者家庭成员一起，共同制定的措施为：①床上抬腿训练，左、右腿各10次。②双腿一前一后站立训练，各10次为一组。③行走训练，10步一组，共两组。④上、下午各一次。

3. 独立性护理措施 这类护理措施完全由护士设计并实施，不需要医嘱。护士凭借自己的知识、经验、能力，根据护理诊断来制定，是在其职责范围内，独立思考、判断决定的措施。如：床边合理膳食指导、功能训练时间、运动量大小、训练方式选择、采用合适的体位（卧位、坐位、站位）、为预防各种并发症而采取的护理措施等。

四、护理实施（nursing implementation）

实施是为达到护理目标而将计划中各项措施付诸行动的过程。包括康复护理人员所采用的各种具体的护理活动，以解决康复护理问题，并记录护理活动的结果及患者反应。重点放在促进健康，维持功能正常，预防功能丧失，满足人的基本需要，预防、降低或限制不良反应。实施由计划者亲自执行或指定他人执行，但必须有患者及其家属共同积极地参与。

在具体实施阶段，护理的重点是着手落实已制定的措施。根据依赖性、合作性和独立性护理措施的原则，以解决患者存在的主要护理问题。在实施中需进行健康教育，以满足患者的学习需要。内容包括获取知识、学习操作技术、改变个人心理和情感状态。实施过程原则应遵循个性化和安全性原则。实施的质量如何与护士的知识、人际关系技巧和操作技术三方面的水平有关。实施是评估、诊断和计划阶段的延续，须随时注意评估患者的生理、心理状态，了解患者对措施的承受能力、反应及效果，努力使护理措施满足患者的生理、心理需要，促进疾病的康复。实施过程中的情况应随时用文字记录下来，力求完整性、准确性、前后一致性，以反映护理效果，为评价做好准备。

五、护理评价（nursing assessment）

评价是将患者的健康状况与原先确定的护理目标进行有计划的、系统的比较过程。评价是贯穿于护理全过程的活动，其中护理诊断是评价的依据，护理目标是评价的标准。进行评价的最主要目的是确定患者康复功能恢复的程度，同时也是判断康复护理措施的制定和实施的效果。

评价的方法是将护理效果与原定目标相比较，以鉴定护理效果，找出新的问题。经分析可得出三种结果：①达到目标。②部分达到目标。③未能达到目标。如未达目标，应考虑下述问题：原始资料是否充足，护理问题是否确切，所定目标是否现实，所用护理措施是否有效等。评价是护理程序循环中的一步，评价后还须进一步再收集资料、修订计划，以期达到患者最佳身心状况。一般急性期每3d评价一次，慢性康复患者酌情2~4周评价一次。康复护士应及时准确记录评价的结果，及时发现存在的问题，为下一阶段制定进一步护理计划和目标做好准备。

（王　卉）

第三节　帕金森病的康复护理

一、概述

帕金森病（Parkinson's disease，PD）又称震颤麻痹（Paralysis Agitans），是中老年常见的神经系统变性疾病，以静止性震颤、运动减少、肌强直和体位不稳为临床特征，主要病理改变是黑质多巴胺（DA）能神经元变性和路易小体形成。而高血压、脑动脉硬化、脑炎、外伤、中毒、基底核附近肿瘤以及吩噻嗪类药物等所产生的震颤、强直等症状，称为帕金森综合征。

帕金森病的病因包括：年龄老化，环境因素和遗传因素。本病多见于中老年人，60 岁以上人口的患病率高达 1%，而 40 岁以前发病者甚少，年龄老化可能与发病有关；流行病学调查显示，长期接触杀虫剂、除草剂或某些工业化学品可能是 PD 发病的危险因素；本病在一些家族中呈聚集现象，有报道10% 左右的 PD 患者有家族史，包括常染色体显性遗传或常染色体隐性遗传。

PD 的国内临床诊断标准为：至少具备 4 个典型症状和体征（静止性震颤、少动、僵直和位置性反射障碍）中的 2 个；是否存在不支持诊断原发性 PD 的不典型症状和体征，例如锥体束征、失用性步态障碍、小脑症状、意向性震颤、凝视麻痹、严重的自主神经功能障碍、明显的痴呆伴有轻度锥体外系症状；脑脊液中高香草酸减少，对诊断早期 PD 和特发性震颤、药物性帕金森综合征与 PD 的鉴别是有帮助的。一般而言特发性震颤有时与早期原发性 PD 很难鉴别，特发性震颤多表现为手和头部位置性和动作性震颤，而无少动和肌张力增高。

二、主要功能障碍

（一）运动功能障碍

1. 震颤性功能障碍　震颤是多数 PD 患者最常见的首发症状，常表现为静止性震颤，多数患者在活动中也有震颤，多从一侧上肢远端开始，呈现有规律的拇指对掌和手指屈曲的不自主震颤，类似"搓丸"样动作。具有静止时明显震颤，动作时减轻，入睡后消失等特征，随病程进展，震颤可逐步涉及下颌、唇、面和四肢。15% 的患者在病程中可无震颤尤其是发病年龄在 70 岁以上者。震颤在早期常影响患者的书写、持物、精细动作等，严重的患者丧失劳动力和生活自理能力。

2. 强直所致的功能障碍　强直引起主观上的全身僵硬和紧张，多从一侧的上肢或下肢近端开始，逐渐蔓延至远端、对侧和全身的肌肉。这也是 PD 患者的常见主诉，但是在患者的主诉与强直程度之间并不一定平行。强直限制了 PD 患者的活动程度，在早期即出现明显的笨拙，患者心理上有残疾感，后期，患者全身肌肉的僵硬成为主要问题，逐渐发展最终呈现木僵、甚至植物状态。

3. 运动迟缓　患者随意动作减少、减慢。多表现为开始的动作困难和缓慢，如行走时启动和终止均有困难。面肌强直使面部表情呆板，双眼凝视和瞬目动作减少，笑容出现和消失减慢，造成"面具脸"。手指精细动作很难完成，系裤带、鞋带很难进行；有书写时字越写越小的倾向，称为"写字过小征"。

4. 步态异常　早期走路拖步，迈步时身体前倾，行走时步距缩短，上肢协同摆动的联合动作减少或消失；晚期由坐位、卧位起立困难。迈步后碎步、往前冲、越走越快，不能立刻停步，称为"慌张步态"。

5. 姿势不稳定　PD 患者逐渐发展的肌张力增高引起颈、躯干和肢体的屈曲性姿势，上臂保持在躯干的两侧，肘和腕轻度弯曲，与前冲或后冲相关的平衡缺失，患者缺乏正常的姿势反射，姿势障碍是 PD 患者的一个特征性表现，这是引起患者行走中容易跌倒的主要原因。由于在起步时患者的躯干、髋部不能协调地向前或左右摇摆而引起的"僵步现象"。

6. 冻结现象（freezing）　它的特征是动作的起始或连续有节奏的重复性动作（如语言、书写、行走等）困难，这是引起 PD 患者运动功能障碍的一个重要问题。"冻结现象"是一个独立的表现，它不依赖于运动迟缓和强直。Nakamura 等定量分析了 PD 患者的"冻结现象"。

（二）认知功能障碍

随着疾病的进展，逐渐出现认知功能损害。具体表现为抽象思维能力下降，洞察力及判断力差，理解和概括形成能力障碍，对事物的异同缺乏比较，言语表达及接受事物能力下降，以及学习综合能力下降。视空间能力障碍是 PD 患者最常见的认知功能障碍，早期即可出现，发生率高达93%，表现为观察问题能力及视觉记忆下降、图像记忆下降、缺乏远见、预见和计划性，结构综合能力下降，视觉分析综合能力、视觉运动协调能力和抽象空间结合技能减退；记忆障碍；智力障碍等。

（三）语言障碍

语言是一种高度复杂的讲话机制参与的活动，受人的呼吸、唇、舌、下颌运动的影响。由于 PD 肌肉的强直和协调功能异常，多数患者逐渐出现语言障碍而影响正常的生活交流。多数患者被语言问题所困惑，常出现语言混浊、缺乏语调、节奏单调等。还会出现下列症状：①音量降低：通常是较早的症状，随着时间的推移，音量严重降低至难以听见。②语调衰减：在开始讲话时音量较强，而后逐渐衰减。③单音调：声音维持在同一水平上，缺乏表情和重音变化。④音质变化：声音像气丝，发颤或高音调或嘶哑等。⑤语速快：从句子的开始到句尾吐字逐渐加速，无任何停顿。⑥难以控制的重复：无意识和难以控制的单字、词组和句子的重复。⑦模糊发音：吐字不清。

（四）精神和心理障碍

震颤和渐进的运动迟缓引起患者在社会活动中的窘迫心理；异常的步态、易跌倒、语言和发音困难等将增加患者的精神压力和严重的残疾；患者害怕将出现生活自理能力的缺失。在 PD 的长达数年的病程中，患者表现出一种较典型的人格类型。患者脑内黑质细胞进行性变性，脑内 DA 减少，势必造成患者的智能和行为改变。患者常表现出抑郁、幻觉、认知障碍、痴呆等表现。

（五）吞咽困难

PD 患者喉部肌肉运动功能障碍导致吞咽困难，表现为不能很快吞咽，进食速度减慢，食物在口腔和喉部堆积，当进食过快时会引起噎塞和呛咳。

（六）膀胱功能障碍

膀胱功能障碍的问题很常见，尿动力学研究发现主要原因是（75%的患者）逼尿肌的过度反射性收缩和（17%的患者）外括约肌的功能丧失，当逼尿肌不能克服膀胱的排除阻力时，患者有类似前列腺肥大的表现，常见尿频、尿急、尿流不畅等症状。5%～10%的男性患者有尿失禁。虽然患者有类似前列腺肥大的表现，但是做前列腺切除的效果不明显，而且术后有20%的患者出现尿失禁。

三、康复护理评估

（一）运动功能评定

1. 关节活动范围测量　关节活动范围（range of motion，ROM）是指远端骨所移动的度数，即关节的远端向着或离开近端运动，远端骨所达到的新位置与开始位置之间的夹角。关节活动范围测量远端骨所移动的度数，而不是两骨之间所构成的夹角。常用的仪器通常为：通用量角器、电子量角器、指关节测量器等。

2. 肌力评定　常采用手法肌力检查法来评估肌肉的力量。

3. 肌张力评定　多数采用 Ashworth 痉挛量表或改良 Ashworth 痉挛量表。

4. 平衡能力评定　主要分为观察法、功能性评定及平衡测试仪评定等方法。

5. 步行能力评定　分为临床分析和实验室分析两个方面，临床分析主要通过观察法和测量法，实验室分析需要借助步态分析仪。

（二）认知功能评定

应用本顿视觉形状辨别测验、线方向判断测验、人面再认测验、视觉组织测验等评估视空间能力；

采用韦氏记忆量表评价患者的记忆力和智力。

（三）言语障碍评定

评定言语障碍主要是通过交流、观察、使用通用的量表以及仪器检查等方法，了解被评者有无语言障碍，判断其性质、类型及程度等。

（四）精神和心理障碍评定

1. 常用的智力测验量表　有简明精神状态检查法和韦氏智力量表。

2. 情绪评定　临床中最常见的消极情绪主要有抑郁与焦虑。

（1）常用的抑郁评定量表：Beck抑郁问卷、自评抑郁量表、抑郁状态问卷及汉密尔顿抑郁量表。

（2）常用的焦虑评定量表：焦虑自评量表、汉密尔顿焦虑量表。

（五）吞咽困难评定

1. 反复唾液吞咽测试　患者坐位，检查者将手指放在患者的喉结及舌骨处，观察30s内患者吞咽次数和活动度（即观察喉结上下移动状况），正常吞咽环甲骨（喉结）可上下移动2cm，约滑过一指距离。高龄患者30s内完成3次即可。对于患者因意识障碍或认知障碍不能听从指令的，反复唾液吞咽测试执行起来有一定的困难，这时可在口腔和咽部用棉棒冰水做冷刺激，观察吞咽的情况和吞咽启动所需要的时间。

2. 饮水试验　1982年洼田俊夫提出的，患者坐位，像平常一样喝下30ml的温水，然后观察和记录饮水时间、有无呛咳、饮水状况等。

（六）膀胱功能障碍

评估患者有无尿潴留、尿失禁和尿路感染的症状和体征。

四、康复护理原则与目标

1. 康复护理原则　合理饮食、心理护理、康复训练、疾病相关知识和日常生活指导。

2. 康复护理目标　包括短期目标和长期目标。

（1）短期目标：患者能适应生活自理能力降低的状态，能采取有效地沟通方式表达自己的需要和感情，生活需要得到满足，情绪稳定，舒适感增强；能配合进行功能的康复训练，维持正常的营养供给，语言表达能力，躯体活动能力和吞咽功能逐步恢复正常。

（2）长期目标：通过实施物理疗法、作业疗法为主等综合措施，最大限度地促进功能障碍的恢复，防止废用和误用综合征，争取患者达到生活自理，回归社会。

五、康复护理措施

（一）运动功能障碍

运动锻炼的目的在于防止和推迟关节强直与肢体挛缩。根据患者的震颤、肌强直、肢体运动减少、体位不稳的程度，尽量鼓励患者自行进食穿衣，锻炼和提高平衡协调能力的技巧，做力所能及的事情，减少依赖性，增强主动运动。患者可采取自己喜爱的运动方式，如散步、慢跑、跳舞、太极拳、导引养生功、舞剑等。

1. 上肢锻炼　上肢锻炼包括触摸下颏、胸部、头向后翘、头向右转向右看和向左转向左看，右肩向下，右耳向右肩上靠，左侧重复，缓慢地大范围地旋转头部，然后换方向。下颏前伸内收均各保持5s。伸直手臂，高举过头向后，双手向后在背部扣住，往回拉，将手放在肩上，试用面部去接触肘部、双肘分开、挺胸，以上动作均各10s。手臂置于头上，肘关节弯曲，左手抓住右肘，右手抓住左肘，身体向两侧弯曲，以上每项练习3~5次。

2. 下肢锻炼　下肢锻炼包括站立，曲身弯腰向下，手扶墙。右手抓住右脚向后拉，然后左腿重复。面向墙壁站立，双腿稍分，双膝紧靠，手掌贴墙，身体前倾，感觉小腿肌肉牵拉坐在地板上，一腿伸直，另一腿弯曲，曲腿紧靠直腿股部，另一脚重复。双腿盘坐，双脚掌相对，试将膝部靠向地板，保持重复，双腿呈"V"型坐下，头靠向右腿中间和左脚，每个位置维护5~10s，以上每项练习3~5次。

3. 躯干锻炼　躯干锻炼包括双脚分开，双膝微曲，右臂前伸，向对侧交叉。平躺在地板上，一侧膝关节曲向胸部，另一侧重复。再双侧同时重复。平躺在地板上，双臂抱住双膝，缓慢地将头伸向膝关节。双手置于头下，一腿伸直。另一腿弯曲，交叉向身体的对侧，另一侧重复，腹部伸展，腿与骨盆紧贴地板，用手臂上捧，俯卧，手臂双腿同时高举。以上动作维持10s，每项练习重复3~5次。

4. 重心锻炼　先进行从坐位到立位的重心移动训练和平衡训练，在关节活动范围内让患者移动重心引起体位反射和防御反应。

5. 行走锻炼　步行时让患者思想放松，尽量迈大步。向前走时让患者抬高脚，脚跟着地，尽可能两脚分开，背部挺直，让患者摆动双臂，目视前方，并让患者抬高膝部跨过想象中的障碍物。

（二）认知功能障碍

认知功能障碍常常给患者带来许多不便，所以认知训练对患者的全面康复起着极其重要的作用。主要通过记忆力训练、注意力训练、感知力训练、解决问题能力的训练（知道报纸中的信息、排列数字、物品分类）等方法。

（三）语言障碍

1. 音量的锻炼　目的是增加吸气的频率，限制呼气时所讲出的单词的数量。正常的讲话是在中间适当的时候有停顿呼吸，而帕金森病患者对呼吸肌肉活动控制的能力降低，使得在单词之间就停顿，做频繁的呼吸，训练时要求患者，在停顿呼吸以前，必须以常规的组词方式讲完一定数量的单词。

（1）感知呼吸的动作：双手放在腹部，缓慢吸气和呼气，感觉腹部的运动，重复几次。

（2）呼气练习：吸气然后呼气，呼气时持续发元音的声音（啊、喔、鹅、欧等）并计算每次发音的持续时间，要求能平衡发音10~15s。

（3）发音感受：把手放在离嘴12cm远的地方感受讲话时的气流。用力从1数到10，在每一个数字之间呼吸。

（4）朗读字词：首先深吸气，再分别讲出下列词语的每一个字：读/一本/书、刷/牙、刀/和/叉、高兴/得/跳、幸/运、一帮/男孩，朗读词组，注意每次读说词组，注意每次读说词组前先吸气并做短暂的停顿。如：幸运、一碗汤、上床、写字等。

（5）练习呼吸控制，分节读出下列短语：到吃午饭/的时间了，在院子里/读书、我们需要/更多帮助。

2. 音词的练习　①每次发音前先吸气，然后发"啊"或"de，po"音，从轻柔逐渐调高声音至最大，重复数次"o"。②在不同声级水平上重复一些简单的词语。③连续讲下列词语两遍，每一遍音稍低，第二遍声音大而有力：安静/安静、别看/别看、走近点/走近点。④练习读句子，注意句中的疑问词、关键词等重复读"o"。

3. 清晰发音锻炼　①舌运动练习：舌头重复地伸出和缩回；舌头在两嘴角间尽快地左右移动；舌尖环绕上下唇快速做环形运动；舌头伸出尽量用舌尖触及下颌，然后松弛，重复数次；尽快准确地说出"拉－拉－拉""卡－卡－卡""卡－拉－卡"，重复数次。②唇和上下颌的练习：缓慢地反复做张嘴闭嘴动作；上下唇用力紧闭数秒钟，再松弛；尽快地张嘴和随之用力闭嘴，重复数次；尽快地说"吗－吗－吗－吗……"，休息后再重复。

（四）精神和心理障碍

PD患者早期多忧郁心理，回避人际交往，拒绝社交活动，整日沉默寡言，闷闷不乐；随着病程延长，病情进行性加重，患者丧失劳动能力，生活自理能力也逐渐下降，会产生焦虑、恐惧甚至绝望心理。护士应细心观察患者的心理反应，鼓励患者表达并注意倾听他们的心理感受，与患者讨论身体健康状况改变所造成的影响、不利于应对的因素，及时给予正确的信息和引导，使其能够接受和适应自己目前的状态并能设法改善。鼓励患者尽量维持过去的兴趣与爱好，多与他人交往；指导家属关心体贴患者，为患者创造良好的亲情氛围，减轻他们的心理压力。告诉患者本病病程长、进展缓慢、治疗周期长，而疗效的好坏常与患者精神情绪有关，鼓励他们保持良好心态。督促进食后及时清洁口腔，随身携带纸巾擦尽口角溢出的分泌物，注意保持个人卫生和着装整洁等，以尽量维护自我形象。

（五）吞咽困难

指导患者进行如鼓腮、伸舌、撅嘴、龇牙、吹吸等面肌功能训练，可以改善面部表情和吞咽困难，协调发音；进食或饮水时保持坐位或半卧位，注意力集中，并给予患者充足的时间和安静的进食环境，不催促、打扰患者进食；对于流涎过多的患者可使用吸管吸食流质；对于咀嚼能力和消化功能减退的患者应给予易消化、易咀嚼的细软、无刺激性软食或半流食，少量多餐；对于咀嚼和吞咽功能障碍者应选用稀粥、面片、蒸蛋等精细制作的小块食物或黏稠不易反流的食物，并指导患者少量分次吞咽；对于进食困难、饮水反呛的患者要及时给予鼻饲，并做好相应护理，防止经口进食引起误吸、窒息或吸入性肺炎。护士协助和指导患者进行吞咽困难相关康复训练，主要为基础训练（口腔器官运动训练、冷刺激、呼吸训练和有效咳嗽训练）、摄食训练（进食体位、食物选择、喂食方法等）。

（六）膀胱功能障碍

对于尿潴留患者可指导患者精神放松，腹部按摩、热敷以刺激排尿；膀胱充盈无法排尿时在无菌操作下给予导尿和留置导尿。尿失禁患者应注意皮肤护理，必要时留置导尿，并应注意正常排尿功能重建的训练。

六、康复护理指导

PD 为慢性进行性加重的疾病，后期常死于压疮、感染、外伤等并发症，应帮助患者及家属掌握疾病相关知识和自我护理方法，帮助分析和消除不利于个人及家庭应对的各种因素，制订切实可行的护理计划并督促落实。

1. 用药指导 告知患者及家属本病需要长期或终身服药治疗，让患者了解常用的药物种类、用法、用药注意事项、疗效及不良反应的观察与处理。告诉患者长期服药过程中可能会突然出现某些症状加重或疗效减退，让患者及家属了解用药过程中的"开-关现象"以及应对方法。

2. 康复训练 鼓励患者维持和培养兴趣爱好，坚持适当的运动和体育锻炼，做力所能及的家务劳动等，可以延缓身体功能障碍的发生和发展，从而延长寿命，提高生活质量。患者应树立信心，坚持主动运动，如散步、打太极拳等，保持关节活动的最大范围；加强日常生活动作训练，进食、洗漱、穿脱衣服等应尽量自理；卧床患者协助被动活动关节和按摩肢体，预防关节僵硬和肢体挛缩。

3. 照顾者指导 本病为一种无法根治的疾病，病程长达数年或数十年，家庭成员身心疲惫，经济负担加重，容易产生无助感。医护人员应关心患者家属，倾听他们的感受，理解他们的处境，尽力帮他们解决困难、走出困境，以便给患者更好的家庭支持。照顾者应关心体贴患者，协助进食、服药和日常生活照顾；督促患者遵医嘱正确服药，防止错服、漏服；细心观察，积极预防并发症和及时识别病情变化。

4. 皮肤护理 患者因震颤和不自主运动，出汗多，易造成皮肤刺激和不舒适感，皮肤抵抗力降低，还可导致皮肤破损和继发皮肤感染，应勤洗勤换，保持皮肤卫生；中晚期患者因运动障碍，卧床时间增多，应勤翻身勤擦洗，防止局部皮肤受压和改善全身血液循环，预防压疮。

5. 安全护理 指导患者避免登高和操作高速运转的机器，不要单独使用煤气、热水器及锐利器械，防止受伤等意外；避免让患者进食带骨刺的食物和使用易碎的器皿；外出时需人陪伴，尤其是精神智能障碍者其衣服口袋内要放置写有患者姓名、住址和联系电话的"安全卡片"，或佩带手腕识别牌，以防丢失。

6. 就诊指导 定期门诊复查，动态了解血压变化和肝肾功能、血常规等指标。当患者出现发热、外伤、骨折或运动障碍、精神智能障碍加重时及时就诊。

（王 卉）

第四节　糖尿病的康复护理

一、概述

糖尿病（diabetes mellitus，DM）是在遗传和环境因素相互作用下，因血中胰岛素分泌相对或绝对不足以及靶组织细胞对胰岛素敏感性降低，导致血糖过高，出现糖尿，进而引起蛋白质和脂肪代谢紊乱的一组临床综合征。

1997年美国糖尿病协会（ANA）提出修改糖尿病诊断标准为：症状（多尿、多饮、多食和体重减轻）+随机血糖≥11.1mmol/L（200mg/dl），或FPG（空腹血糖）≥7.0mmol/L（126mg/dl），或OGTT（口服葡萄糖耐量试验）中2HPG（2小时血糖）≥11.1mmol/L（200mg/dl）。症状不典型者，需另一天再次证实。

二、主要功能障碍

糖尿病造成的眼、肾、心脑血管、神经、外周皮肤等组织器官的并发症，成为其致残，甚至死亡的主要原因。

（一）生理功能障碍

1. 心功能障碍　糖尿病微血管病变累及心肌组织，引起心肌广泛性坏死损害，可诱发心力衰竭、心律失常、心源性休克和猝死。糖尿病大中动脉粥样病变，可引起冠心病，出现胸闷、胸痛、心悸等表现，甚至发生心肌梗死危及生命。

2. 神经功能障碍　糖尿病微血管病变可引起神经组织缺血、缺氧和营养不良。糖尿病大中动脉粥样硬化可侵犯大脑动脉，引起缺血性或出血性脑血管病。临床上可有黑矇、失语、偏盲、相应的运动和感觉障碍、意识障碍等表现，甚至危及生命。

3. 泌尿生殖功能障碍　糖尿病微血管病变和大中动脉粥样硬化均可累及肾脏，引起毛细血管间肾小球动脉硬化和肾动脉硬化。临床上出现肾功能减退，伴有高血压、水肿，最终发生氮质血症、肾衰竭。糖尿病自主神经病变可引起膀胱功能障碍，导致尿潴留并继发尿路感染。糖尿病也可引起月经失调和性功能障碍。

4. 运动功能障碍　糖尿病皮肤改变可多种多样，常见的有糖尿病性水疱病、糖尿病性皮肤病、糖尿病脂性渐进性坏死等。如果出现踝关节以下部位皮肤溃疡、肢端坏疽或感染，是致残、截肢的主要原因。晚期由于皮肤破损和感染，形成经久不愈的溃疡，深及肌腱，导致骨破坏，引起步行功能障碍。糖尿病可加速骨关节炎发生，根据临床表现分为四类，即神经病变、有软组织溃疡的皮肤病变、关节脱位、关节肿胀和畸形，影响患者的运动功能。

5. 感觉功能障碍　糖尿病大中动脉粥样硬化可引起肢体动脉硬化，以下肢病变常见，常常表现为下肢疼痛、感觉异常，严重时可导致肢端坏疽。糖尿病神经病变以周围神经病变最常见，通常呈对称性，由远至近发展，下肢病变较上肢严重，感觉功能较易受累，病情进展缓慢。

6. 视觉功能障碍　糖尿病微血管病变可以引起视网膜病变。病程超过10年，大部分患者并发不同程度的视网膜病变，轻者出现视力模糊，严重时可致失明。此外，糖尿病还可引起白内障、青光眼、黄斑病变等，导致视力障碍乃至失明。

（二）日常生活活动功能障碍

糖尿病患者可出现的全身症状有乏力、易疲劳、生活工作能力下降等。若发生眼、脑、心、肾脏、大血管和神经并发症，则可出现日常生活活动严重受限。

（三）心理功能障碍

糖尿病是一种慢性代谢性疾病，患者需终身治疗且须严格控制饮食，给患者生活带来了极大的不便，加重了医疗经济负担，使患者产生悲观情绪，失去生活乐趣，感到孤独无助。而对失明、脑梗死、截肢等严重并发症的担心，更是给患者带来了极大的精神心理负担，患者有抑郁、焦虑、消极态度，缺乏自信，不能坚持治疗。因糖尿病可引起躯体痛苦甚至残疾威胁，患者产生沮丧、恐惧心理。

（四）参与能力障碍

由于糖尿病生理功能障碍或严重的心理障碍，不同程度地影响了患者的生活质量、劳动、就业和社会交往等能力。

三、康复护理评估

（一）生理功能评估

1. 血糖及胰岛 β 细胞功能评定　通过血糖、糖化血红蛋白、尿糖、胰岛素、C - 肽功能等的监测来评定糖尿病患者的病情。

（1）血糖：血糖升高是目前诊断糖尿病的主要依据，血糖测定是判断糖尿病病情和控制情况的主要指标。

（2）糖化血红蛋白 A1c（GHbA1c）：红细胞在血液循环中的寿命约为 120d，所以，GHbA1c 测定可反映取血前 4 ~ 12 周血糖的总水平，成为糖尿病控制的重要监测指标之一，同时也是评价血糖控制方案的金标准。血糖控制未达到标准或治疗方案调整后，患者应每 3 个月检查一次。血糖控制达到标准后，应每年至少检查 2 次。

（3）其他检查：包括尿糖测定、胰岛素测定、C - 肽功能测定、糖尿病抗体测定、血脂及水电解质检测等。

2. 糖尿病慢性病变的评定　主要包括眼部并发症、糖尿病肾病、糖尿病多发性神经病变、糖尿病足等的评定。

（1）糖尿病眼部并发症：以糖尿病视网膜病变最为常见，是主要的致盲眼病，糖尿病患者的致盲率是普通人群的 25 倍。糖尿病患者应定期检查眼底，通过眼底检查和荧光血管造影来评估糖尿病视网膜病变。糖尿病视网膜病变分为增殖型、非增殖型和糖尿病性黄斑水肿。非增殖型糖尿病视网膜病变为早期改变，增殖型改变是一种进展型改变，黄斑水肿可以与上述两型同时存在。如果病变已进入增殖期或非增殖性病变出现有临床意义的黄斑水肿时，应及时采取激光治疗，以使绝大多数糖尿病患者免于失明。

（2）糖尿病肾病：糖尿病肾病（diabetic nephropathy，DN）是糖尿病主要的并发症，也是 1 型糖尿病患者的主要死亡原因。尿微量蛋白（UAER）是诊断早期糖尿病肾病的重要指标，也是判断 DN 预后的重要指标。UAER < 20μg/min 为正常白蛋白尿期；UAER 20 ~ 200μg/min，即微量白蛋白尿期，临床诊断为早期糖尿病肾病；当 UAER 持续 > 200μg/min 或常规尿蛋白定量 > 0.5g/24h，即诊断为糖尿病肾病。

（3）糖尿病多发性神经病变：糖尿病对中枢和周围神经均可造成损害，最常见的是糖尿病多发性神经病变，其诊断必须符合下列条件：①糖尿病诊断明确。②四肢（至少双下肢）有持续性疼痛和感觉障碍。③双踇趾或至少有一踇趾的振动觉异常—用分度音叉在踇趾末关节处测 3 次振动觉的均值小于正常同年龄组。④双踝反射消失。⑤主侧（按利手测算）腓总神经感觉传导速度低于同年龄组正常值的 1 个标准差。

（4）糖尿病足：①神经病变评定：应用 Semmes - Weinstein 5.07（10g）的尼龙纤维丝进行检查，将尼龙丝垂直置于皮肤表面，沿着足的周边接触，整个按压尼龙丝，问患者是否有感觉，同一点重复两次，但是至少有一次是假接触，如果患者能在每一处都准确地感受到尼龙丝，能正确地回答 3 个问题中的 2 个，那么患者的保护性感觉正常，否则示感觉异常；音叉测试双踇趾末关节处 3 次，3 次中有 2 次答错，示音叉感觉缺失。②血管评估：皮肤血液灌注压的测定，如踝的血流灌注可以采用标杆试验（pole - test）来评估，该方法是将腿部抬高后记录超声波信号点；趾部血压和跨皮肤的氧分压测定；胫后动脉和足背动脉的脉搏触诊；下肢体位试验可以了解静脉充盈时间的长短，为下肢缺血的重要指标之一；踝肱压力指数测定（ABI）=踝动脉收缩压/肱动脉收缩压，正常值为 1.0～1.4，小于 0.9 提示轻度缺血，0.5～0.7 为中度缺血，小于 0.5 为重度缺血，此时易发生下肢（趾）坏疽。③X 线检查：可见肢端骨质疏松、脱钙、骨髓炎、骨质破坏、骨关节病变和动脉钙化，也可发现气性坏疽感染后肢端软组织变化，对诊断肢端坏疽有重大意义。④糖尿病足溃疡严重程度分级：根据美国 Texas 大学糖尿病足分级标准可分为 0 级～3 级。0 级，有足溃疡病史，无感染、缺血；1 级，下肢表浅溃疡、感染；2 级，下肢深及肌腱溃疡、缺血；3 级，坏疽影响下肢骨、关节，感染并缺血。

3. 心理功能评定　糖尿病患者的心理改变，主要指由于疾病知识缺乏而产生的焦虑、抑郁、睡眠障碍等。可采用相应的量表测试评定，如 Hamilton 焦虑量表、Hamilton 抑郁量表、简明精神病评定量表、症状自评量表、睡眠自测 AIS 量表。

（二）日常生活活动评定

糖尿病患者的日常生活活动评定可采用 Barthel 指数评定。

（三）生活质量评定

糖尿病患者由于慢性病发症导致生理功能和心理功能障碍，不同程度地影响生活质量和职业能力。生活质量评价是对患者进行疾病、体力、心理、情绪、日常生活及社会生活等进行综合评价。目前国际上缺乏统一的生活质量评定量表，常用的量表是诺丁汉健康评定表（Nottingham health profile，NHP）。

四、康复护理原则与目标

1. 康复护理原则　糖尿病患者的康复护理应遵循早期诊治、综合康复、个体化方案及持之以恒的原则。

（1）早期诊治：明确糖尿病的临床表现、并发症、诊断方法，及早选择正确的治疗方案。

（2）综合康复：糖尿病患者应进行饮食疗法、运动疗法、药物疗法、血糖监测和康复教育的全面康复护理。

（3）个体化方案：依据糖尿病的不同类型、不同并发症设计不同的康复护理方案。

（4）持之以恒：糖尿病患者的康复护理不仅局限于急性发作期，而应长期坚持改善功能。

2. 康复护理目标　分为短期目标和长期目标。

（1）短期目标：①控制血糖，纠正各种代谢紊乱：促进糖、蛋白质、脂肪代谢功能的正常化，消除临床症状。②控制病情，防治并发症：减轻各种并发症所致的功能障碍程度，降低患者的致残率和病死率。③保证育龄期妇女的正常妊娠、分娩和生育。④巩固和提高糖尿病患者的饮食治疗和药物治疗效果。

（2）长期目标：①通过糖尿病教育，使患者掌握糖尿病的防治知识、必要的自我保健能力和自我监测技能。②改善糖尿病患者的生活质量，使之正常参与社会劳动和社交活动，享有正常人的心理和体魄状态。③保证儿童、青少年的正常生长、发育。④维持糖尿病患者基本的体能和运动量，提高他们的生活和工作能力。

五、康复护理措施

迄今为止，糖尿病尚无根治方法。康复护理的任务是：①观察患者进行运动疗法期间的各种反应和效果。②协助康复医师和治疗师执行和调整糖尿病运动处方。③协调好饮食、运动、药物治疗的关系，及时反馈。④加强这类患者的皮肤保护，尤其注意对足的保护。⑤重视对糖尿病患者的心理康复，协助医生开展宣传教育。

（一）运动治疗

1. 适应证和禁忌证　①适应证：轻度和中度的 2 型糖尿病患者；肥胖的 2 型糖尿病患者为最佳适应证；1 型糖尿病患者只有在病情稳定，血糖控制良好时，方能进行适当的运动，以促进健康和正常发育。②禁忌证：急性并发症，如酮症酸中毒及高渗昏迷；并发各种急性感染；心力衰竭或心律失常；严重糖尿病肾病；严重糖尿病足；严重糖尿病视网膜病变；新近发生的血栓；空腹血糖大于15.0mmol/L或有严重的低血糖倾向。

2.2型糖尿病患者的运动处方　2型糖尿病的发病与环境因素相关，如肥胖、高脂肪、高热量饮食结构、运动减少、吸烟等。此型糖尿病患者的治疗应以改善患者生活方式和运动疗法为基础，同时配合药物治疗。

1）运动方式：适用于糖尿病患者的运动方式是一种中等或中等偏低强度的有氧运动，或称耐力运动，通常是由机体较多肌群参与的持续性运动。这种运动对增强心血管和呼吸功能，改善血糖、血脂代谢都有显著的作用。运动方式有步行、慢跑、登楼、游泳、划船、阻力自行车、中等强度的有氧体操、适当的球类活动、太极拳。原地跑或登楼梯也是一些简单可用的运动方法。

2）运动量：运动量的大小由运动强度、运动时间和运动频率三个因素决定。

（1）运动强度：如果运动强度过低，只能起到安慰作用，达不到治疗效果。高强度的运动可在运动中和运动后的一段时间内增高血糖的水平，并有可能造成持续性的高血糖，因此糖尿病患者应采取中等或中等偏低强度的有氧运动。由于在有效的运动范围内，运动强度的大小与心率的快慢呈线性相关，因此常采用运动中的心率作为评定运动强度大小的指标。临床上将能获得较好的运动效果，且能确保安全运动的心率称靶心率。靶心率的确定可以通过运动试验或公式计算，即运动试验中最高心率的60%～80%作为靶心率。一般先从低强度运动，最大耗氧量（VO_2max）的40%左右开始，当患者感觉良好并能继续适应运动的情况下，可逐渐进入中等强度运动（VO_2max的50%～60%）。中、重度肥胖者可进行中等甚至更强（VO_2max的60%～80%）的运动。如果无条件作运动试验，最高心率可通过下列公式获得，即靶心率＝170－年龄（岁）或靶心率＝安静心率＋安静心率×（50%～70%）。可用心率监测仪，还可通过自测脉搏的方法来检测。一般是在停止运动后立即测10秒脉搏数，然后乘以6即为1分钟脉率，与运动中的心率比较接近。

（2）运动时间：运动时间包括准备活动、运动训练和放松活动三部分的时间总和。达到靶心率的运动训练时间以20～30min为宜。因为运动时间过短达不到体内代谢效应，而运动时间过长，加上劳动强度过大，容易产生疲劳，诱发酮症酸中毒，加重病情。训练时间从10min开始，适应后逐渐增至30～40min，其中可穿插必要的间歇时间。在运动量一定的情况下，年轻或体力好的糖尿病患者训练强度较大时，训练时间可相应缩短，而老年糖尿病患者训练强度一般较低，可相应延长训练时间。

3）运动频率：运动频率每天一次或每周3～4次为宜。次数过少，运动间歇超过3～4d，则运动训练的效果及运动蓄积效应将减少，已获得改善的胰岛素敏感性将会消失，这样就难以达到运动的效果，故一般认为，每周运动3～5次是最适宜的。

3）运动训练的实施：包括三个部分，准备活动、运动训练和放松活动。

（1）准备活动：通常包括5～10min四肢和全身缓和伸展运动，多为缓慢步行或打太极拳等低强度运动。

（2）运动训练：为达到靶心率的中等强度或略低于中等强度的有氧运动。

（3）放松活动：包括5～10min的慢走、自我按摩或其他低强度活动。合适的运动量应为运动时略感气喘但不影响对话，心率在运动后5～10min恢复到运动前水平，运动后轻松愉快，食欲和睡眠良好，即使有疲乏、肌肉酸痛，短时间后也可消失。

3.1型糖尿病患者的运动处方　1型糖尿病一旦确诊应首先实施胰岛素治疗和饮食控制，待血糖控制良好后再实施运动疗法。

1型糖尿病患者多见于儿童和青少年，运动可促进患儿的生长发育，增强心血管功能，维持正常的运动功能。还可提高外周组织对胰岛素的敏感性，有利于血糖控制。在制定1型糖尿病患者的运动方案时，应注意儿童和青少年特点，不断变换运动的方法和内容，提高运动的兴趣性和直观性，并使运动能够长期坚持，达到促进生长发育的目的。

运动方式可根据患者的兴趣爱好及运动能力选择，如游泳、踢球、跳绳、舞蹈等娱乐性运动训练，以提高他们对运动的积极性。强度以 50% ~60% 最高心率为宜，运动时间从 20min 开始，每周运动 3~4次。随着运动能力的提高，逐渐增加运动时间和运动次数，做到每次运动适度，不过度劳累，以免加重病情。

4. 运动注意事项　无论何种类型糖尿病患者，运动训练时都应注意下列事项：①制定运动方案前，应对患者进行全面的检查，详细询问病史及体格检查，并进行血糖、血压、血脂、血酮、肝肾功能、心电图、运动负荷试验、胸片、关节和足等的检查。②运动训练应严格坚持个体化、循序渐进和持之以恒的原则。③运动应适量，如果运动结束后 10~20min 心率仍未恢复，且出现心悸、疲劳、睡眠不佳、食欲减退等症状，说明运动量过大，易发生糖尿病酮症酸中毒。如果运动后身体无发热感、无汗，脉搏无明显变化或在 2min 内迅速恢复，表明运动量小。④注意运动时的反应，密切监测心率、血压、心电图和自我感觉等，如有不适应及时采取措施，修改运动方案，调整运动量。⑤存在糖尿病的并发症时，尤其要重视运动可能带来的危险。如：冠心病患者发生心绞痛、心肌梗死或心律失常的危险性增高，最初应在心电图监护及医务人员的指导下进行。增殖性视网膜病变的患者发生晶状体出血的可能性增高，应避免进行剧烈运动、低头动作或闭气动作等。如果自主神经功能紊乱，可引起汗腺功能障碍，热天时运动出汗多，应注意补充水分。如果患者存在感觉异常，宜穿合适的袜子和软底运动鞋。足底有轻度破损时，应停止运动，及时处理，防止破损扩大。⑥运动前后必须要有热身运动和放松运动，以避免心脑血管事件发生和肌肉关节的损伤。⑦胰岛素注射部位应避开运动肌群，以免加快该部位的胰岛素吸收，诱发低血糖，注射部位一般选择腹部为好。运动训练的时间应选择在餐后 1~3h，必要时减少口服降糖药和胰岛素的剂量。如果患者正在接受胰岛素治疗，应避免胰岛素作用高峰期运动，防止发生低血糖。运动中应适当补充糖水或甜饮料，预防低血糖的发生。

（二）饮食疗法

饮食治疗是所有糖尿病治疗的基础，是糖尿病任何阶段预防和控制手段中不可缺少的组成部分。它按照生理需要定出总热量和均衡的营养成分，定时、定量、定餐，以促进胰岛功能的恢复。

1. 控制总热量　糖尿病饮食治疗的首要措施是控制每日的总热量。成人糖尿病患者每天每 kg 体重所需的热量见表 7-1，标准体重可用公式：标准体重（kg）＝身高（cm）－105 粗略计算。

表7-1　成人糖尿病每天每 kg 标准体重所需热量｛单位：kj/（kg·d）［kcal/（kg·d）］｝

劳动强度	消瘦	正常	肥胖
轻体力劳动	147（35）	126（30）	84~105（20~25）
中体力劳动	160（38）	147（35）	126（30）
重体力劳动	160~210（38~50）	160（38）	147（35）

2. 营养素的热量分配　碳水化合物应占糖尿病患者的膳食总热量中 50% ~60%，提倡食用粗制米、面和一定量的杂粮。一般糖尿病患者（无肾病及特殊需要者）蛋白质的摄入量占膳食总热量的 15% ~20%，其中动物蛋白占 1/3，以保证必需氨基酸的供给。脂肪的摄入量占膳食总热量的 20% ~25%，限制食物中的脂肪量，少食动物脂肪，尽量用植物油代替。

3. 制定食谱　三餐热量分布大概为 1/5、2/5、2/5 或 1/3、1/3、1/3，或分成四餐为 1/7、2/7、2/7、2/7，可按患者的生活习惯、病情及配合治疗的需要来调整。

4. 维生素和矿物质等微量元素的适当补给　健康状况良好且膳食多样化的糖尿病患者很少发生维生素和矿物质等微量元素的缺乏。高纤维素饮食可吸附胆固醇，延缓葡萄糖在肠道的吸收，降低餐后血糖，缓解或减轻胰岛素抵抗，增加胰岛素敏感性，并具有降脂减肥作用。因此提倡糖尿病患者食用荞麦、燕麦、玉米、豆类、海藻类、绿色蔬菜等高纤维素食物。

5. 限盐和忌酒　糖尿病患者每日的摄盐量不应超过 7g，伴有肾病者应小于 6g，有高血压者应小于 3g。糖尿病患者应忌酒，饮酒可以干扰血糖控制和饮食计划的执行，而且大量饮酒还可诱发酮症酸中毒发生。

（三）药物治疗

糖尿病的药物治疗主要指口服降糖药物和胰岛素的应用等。

（四）血糖监测

血糖监测是糖尿病管理中的重要组成部分。坚持长期监测对了解病情，掌握控制治疗的主动权，预防或延缓并发症非常重要。近年来糖尿病患者管理方法的主要进展之一是自我血糖监测，为医护人员和糖尿病患者提供了调整治疗方案的依据。监测频率取决于治疗方法、治疗目标、病情和个人的经济条件，监测的基本形式是患者的自我血糖监测。应定期到医院接受医生检查，每 2～3 个月复查 HbA1c，每年 1～2 次全面复查，了解血脂、心、肾、眼底和神经功能等情况，以便尽早发现并发症。平时做好自我监测，包括血糖、尿糖、血压及足部等。

（五）康复教育

康复教育是贯穿糖尿病治疗始终的一项重要措施。糖尿病患者及其家属必须接受康复教育，与医护人员密切配合，自己管理自己，长期自觉地执行康复治疗方案，才能取得良好的治疗效果。医护人员可组织各种类型的糖尿病患者学习班，如安排患者集体讨论、交流经验、讲解糖尿病的基础知识。可在集体辅导的基础上开展个别咨询工作。康复教育的目的是使患者了解糖尿病的基本知识，认清并发症的危害，积极应用饮食控制和运动疗法，达到理想体重，少用甚至不用降糖药。血糖控制良好，可延缓和减轻糖尿病慢性并发症。

（六）心理康复

加强护患沟通，及时讲解糖尿病基本知识、治疗的价值，以解除焦虑、紧张心理，提高治疗的依从性。与患者家属共同商讨制订饮食、运动计划，鼓励亲属和朋友多给予亲情和温暖，使其获得感情上的支持。鼓励患者参加各种糖尿病病友团体活动，增加战胜疾病的信心。

常用的方法有：①精神分析法：通过与患者进行有计划、有目的的交谈，帮助患者对糖尿病有完整的认识，建立战胜疾病的信心。②生物反馈疗法：借助肌电或血压等反馈训练，放松肌肉，消除紧张情绪，间接控制血糖。③音乐疗法：通过欣赏轻松、愉快的音乐，消除烦恼和心理障碍。④其他：举办形式多样的糖尿病教育、生活指导座谈会和观光旅游等活动，帮助患者消除心理障碍。

（七）糖尿病并发症的康复护理

1. 糖尿病足的康复护理　糖尿病足指与下肢远端神经异常和不同程度的周围血管病变相关的足部感染、溃疡和（或）深层组织破坏。其高危因素是：①有溃疡或截肢史。②伴保护性感觉受损的周围神经病变。③非神经病变的足部生物力学改变。④包括足部压力增加的证据（如皮肤红斑，胼胝下出血）和骨骼变形。⑤周围血管病变（足背动脉搏动减弱或消失）。⑥严重的趾甲病变和足畸形。⑦振动感觉受损。⑧跟腱反射阙如。⑨不适当的鞋袜和缺乏教育。糖尿病足一般采取综合康复护理措施。

（1）减轻足部的压力：①使用治疗性鞋袜：糖尿病患者穿的鞋柔软舒适，鞋尖有足够的空间让足趾活动，鞋内避免有粗糙的接线和缝口。根据足畸形和患者的活动水平设计开放型运动鞋或特制的矫正鞋。如足前部损伤时，可采用只允许足后部步行的装置减轻负荷，即"半鞋"（half‐shoes）和"足跟开放鞋"（heel‐sandals）。②全接触式支具或特殊的支具靴：可以把足装入固定型全接触模型，减轻溃疡部分压力。③拐杖和轮椅的应用。

（2）运动治疗：①患者可作患肢伸直抬高运动、踝关节的伸屈运动、足趾的背伸跖屈运动等。②足部保护性感觉丧失的患者可推荐的运动有游泳、骑自行车、划船、坐式运动及手臂的锻炼。③禁忌长时间行走、跑步和爬楼梯。

（3）局部治疗：①用锐器清创和用酶或化学清创。②敷料包扎。③局部用药和皮肤移植等。④足深部感染时，需住院治疗，包括应用广谱抗生素、切开排脓、施行截肢术等。

（4）物理治疗：糖尿病足溃疡的物理治疗主要用于控制感染，增加血液供应和促进溃疡面肉芽组织生长。常采用的方法有按摩、运动疗法、超短波、红外线、He‐Ne 激光、气血循环仪、旋涡浴及高压氧治疗。值得注意的是，上述物理治疗可根据患者溃疡分级选择应用。糖尿病足 0 级时，可指导患者掌握按摩手法，鼓励患者进行适宜运动。1～3 级时，可选用无热量超短波及紫外线控制感染、促进溃疡愈合。2～3 级时，可加用气血循环仪和旋涡浴治疗。新鲜创面可运用红外线，He－Ne 激光和高压氧可促进肉芽生长。

（5）作业治疗：作业治疗可以改善糖尿病足患者的步行功能，提高患者日常生活活动能力。具体的方法包括 ADL 训练、矫形器具的正确使用和穿戴、假足步行训练、适合患者的职业训练、拐杖和轮椅操作技能训练等。

（6）心理治疗：糖尿病足溃疡经久不愈以及对步行功能的影响，影响了患者的工作、生活和社会交往，加之对截肢恐惧，心理负担加重。适时的心理治疗不仅可以帮助患者树立战胜疾病的信心，同时可以增加疗效。

（7）其他治疗：包括控制血糖、抗感染、营养支持及更换创面敷料等，晚期可考虑血管重建、皮肤移植等，上述治疗无效而且严重缺血坏死的肢体可以考虑截肢。

2. 其他并发症的康复护理　①糖尿病冠心病的康复护理：参照冠心病的康复护理措施。②糖尿病周围神经病变和脑血管病变：参照神经病变和脑血管病变的康复护理措施。③糖尿病并发白内障、青光眼：可行手术治疗。④糖尿病肾病：如导致肾功能障碍主要依靠透析治疗。⑤糖尿病视网膜病变：视力残疾可采用超短波疗法、直流电离子导入疗法、助行器具的使用及家庭和环境适应性作业训练等。

六、康复护理指导

1. 用药指导　常用口服降糖药物有磺脲类、非磺脲类胰岛素促泌剂、双胍类、葡萄糖苷酶抑制剂、胰岛素增敏剂。患者可根据病情选用一种或两种药物联合治疗。护士应指导患者掌握口服降糖药的应用方法和不良反应的观察。对于使用胰岛素的患者，护士应向患者详细讲解胰岛素的名称、剂量、给药的方法和时间，掌握正确的注射方法、不良反应的观察和低血糖反应的处理。

2. 饮食指导　指导患者掌握并执行饮食治疗的具体要求和措施。为患者准备一份常用食物营养素含量表和替换表，使之学会自我饮食调节。

3. 运动指导　使患者了解运动治疗的重要性，掌握运动治疗的具体方法和注意事项。运动时随身携带病情卡片和甜食，以备急需。如果出现头晕、心悸等症状，应立即终止运动。

4. 自我监测的指导　指导患者学习监测血糖、血压、体重指数，了解糖尿病的控制目标。一般每 2～3 月复诊 GHbA1c。如原有血脂异常，每 1～2 个月监测 1 次，原无异常每 6～12 个月监测 1 次。体重每 1～3 个月监测 1 次，以便了解疾病控制情况，及时调整用药剂量。每 3～12 个月门诊定期复查，每年全身检查 1 次，以便尽早防治慢性并发症。

5. 并发症预防指导　患者应注意个人卫生，养成良好的卫生习惯。规律生活，戒烟戒酒，熟悉酮症酸中毒及高渗性昏迷等并发症的诱因、主要临床表现及应急处理措施。指导患者掌握糖尿病足的预防和护理知识。

6. 心理指导　说明精神压力和情绪对疾病的影响，指导患者正确处理疾病所致的生活压力，解除患者和家属的思想负担，树立战胜糖尿病的信心。

（张荣芝）

第五节　骨质疏松的康复护理

一、概述

（一）分类

骨质疏松系骨代谢障碍的一种全身性骨骼疾病，依据病因可分为原发性骨质疏松（primary osteoporosis）、继发性骨质疏松（secondary osteoporosis）和特发性骨质疏松（idiopathic osteoporosis）。

1. 原发性骨质疏松 又分为：①妇女绝经后骨质疏松症（postmenopausal osteoporosis，Ⅰ型骨质疏松）：一般发生在妇女绝经后 5~10 年内。②老年性骨质疏松症（senile osteoporosis，Ⅱ型骨质疏松）：指 70 岁后的老人发生的骨质疏松；女性的发病率为男性的 2 倍以上。前者主要与绝经后雌激素不足有关，后者主要与衰老改变有关。

2. 继发性骨质疏松 它是由某些疾病或药物病理性损害骨代谢所诱发的骨质疏松，如代谢性疾病、内分泌疾病、结缔组织疾病和影响骨代谢的药物等引起的骨质疏松，可由一种致病因素或多种致病因素引起。继发性骨质疏松的常见原因有内分泌性代谢疾病、骨髓疾病、结缔组织疾病、营养因素、药物因素、失用性因素等。

3. 特发性骨质疏松症 主要见于 8~14 岁青少年，无明确的原因，与遗传关系密切。此外，妇女在妊娠期和授乳期钙常摄取不足，骨钙可流失 8%~10%，因而易发生骨质疏松。

（二）诊断要点

骨强度反映了骨骼的两个主要方面，即骨矿密度和骨质量，目前尚缺乏直接测量骨强度的手段。用于评估骨质疏松症的指标是：发生了脆性骨折和（或）骨密度低下。

1. 脆性骨折 是骨强度下降的最终体现，有过脆性骨折即可诊断为骨质疏松症。

2. 骨密度测定（BMD） 仅能反映大约 70% 的骨强度。BMD 是目前诊断骨质疏松症、预测骨质疏松性骨折风险、监测自然病程以及评价药物干预疗效的最佳定量指标。

（1）双能 X 线吸收法（DXA）：WHO 推荐的诊断骨质疏松的标准：①骨密度值低于同性别、同种族健康成人骨峰值不足 1 个标准差属正常。②降低 1.0~2.5 个标准差之间为骨量低下（骨量减少）。③降低程度等于或大于 2.5 个标准差为骨质疏松。④骨密度降低程度符合骨质疏松症诊断标准同时伴有一处或多处骨折时为严重骨质疏松。用 T-score（T 值）表示，即 T 值 > -1.0 为正常；-2.5 ≤ T 值 < -1.0 为骨量减少；T 值 ≤ -2.5 为骨质疏松。常用的测量部位是腰$_{1~4}$（$L_1~L_4$）和股骨颈，DXA 测定骨密度要严格按照质量控制要求。

（2）定量超声测定法（QUS）：QUS 经济、方便，适用于筛查，尤其适用于妇女和儿童，在诊断骨质疏松症及预测骨折风险时有参考价值。

（3）X 线摄片法：X 线摄片法是对骨质疏松症所致骨折进行定性和定位诊断的一种比较好的方法。常用的摄片部位包括椎体、髋部、腕部、掌根、跟骨和管状骨。由于该法诊断骨质疏松症的敏感性和准确性较低，只有当骨量下降 30% 才可以在 X 线摄片中显现出来，故对早期诊断的意义不大。

（4）实验室检查：包括血、尿常规，肝、肾功能，血糖、钙、磷、碱性磷酸酶、性激素和甲状旁腺激素等。此外，还有股转化指标：①骨形成指标：血清碱性磷酸酶（ALP）、骨钙素（OC）、骨源性碱性磷酸酶（BALP）、Ⅰ型前胶原 C 端肽（PICP）、N 端肽。②骨吸收指标：空腹 2h 尿钙/肌酐比值，或血浆抗酒石酸酸性磷酸酶（TPACP）及Ⅰ型胶原 C 端肽（S-CTX），尿吡啶啉（Pyr）和脱氧吡啶啉（d-Pyr），尿Ⅰ型胶原 C 端肽（U-CTX）和 N 端肽（U-NTX）。

二、主要功能障碍

1. 疼痛 患者可有腰背酸痛或周身疼痛，负荷增加时疼痛加重或活动受限，严重时翻身、起立、坐及行走都有困难，腰背痛是骨质疏松症最常见的症状。初起时的腰部疼痛只在活动时出现，稍微休息即可缓解。随着时间的推移，骨质疏松程度加重，将出现持续的腰背部疼痛，虽经休息也容易缓解，有时还伴有多处骨关节痛、软组织抽搐痛或神经放射状痛。在腰背部疼痛的情况下，如果再长时间地保持某一种姿态不变如久站、久坐等都可促使疼痛加重，在用力或持拿重物时可以诱发疼痛加重。若伴有骨折（无论有明显外伤或不明显外伤史），原有的持续疼痛症状会有所加重。

2. 骨折 脆性骨折是指轻度外伤或日常活动后发生的骨折。发生脆性骨折的常见部位为肋骨、腰椎、髋部、桡、尺骨远端和股骨的近端。①髋部骨折以老年性骨质疏松症患者多见，通常于摔倒或挤压后发生。②腰和胸椎压缩性骨折常导致胸廓畸形；后者可出现胸闷、气短、呼吸困难，甚至发绀等表现，易并发肺部感染。③脊柱压缩性骨折多见于绝经后骨质疏松症患者。

3. 脊柱变形 骨质疏松严重者，可有身高缩短和驼背。这是骨质疏松症的又一主要症状，人体的脊椎椎体本来是松质骨。很容易因骨质疏松而改变，当骨质疏松患者的内分泌紊乱，骨代谢异常，钙的大量丢失，骨小梁萎缩，骨量减少，导致骨结构松散，骨强度减弱等种种因素，使脊椎的承重能力减退的情况下，即使承受本身体重的重力，也可使椎体逐渐变形，若在椎体前方压缩，即呈楔形变形。特别在胸$_{11}$到腰$_3$。由于这些节活动度大，其承受重力也相应地多于别的椎体，多个椎体变形后，脊柱随之前倾，腰椎生理前凸消失，出现了驼背畸形，若驼背畸形继续发展则腰背疼痛症状会日益加重。

由于年龄增加和活动量少等因素，身体各组织、器官会出现退行性变性，椎体间软组织的退行性变性使椎体间的间隙变窄，因骨质疏松引起骨结构松散，强度减弱，原有呈立柱状的椎体，每个约高2cm，受压变扁后，每个椎体可以减少 1~3mm，24 节椎体的缩减和椎体间隙变窄，使人体的身高可以缩短约几个厘米，甚至更多。随着年龄的增长，骨质疏松程度加重，驼背曲度加大，增加了下肢各关节的负重，出现了多关节的疼痛，尤其是膝关节的周围软组织紧张、痉挛，膝关节不能完全伸展，疼痛更加严重。

三、康复护理评估

（一）危险因素

1. 年龄、性别、遗传 据研究表明，女性绝经期后多见，男性则 65 岁以后发病较多。遗传因素也是本病的重要危险因素。遗传因素决定个人的峰值骨量和骨骼大小，峰值骨量越高，骨骼越重，到老年发生骨质疏松的危险性就越小。一般认为，体型瘦小的人，峰值骨量也低于正常人，发生骨质疏松症的危险性明显高于其他体型的人；不同人种的发病率也不相同，骨质疏松症多见白种人，其次为黄种人，黑人较少；家族中患本病较多者，本人患此病的危险性明显增高。

2. 内分泌影响 老年人由于性功能下降，抑制骨吸收和促进骨形成的性激素水平明显降低，尤其是绝经后的女性。

3. 营养 老年人由于牙齿脱落及消化功能降低，进食少，多有营养缺乏，使蛋白质、钙、磷、维生素及微量元素摄入不足。

4. 活动 老年人户外运动减少，缺少阳光照射，尤其是长期卧床的老年人，骨骼缺乏负重及肌活动等刺激，使成骨细胞缺乏足够机械应力刺激，活性降低，而破骨细胞的活性增高，导致骨质脱钙，造成废用性骨质疏松。

5. 药物因素 长期使用类固醇激素、甲状腺素、肝素等，均可影响钙的吸收，尿钙排泄增加，促进骨量丢失。

（二）健康史

询问老年人日常饮食结构；运动及体力活动；有无腰痛及疼痛的性质；有无骨折，既往有无长期服用某些药物的情况。

四、康复护理原则与目标

1. 康复护理原则 减轻或消除患者的焦虑，减轻疼痛，做好疾病的预防工作，积极对症处理临床症状，降低骨折的发生率。

2. 康复护理目标 ①短期目标：防治骨折，减少并发症，降低病死率。②长期目标：提高疾病的康复水平；改善生存质量。

五、康复护理措施

（一）预防骨折的发生

骨折是骨质疏松症最严重的并发症。降低骨折发生率是康复护理的最重要和最终的目的。

1. 药物预防 对具高危的人群，包括轻微或无暴力的骨折，尤其亦存在骨质疏松的其他危险因素时，应给予药物防治。

（1）钙剂与维生素 D：①维生素 D，维生素 D_2 或 D_3：$400 \sim 800IU$（$25 \sim 40\mu g$）/d。②骨化三醇 $[1, 25 (OH)_2D_3]$，$0.25 \sim 0.50\mu g/d$。

（2）降钙素（calcitonin，CT）：抑制骨吸收，减慢骨量丢失，增强骨强度，降低骨折发生率，具有镇痛作用。①密盖息注射剂（Miacalcin，鲑鱼降钙素 SCT）：$50 \sim 100IU$，肌内注射，或皮下注射，每日或隔日 1 次，或每周注 2 次。②密盖息鼻吸剂：$200IU$/滴，每日或隔日 1 次，或使用 3 个月停 3 个月，依从性好，不良反应小，可连续使用数年。③益钙宁注射剂（Elcitonin，ECT，鳗鱼降钙素）：$20IU$/次，肌内注射，每周 1 次，疗效较密盖息差。

（3）二膦酸盐：抑制破骨细胞。①阿仑膦酸盐（alendromate，福善美）：$10mg/d$ 或 $70mg$/周，空腹晨服，立位或坐位，半小时内不进食。②利塞膦酸钠：$5mg/d$，同上。

（4）选择性雌激素受体调节剂（SERM）：雷诺昔芬（raloxlfene）：$60mg/d$。

（5）促进骨形成药物：骨转换低者用。①依普黄酮：$600mg/d$。②氟化钙类如特乐定、氟钙定。

（6）性激素替代疗法（HRT）：可延缓或防止骨量丢失。①尼尔雌醇（nilestriol，戊炔雌三醇）：$1 \sim 2mg$，每 2 周 1 次。②联合用甲羟孕酮：$6 \sim 10mg/d$，每 3 ~ 6 个月用 7 ~ 10d。③替勃龙（tibolone，甲异炔诺酮）：$1.25 \sim 2.50mg/d$。

2. 有骨折者　应给予牵引、固定、复位或手术治疗，骨折患者要尽量避免卧床、多活动，及时给予被动活动，以减少制动或失用所致的骨质疏松。

3. 锻炼要适当　任何过量、不适当活动或轻微损伤均可引起骨折。

（二）运动治疗

运动是防治骨疏松症最有效和最基本的方法。1989 年 WHO 明确提出防治骨质疏松症的三大原则是补钙、运动疗法和饮食调节。运动要量力而行，循序渐进，持之以恒。应设计个人的运动处方。如患者正处于疼痛期，应先止痛及向有关医务人员查询，方可做运动。

1. 增加肌力和耐力的方法　①握力锻炼或上肢外展等长收缩，用于防治肱、桡骨的骨质疏松。②下肢后伸等长运动，用于防治股骨近端的骨质疏松。③防治胸腰椎的骨质疏松，可采用躯干伸肌等长运动训练，即在站位或俯卧位下进行躯干伸肌群、臀大肌与腰部伸肌群的肌力增强运动，每次 10 ~ 30min，每周 3 次。

2. 有氧运动　以慢跑和步行为主要方法，每日慢跑或步行 2 000 ~ 5 000m，防治下肢及脊柱的骨质疏松。

3. 改善平衡能力　增加平衡，预防摔倒。

（1）下肢肌力训练：①坐位：足踝屈伸。②坐位：轮流伸膝。③扶持立位：轮流向前提腿 45°（膝保持伸直）。④从坐位立起。⑤立位：原地高提腿踏步。

（2）平衡能力训练：①立位：摆臂运动。②立位：侧体运动。③立位：转体运动。

（3）步行训练：在平地上步行，每日多次，每次 50 ~ 100m，逐渐增加距离，重点在锻炼步行稳定性和耐力，适当矫正步态，不要求走得快。

（4）练习太极拳：临床观察及研究已证实练习太极拳，有助于改善平衡功能，减少摔倒。根据体能情况练习全套，或只练习几节基本动作。

（5）健足按摩：①按摩足底涌泉穴，早晚各做一次，以擦热为度。②按摩小腿足三里穴，每天 2 ~ 3 次，每次 5 ~ 10min（自我按摩或由他人按摩）。

（三）物理因子治疗

1. 消炎止痛功效的物理因子　如低频及中频电疗法、电磁波及磁疗法、按摩疗法等。

2. 促进骨折愈合类的物理因子　可采用温热疗法、光疗法、超声波疗法、离子导入疗法及磁疗法。

（四）继发骨折的康复护理

1. 脊柱压缩性骨折　静卧期间可进行床上维持和强化肌力训练，主要进行腰背肌、臀肌、腹肌的等长运动训练，3~4周后逐渐进行坐位、站立位的上述肌肉肌力和耐力训练。应坚持早期和以躯干肌等长训练为主的原则，禁止屈曲运动以免引起椎体压缩性骨折，卧位坐起时应保持躯干在伸直位，经侧卧位坐起，或戴腰围后坐起，以防屈曲躯干而加重疼痛或加重椎体压缩。

2. 全髋关节置换术后的康复护理　分为术前（下肢程序训练，术前一周停止吸烟，深呼吸及腹式呼吸运动等）、术后（急性治疗期训练、早期柔韧性及肌力强化训练、后期恢复训练等）。

六、康复护理指导

（一）用药指导

补钙及维生素 D 时，注意复查血钙和尿钙，以免产生高钙血症和高尿钙症，以致发生尿路结石，若尿钙大于300mg/d 和尿钙/尿肌酐比值大于0.3时，应暂停服用。长期雌激素替代治疗，要密切衡量其利弊，因可能增加乳癌及子宫内膜癌的发生率，应定期妇科及乳腺检查，并应注意防止血栓栓塞症发生的危险，由于有如此的危险性，现已较少应用此疗法。二膦酸盐治疗期间注意服药方法，防止药物对上消化道损伤。

（二）饮食调理

骨质疏松症患者的饮食需均衡，适量进食蛋白质及含钙丰富的食物、蔬菜和含有丰富维生素 C 的水果，如牛奶、鱼、豆制品；橙、柑、奇异果为佳，减少钠盐摄入及少吃腌制食物，如榨菜、腊味食品、罐头食品等，可减少钙质流失。

（三）保持正确姿势

保持良好的姿势，如正确的卧位和坐位姿势：卧位时用硬床垫和较低的枕头尽量使背部肌肉保持挺直，站立时肩膀要向后伸展，挺直腰部并收腹；坐位时应双足触地，挺腰收颈，椅高及膝；站立时有意识地把脊背挺直，收缩腹肌增加腹压，使臀大肌收缩，做吸气的动作，使胸廓扩展，伸展背部肌肉；其次是面向前方，收回下腭，双肩落下。尽量做到读书或工作时不向前弯腰，尽可能地避免持重物走路。

（四）安全措施

跌倒是患者骨折及软组织创伤的主要因素，因此要注意家居安全。家里有充足的光线，地面要保持干燥，无障碍物，地毯要固定。患者的鞋需防滑，鞋底有坑纹、平而富于弹性，对站立不稳的患者，应配置合适的步行器。

（五）强调三级预防

1. 一级预防　从青少年开始，注意合理的饮食，适当的体育锻炼，养成健康的生活方式，如注意合理营养应多食蛋白质及含钙丰富的食物，如牛奶、豆制品、蔬菜及水果。钙是提高骨峰值和防治骨质疏松症的重要营养素，WHO 指出钙剂是骨质疏松症的膳食补充剂，补钙是预防骨质疏松症的基本措施，我国营养学会制定：成人每日元素钙摄入推荐量是800mg。避免嗜烟和酗酒，少喝咖啡和碳酸饮料。对骨质疏松症的高危人群，要重点随访。防治影响骨代谢疾病；限制影响骨代谢药物的应用等。

2. 二级预防　对绝经后的妇女，应及早的采取对策，积极防治与骨质疏松症有关的疾病，如糖尿病、甲状腺功能亢进症、慢性肾炎、甲状旁腺功能亢进症等。

3. 三级预防　对已患有骨质疏松症的患者，应预防不恰当的用力和跌倒，对骨折者要及时进行处理。

（卫　鹏）

第六节　类风湿关节炎的康复护理

一、概述

类风湿关节炎在结缔组织病中处于第二位，是对关节功能破坏性最强的疾病之一；是一种主要侵及关节，以慢性、对称性、周围性多关节炎性病变为主要特征的全身性自身免疫性疾病。临床表现为受累关节疼痛、肿胀、功能下降，严重者出现关节畸形和功能障碍。病变呈持续、反复发作过程，60% ~ 70%的患者在活动期血清中出现类风湿因子。

类风湿关节炎分布于世界各地，人群患病率约为1%，但各个国家和地区的患病率不同。我国的患病率为0.32% ~ 0.36%，较欧美国家白人的患病率（1%）低，北美的印度的比马人发病率则较高（5%左右）。任何年龄均可发病，以35 ~ 50岁为发病高峰。女性高于男性约3倍，但口服避孕药者发病率降低。虽然尚无证据表明气候、海拔高度及地理位置对其发病有影响，但西方城市居民群体中所患本病病情较为严重且致残率较高。本病也是造成我国人群丧失劳动力和致残的主要病因之一。

二、病因和发病机制

（一）病因

类风湿关节炎是一自身免疫性疾病，确切的病因尚无定论，可能与遗传和外界环境因素有关。

1. 感染 虽然目前尚未证实有导致本病的直接感染因子，但临床及实验研究资料均表明一些细菌、支原体、EB病毒、原虫等的感染与类风湿关节炎关系密切。一般认为微生物感染可能是引起发病或触发免疫反应的因素，在某些易感或有遗传素质的人中引起发病。

2. 遗传因素 本病似有遗传倾向，如类风湿关节炎的一级亲属患病率比正常人群增加16倍，同卵双胞胎共同患病机会为15% ~ 30%，而异卵双胞胎仅为5%左右。类风湿关节炎是一个多基因的疾病，与HLA – DRW4表型密切相关，如高加索人患者HLA – DRW4阳性率为50% ~ 75%，高于正常人群的20% ~ 25%。

3. 其他因素 代谢障碍、营养不良、受教育水平、环境因素、职业及心理社会等因素可能在其发病中起一定作用，但其确切机制尚不清楚。寒冷、潮湿可能作为本病的诱发因素。类风湿关节炎女性多于男性、更年期妇女患病率达高峰；女性患者妊娠期病情可缓解，提示类风湿关节炎与内分泌有关。身体和心理应激可能与本病复发或病情恶化有关。近来发现吸烟和饮用咖啡可增加本病的发病率。受教育程度较低的妇女中本病发病率及病死率均较高。

（二）发病机制

尽管类风湿关节炎的病因尚不清楚，目前一般认为类风湿关节炎是一种自身免疫性疾病，其发生及病程迁延是病原体和遗传基因相互作用的结果。其机制可能为：某些环境因素（如病毒或逆转录病毒）作用于具有遗传素质的个体，引起以关节炎症改变为主的病变过程。其特征改变为持续性细胞免疫活性增强、自身免疫紊乱及免疫复合物出现在关节及关节外病变部位等。

当细菌、病毒、支原体等进入人体后，在某些诱因（潮湿、寒冷、创伤等）的作用下，侵及滑膜和淋巴细胞。当抑制性T细胞功能低下时，导致有遗传素质和易感基因个体的B细胞增殖与活化，诱发正常的IgG发生变性，而B细胞再以变性IgG作为抗原刺激滑膜和淋巴结等的浆细胞，产生抗变性IgG的抗体（IgG、IgM甚至IgA、IgE型），即类风湿因子。类风湿因子主要沉积于滑膜绒毛等结缔组织内。IgG或IgM型类风湿因子与变性IgG形成免疫复合物，该免疫复合物可沉积于关节、血管和胸膜；同时可进一步激活补体，释放趋化因子，吸引大量中性粒细胞等进入关节滑膜组织和滑液内，并在吞噬过程中释放出溶酶体颗粒，导致关节滑膜组织发生炎症反应，且使软骨和骨破坏加重。

类风湿关节炎的关节病变特点为，伴有炎症细胞及炎症介质参与的慢性炎症病变。局部浸润并已活化了的炎症细胞可分泌细胞因子，如活化了的巨噬细胞能分泌白介素1（IL – 1）、IL – 6、肿瘤坏死因子（TNF）和集落刺激因子（CSF），活化了的淋巴细胞则分泌IL – 2、IL – 3、IL – 4、α – 干扰素等。细胞因子一方面使活化了的巨噬细胞、淋巴细胞持续被活化，造成慢性病程。另一方面也产生很多临床表现，如IL – 1可促使前列腺素代谢、引起炎症变化；促进胶原酶产生，造成关节破坏、骨和软骨的吸收；使肝细胞合成急性期蛋白，导致发热；促使某些细胞因子（如IL – 6）等的分泌，加重类风湿关节炎炎症和关节破坏。

三、病理

（一）滑膜炎

滑膜炎是类风湿关节炎的基本病理改变。疾病早期，由于炎症介质、细胞因子、蛋白水解酶等的作用，可导致滑膜下层血管充血，内皮细胞肿胀，间质水肿和中性粒细胞、多形核细胞和淋巴细胞等浸润。晚期，滑膜增厚，并形成许多绒毛样突起，伸入关节腔内，亦可侵入到软骨和软骨下的骨质。在小血管周围的滤泡内，浆细胞、巨噬细胞及淋巴细胞等形成结节状血管翳。血管翳持续增长扩张，覆盖于软骨面，阻断软骨与滑液的接触，影响软骨的营养摄取。血管翳中免疫活性细胞释放炎症介质及蛋白水解酶、胶原酶等，对关节软骨、软骨下骨、韧带、肌腱等组织进行侵蚀，引起关节软骨破坏，软骨下骨溶解、关节囊破坏松弛、关节脱位、关节融合以致骨化，是最终造成关节破坏、关节畸形、功能障碍的病理基础。

（二）血管炎

类风湿关节炎为一全身性结缔组织病，其病变可发生于全身任何含结缔组织的组织和器官。①血管炎可发生在患者关节外的任何组织，可有多种形式。血管炎时可引起相应器官或系统功能障碍、甚至衰竭。这些病理改变一般出现于疾病晚期，有时可危及患者生命。②类风湿结节是血管炎的一种表现，结节中心部是纤维素样坏死组织，周围有上皮细胞浸润，排列成环状，外被以肉芽组织。常见于关节伸侧受压的皮下组织，但也可见于肺、胸膜、心包、心肌等内脏深部。小血管炎与其形成关系密切。

四、护理评估

（一）健康史

在询问类风湿关节炎患者的健康史时，应重点注意收集与类风湿关节炎有关的危险因素和病因因素。由于类风湿关节炎多发生于青年女性，因而应注意患者的性别和年龄；询问患者家族中有无同类疾病患者，是否存在遗传因素；了解患者有无细菌、病毒或支原体感染，以及有无某些诱发因素，如潮湿、寒冷或创伤等；询问女性患者是否服用避孕药；了解患者的应对能力，及近期是否有应激事件的发生。

（二）临床表现

大部分患者（55%~65%）以缓慢而隐匿起病，在出现明显的关节症状前可有低热、乏力、全身不适、体重下降、纳差等症状。少数（8%~15%）则起病较急剧，在数天内出现多个关节的症状。有时患者能精确指出其出现症状的具体时间或活动过程，如开门或打球时。15%~20%的患者的发病介于二者之间，症状可能在数周内出现。此类患者较易出现全身症状。

尽管目前尚无科学证据证实类风湿关节炎的发病有明显诱因，临床观察却表明：类风湿关节炎一般在冬季发病较为多见，对北半球类风湿关节炎发病的研究表明，类风湿关节炎在十月份至三月份的发病率约为其他六个月的2倍；有些患者主诉其发病前有应激史，如感染、工作压力、强体力活动、手术、分娩等；抑郁或焦虑也可诱发或加重病情。类风湿关节炎的临床表现，可分类为早期或晚期表现、关节及关节外表现，见表7-2。

表7-2 类风湿关节炎患者的主要特征表现

分类	关节	全身
早期表现	炎症	低热
		疲乏
		虚弱
		厌食
		感觉异常

分类	关节	全身
晚期表现	畸形（如天鹅颈样、尺侧偏斜等）	骨质疏松症
		重度疲乏
	中、重度疼痛及晨僵	贫血
		体重减低
		皮下结节
		周围神经病
		血管炎
		心包炎
		肺纤维性病变
		Sjogren 综合征
		肾脏病变

1. 早期表现　可为关节表现或关节外表现。有些患者可表现为全身不适、疲乏无力、僵硬、食欲不振、手部肿胀、弥漫性肌肉骨骼疼痛、体重下降（约1kg），及持续性低热等，关节表现可出现较晚。腱鞘受累较早时，可早期出现关节周围结构的改变。在对病情作回顾性分析时，患者往往可发现早期即有单个关节受累，随之发展为对称性和多关节累及。有时晨僵可出现于关节疼痛之前，这是由于睡眠过程中关节腔过多积液所致。

2. 晚期表现　晚期常表现中或重度体重下降、发热及重度疲乏。随着疾病的进展，可出现各种关节畸形、功能障碍、关节外的其他全身表现。

3. 关节表现　类风湿关节炎典型的关节表现为多关节、对称性损害，且随着病情的进展，受累关节逐渐增多。最常侵犯的关节为腕、近端指间关节、掌指关节，其次是跖趾关节、膝、踝、肘、肩、跗骨间等关节。一般大关节受侵犯时无症状期较短，小关节病变的无症状期长。患者主诉关节肿胀、僵硬、局部发热、压痛及疼痛。若炎症持续存在可引起关节自身结构及其周围的支持性结构，如肌腱、韧带和肌肉受损。

病情早期评估时，可发现手的近端指间关节、掌指关节最先被侵犯。受累关节可出现轻度发红、局部发热、僵硬、肿胀、压痛或疼痛，这些表现在触诊时更明显。

关节畸形可见于晚期患者的关节表现，骨折可发生于伴有骨质疏松者。其表现如下：①晨僵：晨僵是指病变关节静止不动后出现较长时间（至少1h）的僵硬，活动受限，尤其是早晨更为明显，经活动后症状减轻。出现在95%以上的患者。晨僵持续时间与关节炎症程度成正比，是观察本病活动程度的指标之一。由于关节滑膜炎及渗出，触诊时局部较软且肿胀。病变最终可侵犯大多数、甚至所有的滑膜关节。②严重病例可累及颞颌关节，但较少见（出现于1/4的患者），早期表现为讲话或咀嚼时疼痛加重，严重者有张口受限。③当病变侵及脊柱时，最常受累部位为颈椎，颈椎的可动小关节及其周围腱鞘受累出现颈痛、活动受限，有时因解剖位置而往往不易被检出，有时甚至因半脱位而出现脊髓受压。此时患者可出现呼吸功能障碍及四肢麻痹或瘫痪，可危及患者生命。④检查时可发现各种畸形，如尺侧偏斜、屈曲畸形、天鹅颈样畸形、纽扣花畸形等，肌肉萎缩（由于关节疼痛导致的失用性萎缩）及受累关节活动范围变小。⑤当腕部广泛受累时，可表现为腕管综合征。此时可出现正中神经受压，从而引起疼痛及麻木等感觉。关节周围组织压痛阳性。

关节肿痛和结构破坏都会引起关节的活动障碍。美国风湿病学院将因本病而影响了生活的程度分为四级。①Ⅰ级：能照常进行日常生活和各项工作。②Ⅱ级：可进行一般的日常生活和某种职业工作，但对参与其他项目活动受限。③Ⅲ级：可进行一般的日常生活，但参与某种职业工作或其他项目活动受限。④Ⅳ级：日常生活的自理和参与工作的能力均受限。

总之，本病的关节炎有以下特点：它是一个主要累及小关节，尤其是手关节的对称性多关节炎。病情多呈慢性且反复发作，病情发展和转归的个体差异性甚大，但如不给予恰当的治疗则逐渐加重，加重的速度和程度在个体之间差异亦很大。

4. 关节外表现 病情严重时可出现多种关节外表现，这些表现可危及患者生命。通常关节外表现的多少及轻重与类风湿关节炎的病期及病情严重程度有关。

（1）类风湿结节：是本病较特异的皮肤表现，20%～30%的患者会出现类风湿结节，是类风湿关节炎最常见的关节外表现。浅表结节多位于关节隆突部及受压部位的皮下，如肘鹰嘴附近、前臂伸面、枕、跟腱等处。结节呈对称分布，质硬无压痛，大小不一，直径数毫米至数厘米不等，结节可消失或出现，其出现提示病情活动。深部结节可出现在肺部、心脏、肠道及硬脑（脊）膜。结节可发生液化，肺部的结节咳出后形成空洞。结节溃破后可并发感染，否则一般不引起不适症状。

（2）类风湿血管炎：是关节外损害的基础，典型的病理改变为坏死性血管炎，主要累及病变组织的动脉，可出现在患者的任一脏器，如皮肤、肌肉、眼、肺、心、肾、神经等器官组织。当动脉发生血管炎时，可引起其所支配脏器或系统的缺血和功能障碍。皮肤受累时表现为甲床或指端小血管炎，少数发生局部缺血性坏死。查体可见指甲下或指端出现小血管炎，少数引起局部组织的缺血性坏死，应注意其坏死的数目及动态变化情况，若数目增多，提示血管炎损伤加重，否则为减轻的表现；同时应注意出现在下肢的较大的皮损，这些损伤常可导致溃疡形成，且由于血液循环不良，其愈合较为缓慢。由血管炎所导致的周围神经病变可表现为足下垂和感觉异常，尤以老年人多见。

（3）肺部病变：肺部病变至少有六种类型，即胸膜炎、结节病、细支气管炎和肺炎、肺间质纤维化、动脉炎（肺动脉高压）及小气道病变。①胸膜炎：尸解证实胸膜受累可达50%以上，临床上多数患者无症状，约10%的患者可有阳性表现。为单侧或双侧性的少量胸腔积液，偶为大量胸腔积液而导致呼吸困难。胸腔积液呈渗出性，糖含量很低。②结节样改变：肺内出现单个或多个结节，为肺内的类风湿结节的表现。结节有时可液化，咳出后形成空洞，或出现支气管胸膜瘘。

（4）心脏并发症：心脏的并发症包括心包炎、心肌炎、心内膜炎、传导障碍、冠状动脉炎、心脏瓣膜病等，其中心包炎是最常见心脏受累的表现。

（5）其他：①眼：眼的受累可出现虹膜炎、巩膜炎。评估时可发现患者单侧或双眼巩膜发红、瞳孔形状不规则。②本病的血管炎很少累及肾脏，若出现尿的异常则应考虑因抗风湿药物引起的肾损害，也可因长期的类风湿关节炎而并发的淀粉样变。如滥用非那西丁可引起肾乳头坏死，水杨酸盐、其他非甾体抗炎药可引起肾脏功能异常；金制剂和 D - 青霉胺可导致膜性肾病。

5. 相关综合征 在类风湿关节炎严重病例，可出现以下几种综合征的表现：①Sjogren 综合征：可出现于30%～40%患者。口干、眼干的症状多不明显，必须通过各项检验方能证实有干燥性角、结膜炎和口干燥症。②Felty 综合征：即类风湿关节炎伴有脾大、中性粒细胞减少，有的甚至贫血和血小板减少者称之。③Caplan 综合征：尘肺患者患类风湿关节炎时更易出现多发肺结节，常突然出现，同时伴有关节症状的加重，称为 Caplan 综合征。最先见于煤矿工人或石棉工人。以上综合征可通过系统的身体评估和诊断性检查而确诊。

（三）辅助检查

1. 影像诊断

（1）关节 X 线检查：以手指和腕关节的 X 线摄片最有价值。片中可见：关节周围软组织的肿胀阴影，关节端的骨质稀疏（Ⅰ期）；关节间隙因软组织的破坏变得狭窄（Ⅱ期）；关节面出现虫凿样破坏性改变（Ⅲ期）；晚期可见关节半脱位和关节破坏后的纤维性和骨性强直（Ⅳ期）。

（2）其他：CT 扫描有助于对颈椎受累的诊断；骨或关节扫描有利于对关节受累程度的评估。MRI 可用于对脊柱疾病的诊断。

2. 实验室检查

（1）类风湿因子：类风湿关节炎时约 70% IgM 型类风湿因子阳性，其滴度与本病的活动性和严重性呈比例。但其缺乏特异性，类风湿因子也可出现于正常人（约5%）、系统性红斑狼疮、原发性干燥综合征、系统性硬化病、亚急性细菌性心内膜炎、慢性肺结核、慢性肝病等其他疾病患者。同时，类风湿关节炎时类风湿因子仍有30%阴性，因此应结合临床综合判断。

（2）抗核抗体（ANA）：当抗核抗体出现阳性结果（滴度高于1∶8）时，应进一步检测其各亚型的变化情况。与类风湿因子相似，ANA滴度与本病的活动性和严重性呈比例。但一般ANA阳性只见于较晚期病例。

（3）血沉：是一个观察滑膜炎症的活动性和严重性的指标，同时也可用于对疗效的观察。本身无特异性。

（4）血清补体：在急性期和活动期，患者血清补体均有升高，只有少数有血管炎者出现低补体血症。

（5）血清蛋白电泳：急性炎症时α-球蛋白可升高，慢性炎症时由于免疫球蛋白增多可导致γ-球蛋白升高。

（6）免疫球蛋白：免疫球蛋白可分为不同亚型。类风湿关节炎时由于需要免疫球蛋白G（IgG）与类风湿因子结合，因而类风湿关节炎时IgG可升高。

（7）其他：①C反应蛋白：是炎症过程中出现的急性期蛋白之一，它的升高说明本病的活动性。②血常规：有轻至中度贫血。活动期患者血小板增高。白细胞及分类多正常。③依据疾病所累及器官、系统的不同，可选择适宜的检查内容。如当心脏受累时，可检测心肌酶谱的改变。

3. 其他检查　关节穿刺术既可获取关节滑液标本进行诊断性检查，也可通过降低关节腔压力而缓解疼痛。护理人员应注意给患者讲清楚穿刺的意义，如何做好术中配合。术后，护理人员应注意穿刺部位的观察（有无出血及滑液渗出），若有异常情况，应及时与医生联系。关节滑液检查显示患者关节腔内滑液量常超过3.5ml，滑液中白细胞明显增多，中性粒细胞占优势。典型的类风湿结节的病理改变有助于诊断。肌电图检查有助于对周围神经病变的诊断。肺部受累时可作肺功能检查。

（四）心理社会评估

类风湿关节炎是一种慢性致残性疾病，一般患病10~15年后，近50%的患者将完全失去生活自理能力。这种改变可导致患者家庭及社会角色的改变，如不能为家人备餐或失去性生活能力等。另外由于过度疲劳，可导致患者休息时间延长而不愿参加一些社会活动。有些病例，患者完全失去工作能力，无法给家人以经济支持。

身体的变化尚可引起自体形象紊乱及自尊低下。由于许多群体均以人们的身体形象等外表是否有吸引力等来判断人的价值，因而类风湿关节炎患者在公共场所时常会感到尴尬，导致患者出现悲哀、抑郁、甚至想自杀的心理。由于目前尚缺乏对本病的根治方法，对疾病的无法控制可导致患者出现失望感。

慢性疾病及疼痛可给患者、家属及其他相关人员带来巨大的困难，并可影响其生活质量。他们可出现诸如焦虑、恐惧、精神痛苦、悲观和失望等反应，患者不能应对所发生的一切。护理人员应详细评估家属及工作单位对患者及其所患疾病的态度，了解患者有无经济困难和付费的方式。

五、护理诊断及医护合作性问题

1. 慢性疼痛　与长期关节炎症有关。
2. 躯体移动障碍　与疲乏、疼痛、炎症及关节功能受损有关。
3. 自理缺陷　与关节功能障碍、疼痛、疲乏、僵硬等有关。
4. 疲乏　与机体不适状态、睡眠形态紊乱、进行日常活动时能量需求增多有关。
5. 自我形象紊乱　与失去机体功能控制有关。
6. 营养失调：低于机体需要量　与食欲缺乏、疲乏无力有关。
7. 性生活形态改变　与慢性疾病、疼痛及过度疲乏等有关。
8. 个人应对无效　与自理能力缺陷，慢性疾病过程，角色改变有关。
9. 持家能力障碍　与应对慢性疾病及支持系统不足有关。

10. 睡眠形态紊乱　与疼痛、生活规律改变、和（或）抑郁等有关。

六、计划与实施

对类风湿关节炎患者治疗和护理的总体目标是：患者关节疼痛减轻或消失，舒适感增加；患者关节僵硬和活动受限减轻，能够适当活动（有或无助行器），并进行基本的生活自理活动（有或无辅助设施）；患者能够复述类风湿关节炎治疗和康复的知识；疲乏程度减轻；患者能接受自我形象的改变；患者及家属的焦虑程度减轻，生理和心理上舒适感有所增加。

综合护理措施包括：药物疗法的护理、休息、锻炼、关节功能的保护、热疗及对患者和家属的健康教育等。

（一）慢性疼痛的护理

1. 药物疗法　类风湿关节炎的治疗药物很多，但至今尚无特效药物。药物治疗的目的旨在缓解疼痛和控制疾病发展。常用药物包括非甾体抗炎药、慢作用抗风湿药、肾上腺皮质激素等。

1）非甾体抗炎药：非甾体抗炎药是本病不可缺少的、非特异性的对症治疗的药物，可达到控制关节肿痛、晨僵和发热的目的，但不能改变疾病的自然病程，且其有效量与中毒量的差异较小。作用机制是通过抑制环氧酶以减少花生四烯酸代谢为前列腺素，而缓解炎症性疼痛。但由于其同时减少胃肠道前列腺素的合成，因而常可引起胃肠道不良反应，如消化不良、食欲减退、胃黏膜损伤及出血等。常用药物有阿司匹林，每日 4~6g，分 3~4 次服用，血清浓度高时引起耳鸣时要减量。为减少胃肠道反应，可选用肠溶阿司匹林。此外，尚可选用吲哚美辛、布洛芬、萘普生及双氯灭痛等。

除前述消化系统不良反应外，久用此类药物尚可出现神经系统不良反应，如头痛、头晕、精神错乱、肝与肾毒性、水和钠潴留、抗凝作用以及皮疹等，尤其多见于老年患者，应注意观察，及早发现并处理。用药护理措施如下：

评估患者是否存在非甾体抗炎药的禁忌证，如阿司匹林过敏、消化性溃疡或胃炎、肾疾病、抗凝治疗等。由于此类药物可引起水、钠潴留，因而治疗之前应检查并记录患者的基础生命体征及体重情况。注意患者是否存在可影响此类药物作用的因素，如老年人伴有慢性器官功能不全或接受多种治疗，肾功能减退、接受甲氨蝶呤或利尿药治疗的患者等。按医嘱给药，饭后服用或与牛奶及食物同时服用，可减少胃肠道不良反应。监测药物疗效，如疼痛、红肿等是否减轻，以及活动度是否增加等。注意是否出现药物不良反应，包括：消化性溃疡及消化道出血、神志状态改变、肾功能障碍、骨髓抑制、白细胞减少症、贫血及血小板减少等。指导患者及家属：了解有关药物的疗效；按医嘱用药的重要性；观察药物的作用及可能的不良反应；若出现不良反应及时与医生联系。

2）肾上腺皮质激素：抗炎作用强，能快速缓解症状，但不能根本控制疾病，停药后症状易复发。长期用药可造成停药困难的依赖性，易出现不良反应，如糖尿病、伤口愈合缓慢、易感染、水和电解质失衡、高血压、骨质疏松、青光眼等。停药后会出现严重的反弹症状。所以肾上腺皮质激素仅限于活动期有严重症状者，关节炎明显而又不能被非甾体抗炎药所控制的患者，或慢作用药尚未起效的患者使用。泼尼松每天 30mg~40mg，症状控制后递减为 10mg/d 维持。用药护理措施如下：

评估患者是否存在用药的禁忌证，如消化性溃疡、青光眼、糖尿病或精神疾病等。治疗之前检查并记录患者的基础生命体征及体重，同时于用药期间常规监测二者的变化，并与基础水平比较。高血压和体重增加可能由水、钠潴留所致。做好出、入液量的监测，注意有无水肿。按医嘱给药，若单剂量用药时可于早晨一次服用。与食物共服可减少胃肠道不良反应的发生。监测药物的预期疗效，如抗感染、止痛及增加活动度等。注意是否出现药物不良反应，包括：易感染、高血糖、低血钾、水肿、高血压、心力衰竭征象、消化性溃疡及消化道出血、神志状态改变等，对于长期用药者应注意是否出现库欣综合征。指导患者及家属：了解有关药物的疗效；按医嘱用药的重要性；观察药物的作用及可能的不良反应；若出现不良反应及时与医生联系。

3）慢作用抗风湿药：这类药物包括：细胞毒类药物、金制剂、D-青霉胺、抗疟药、柳氮磺胺吡啶。起效时间长，可作用于病程中的不同免疫成分，并有控制病情进展的可能，因其抗炎作用小，多采用与非甾体抗炎药联合应用的方案。

（1）细胞毒类药物：甲氨蝶呤为一种价格便宜、毒性低且有效的治疗类风湿关节炎的细胞毒类药物，也是目前该类药物治疗类风湿关节炎的首选药物。不良反应有恶心、呕吐、口腔溃疡、肝脏毒性等。

（2）金制剂：尽管其作用机制不明，金制剂可改变病情和减轻疼痛及炎症。分注射及口服两种剂型，注射给药起效快，但可引起局部疼痛；口服制剂如金诺芬则较常用。不良反应包括：皮肤炎、口腔炎、骨髓抑制、蛋白尿、腹泻、恶心、呕吐等。

（3）抗疟药：羟氯喹是一种抗疟药，有时用于类风湿关节炎的治疗。用药后 3 ~ 6 个月开始起效，但作用不强。常见的不良反应有眼黄斑病和视力降低，用药期间应至少每半年查一次眼底。其他不良反应包括恶心、腹泻、皮疹、神经肌肉病变等。

（4）柳氮磺胺吡啶：起效慢，约50％患者于用药后 3 ~ 6 个月开始起效。常见的不良反应为恶心和呕吐，若开始用小剂量而逐渐增大剂量或停药后可消失。其他毒性则较为严重，如骨髓抑制、蛋白尿和肾病变等。

（5）D－青霉胺：起效较慢，一般用药数周甚至数月起效，对类风湿关节炎的治疗作用不如金制剂。不良反应与金制剂类似。

4）其他止痛药：其他止痛药如对乙酰氨基酚、丙氧芬等可与非甾体抗炎药合用而增强其止痛效果。这类药物可引起头痛、头晕及嗜睡等。当患者伴有代谢水平降低时，可引起药物在体内蓄积，严重者可导致死亡。护理人员应教会患者识别药物的不良反应及毒性反应，出现以上情况及时与医生联系。

2. 休息、体位及冷热疗法　充足的休息，适当的体位，合理使用冷，热疗法等对疼痛的治疗至关重要。

规律地安排患者休息，有利于减轻患者疲乏和疼痛。休息时间的长短可根据疾病的严重程度及患者的个体差异等而调整。急性活动期应注意休息，保护关节功能，保持关节功能位。为了预防僵硬和不能移动，一般不必要绝对卧床休息。

冷热疗法可减轻僵硬、疼痛和肌肉痉挛，在进行冷、热敷时应避免直接与皮肤接触而造成皮肤损伤。冷疗主要适应于急性炎症期，治疗时应注意避免冻伤。为减轻疾病晚期发生的晨僵和疼痛，护理人员鼓励患者早晨起床后行温水浴，或用热水浸泡僵硬的关节，而后活动关节。

3. 其他止痛方法　其他可用于治疗类风湿关节炎的非药物性止痛疗法包括：经皮电刺激神经法、催眠术、针灸、磁疗及音乐疗法等。对紧张压力的处理在疼痛干预中的应用越来越广泛。

尽管尚未发现对类风湿关节炎的特殊饮食，但平衡膳食在类风湿关节炎的治疗中却有重要的作用。类风湿关节炎患者可补充以下食物：ω－3 脂肪酸（鲑鱼、金枪鱼中含量丰富）、鱼油胶囊（患者接受抗凝血疗法时禁用）及抗氧化的维生素 A、C、E 等。

4. 实验性治疗　脉冲（冲击）疗法及血浆置换是两种可用于类风湿关节炎治疗的实验性治疗方法。脉冲疗法是将大剂量药物经血管在数天内注入机体的方法；血浆置换则可清除患者血液中的抗体，调节自身免疫反应。对病情严重且危及患者生命时可二者同时使用。

5. 手术疗法　对于晚期有关节畸形失去关节功能的患者，可作关节置换或滑膜切除手术，以改善关节功能。

（二）躯体移动障碍的护理

1. 锻炼　适当的运动、锻炼计划是整体治疗方案的一部分。该计划应有利于关节灵活性、关节强度及耐力等的恢复。对慢性期尤其是经治疗症状明显缓解时，护理人员应鼓励患者适当地进行主动锻炼或被动锻炼，可做肢体屈伸、散步、手部抓握、提举等活动，也可配合理疗、按摩，以增加局部血液循环、松弛肌肉、活络关节，防止关节废用。同时应注意其锻炼方式是否正确。活动强度应以患者能承受为限，活动过少可导致关节僵硬和肌肉无力；活动过多则可引起疼痛、炎症和关节损伤等。

2. 助行器的使用　评估患者是否需要助行器，如扶杖、扶车等。尽管患者一般并不喜欢使用或可能忘记如何正确使用，但正确使用的确可保护关节及防止疼痛。应告诉患者使应用助行器如扶杖及扶车的技巧，行走期间可适当休息。教会患者使用这些仪器，以增强其独立性。

3. 关节功能保护　保护关节功能在类风湿关节炎的治疗中与药物治疗同等重要。为保持关节功能、防止关节畸形和肌肉萎缩，护理人员可指导患者合理安排一天的活动及工作计划，教会患者用能减少关节受压的方式去完成日常活动。此目的可通过改变完成任务的方式及用特殊仪器辅助等方法而达到。

4. 其他　护理人员应合理安排各项护理操作，如晨间护理及其他护理操作等应在患者晨僵恢复后进行。肯定和强调患者在行走方面的能力和强度。

（三）自理缺陷的护理

评估患者的自理能力，以了解患者哪些日常活动能够独立完成，哪些需要他人协助完成。根据患者活动受限的程度，给患者以必要的协助，做好患者的生活护理。确保已满足患者生活需要，并评估其是否需要辅助性器械等，如对穿衣有困难者是否需要可相应加长手臂或其他适宜的医疗机械辅助器。若可能，鼓励患者用大肌群及大关节，以替代小关节的功能。职业治疗对帮助患者建立和恢复自理能力非常重要。护理人员可请职业治疗师协助患者进行自理能力的训练。肯定患者进行生活自理的能力。教会患者在活动期间进行适当休息。评估患者完成活动时的疼痛状况，并给予适当处理。

（四）疲乏的护理

评估疲乏的原因及程度。鼓励患者处理好活动与休息的平衡。强调日间有计划地休息的重要性。教会患者一些节能技巧，如分清活动的重要程度，一般可将重要的工作最先完成。鼓励患者参与日常活动。介绍给患者一些咨询处或支持群体。评估其营养及睡眠形态。

（五）自我形象紊乱的护理

护理人员应表达对患者的关心，及接受患者的态度。鼓励患者表达自身的感受，给予患者及家属心理上的支持。在可能的情况下，让患者参与制订护理计划，给患者提供适当的选择以让其做出决定。尽可能鼓励患者保持其自理及日常角色能力等。教会患者使用一些可增强其独立性的辅助性器械。对患者的自理能力及适应性技巧给予肯定性反馈。向患者介绍一些自助小组、支持群体，及其他可提供辅助性器械及有关宣传资料的机构。

（六）健康教育

1. 类风湿关节炎的预防　目前尚无有效预防类风湿关节炎的方法，此方面的健康教育内容应包括：做好类风湿关节炎早期症状的宣传教育，以提高早期诊断和治疗的机会；类风湿关节炎是一个典型慢性、进行性发展的疾病，帮助患者及家属了解疾病的性质、病程和治疗方案，取得其合作至关重要。

2. 家庭护理管理　类风湿关节炎患者通常在家进行治疗。家庭护理的准备依患者病情而定，如对于有活动受限而需用轮椅的患者，可能需要家庭居住结构方面的改进，包括加宽门的宽度及卫生间的改建等。

3. 患者及家属教育　由于疾病的长期发展，患者及家属可能四处求医，护理人员应特别注意指导以免患者上当受骗；同时应帮助患者、家属及其他相关人员了解药物治疗、关节功能的保护、节约体能、休息与锻炼等对类风湿关节炎治疗的重要性。

帮助患者及家属了解疾病的性质，讲明尽管关节受累最为常见，但类风湿关节炎为一全身系统性疾病。强调自觉遵医嘱服药，指导用药方法和注意事项，不要随便停药、换药、减增药量，坚持治疗的重要性。鼓励患者及家属参与对治疗及护理方案的制订。强调休息和治疗性锻炼的重要性，养成良好的生活方式和习惯，每天有计划地进行锻炼，增强机体的抗病能力，保护关节功能，防止废用。教会他们合理使用冷、热疗法以减轻疼痛及增强舒适感。病情复发时，应及早就医，以免重要脏器受损。定期来院复查。通过给患者家属讲解类风湿关节炎的相关知识及治疗效果，使其理解患者为何不能进行日常生活活动（尽管外表可能正常）。教会患者使用辅助性器械，以增强其自理能力。

4. 心理社会准备　由于受慢性疾病的影响，患者情绪可有反常表现；由于对其生活失去控制能力及依赖性的增强，患者可表现为自尊低下且难以改善。有些患者则对其健康状态持否定态度，如坚持生活自理而不愿接受帮助。护理人员应教育患者及家属正确认识疾病，讲明适当请求帮助对于防止关节进一步损伤及病情的恶化至关重要。同时患者发现其社会及工作角色也会因类风湿关节炎而受影响，由于无法工作而导致的经济来源减少也会给患者带来心理压力。除前面已述及的有关护理措施外，护理人员可指导那些应对非常困难的患者向心理医生或精神病学专家咨询，以帮助他们找到重新调整、适应的方法。

七、护理评价

患者主诉关节疼痛减轻或消失，舒适感增加；患者掌握了缓解僵硬的方法，关节疼痛、僵硬程度减轻，关节活动受限的状况得到改善，能进行适度的关节活动，能独自进行穿衣、进食、入厕等日常生活活动或参加工作；患者了解了类风湿关节炎治疗和康复的知识，能积极配合治疗；患者掌握了节省体力、减轻疲劳的措施，有充沛的体力参加活动；患者接受了自我形象的改变，乐观地重新面对生活；患者及家属叙述其焦虑程度减轻，生理和心理上舒适感有所增加。

（周颖春）

参考文献

[1] 申文江，朱广迎. 临床医疗护理常规 [M]. 北京：中国医药科技出版社，2013.

[2] 屈红，秦爱玲，杜明娟. 专科护理常规 [M]. 北京：科学出版社，2016.

[3] 潘瑞红. 专科护理技术操作规范 [M]. 湖北：华中科技大学出版社，2016.

[4] 唐英姿，左右清. 外科护理 [M]. 上海：上海第二军医大学出版社，2016.

[5] 沈翠珍. 内科护理 [M]. 北京：中国中医药出版社，2016.

[6] 孟共林，李兵，金立军. 内科护理学 [M]. 北京：北京大学医学出版社，2016.

[7] 陆一春，刘海燕. 内科护理学 [M]. 北京：科学出版社，2016.

[8] 王骏，万晓燕，许燕玲. 内科护理学 [M]. 大连：大连理工大学出版社，2016.

[9] 游桂英，方进博. 心血管内科护理手册 [M]. 北京：科学出版社，2015.

[10] 赵爱萍，吴冬洁，张凤芹. 心内科临床护理 [M]. 北京：军事医学科学出版社，2015.

[11] 李娟. 临床内科护理学 [M]. 西安：西安交通大学出版社，2014.

[12] 翁素贞，叶志霞，皮红英. 外科护理 [M]. 上海：复旦大学出版社，2016.

[13] 刘梦清，余尚昆. 外科护理学 [M]. 北京：科学出版社，2016.

[14] 徐燕，周兰姝. 现代护理学 [M]. 北京：人民军医出版社，2015.

[15] 姜安丽. 新编护理学基础 [M]. 2版. 北京：人民卫生出版社，2013.

[16] 李小寒. 基础护理学 [M]. 5版. 北京：人民卫生出版社，2012.

[17] 尤黎明，吴瑛. 内科护理学 [M]. 北京：人民卫生出版社，2006.

[18] 黄人健，李秀华. 现代护理学高级教程 [M]. 北京：人民军医出版社，2014.

[19] 王爱平. 现代临床护理学 [M]. 北京：人民卫生出版社，2015.

[20] 唐少兰，杨建芬. 外科护理 [M]. 北京：科学出版社，2015.

[21] 黄素梅，张燕京. 外科护理学 [M]. 北京：中国医药科技出版社，2013.

[22] 李淑迎，应岚. 临床护理常规 [M]. 北京：中国医药科技出版社，2013.

[23] 李建民，孙玉倩. 外科护理学 [M]. 北京：清华大学出版社，2014.

[24] 尹安春，史铁英. 内科疾病临床护理路径 [M]. 北京：人民卫生出版社，2014.

[25] 史淑杰. 神经系统疾病护理指南 [M]. 北京：人民卫生出版社，2013.

[26] 于为民. 肾内科疾病诊疗路径 [M]. 北京：军事医学科学出版社，2014.

[27] 蔡金辉. 肾内科临床护理思维与实践 [M]. 北京：人民卫生出版社，2013.

[28] 张静芬，周琦. 儿科护理学 [M]. 北京：科学出版社，2016.

[29] 武君颖，王玉玲. 儿科护理 [M]. 北京：科学出版社，2016.

[30] 陈玉瑛. 儿科护理学 [M]. 北京：科学出版社，2015.

[31] 胡莹. 儿科护理学实训指导 [M]. 杭州：浙江大学出版社，2012.

[32] 张敏. 儿科护理技术实训 [M]. 北京：人民军医出版社，2012.

[33] 范玲. 儿童护理学实践与学习指导 [M]. 北京：人民卫生出版社，2012.

[34] 崔焱. 儿科护理学 [M]（2版）. 北京：人民卫生出版社，2012.

[35] 马宁生. 儿科护理学 [M]（2版）. 上海：同济大学出版社，2012.

[36] 陶红. 儿科护理查房 [M]. 上海：上海科学技术出版社，2011.